アロマテラ

石田淳

成美堂出版

はじめに

私は、目の前に山と海がある自然に囲まれた場所で生まれ、育ちました。海には樹齢200年くらいの海岸松林のクロマツ、山には原生林があり、春のはじめには満開の梅が咲きほこり、初夏には小川で蛍を見ることもありました。

当時は、当たり前のように存在する自然の光景に、私は鈍感でした。ただ、においにはとても敏感で、海、山、土、植物、虫、季節を感じるさまざまなにおいを、幼少期に感じとっていました。自然そのものを感じられるその環境が、私の嗅覚を鍛えてくれたと思います。

時を経て、社会人となり、東京で働き始めた私は、1990年代後半に「精油」に初めて出合います。それは、友人宅でアロマランプを使って静かに精油を香らせたものでした。部屋にいながら植物の自然の香りがするそのアロマランプを見て、香りがあるからなのか、ランプの灯りのせいなのか、とても懐かしい気持ちになったことを覚えています。やがて忙殺される日々を過ごし、私は眠れなくなることがありました。そんなとき、以前体験したアロマテラピーがよいかもしれない、とアロマランプでの香りを思い出し、ラベンダーの精油を初めて購入したのです。そし

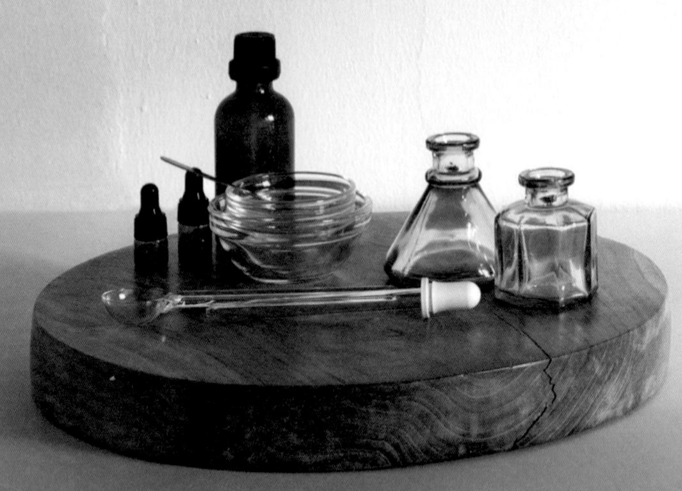

て、精油の香りに引き寄せられ、植物のその自然の香りが今の自分に一番必要なものだと直感し、その1本のラベンダーの精油から私のアロマライフがスタートしました。

精油は天然の植物です。精油の貴重な1滴の香りから、その植物自体の存在と強い力を感じます。香りは、嗅いだ瞬間から一瞬で人の心をつかみます。精油の1滴を使うことで、その植物が寄り添ってくれている、植物と人間が共存していることを強く感じます。

アロマテラピーが日本に普及して30年以上が経ち、アロマテラピーは日常的なものとなりつつありますが、精油にはまだ知られていない不思議な世界がたくさんあります。本書では、アロマテラピーの経験の有無に関わらずみなさんに興味を持っていただけるよう、アロマテラピーの歴史や基礎知識、精油それぞれのプロフィール、ブレンド、アロマクラフトやトリートメント、症状別のアロマケアについてわかりやすくまとめ、精油のさまざまな可能性とアロマテラピーの魅力を伝えています。この本を通して、あなたの人生にとって素晴らしい1本の精油を見つけるお手伝いができれば幸いです。

石田淳子

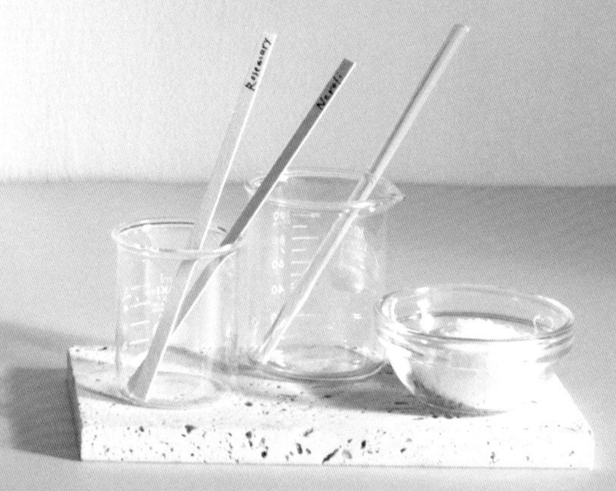

PART 1
アロマテラピーの基礎知識

PART 2
精油プロフィール

PART 3
精油のブレンド

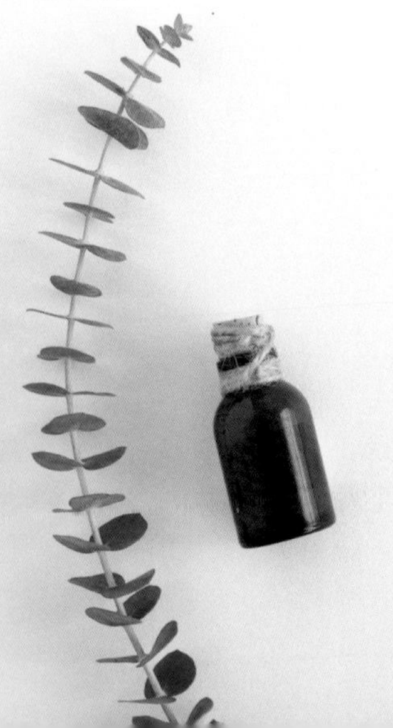

◎必ずお読みください。
アロマテラピーは医療ではなく、精油は医薬品ではありません。このことを理解したうえで、精油を使用する際には、製品の取り扱い説明書や注意事項をよく読み、正しくお使いください。
特に妊娠中の方、健康状態が気になる方や医療機関で治療中の方が使用する際には、必ず医師に相談してください。
精油の特徴やケアレシピ、臨床例は著者の経験や研究をもとに、日常生活や健康の質の向上のために役立つものを掲載しています。必ずしも全ての方に当てはまるものではないことをご理解ください。
本書の著者及び出版社は、本書の情報を適用したり使用したりすることによって直接的または間接的に生じた一切の問題に対して責任を負いません。

PART 4
実践！ アロマテラピー

PART 5
症状別ケアレシピ

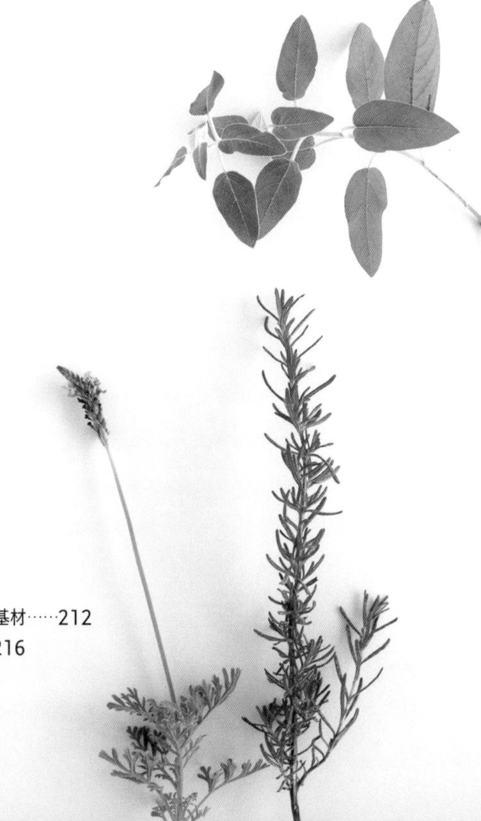

この本の使い方

PART 1
アロマテラピーの基礎知識

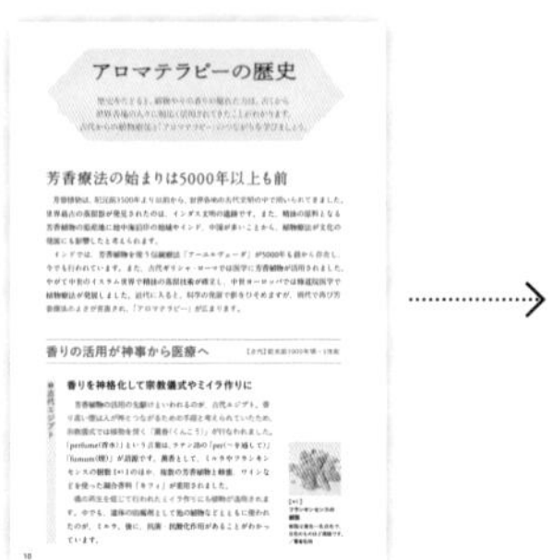

アロマテラピーの基本がわかる

アロマテラピーの概念や歴史、精油の抽出法や選び方、扱い方、さらにアロマテラピーの利用法まで、アロマテラピーを行う人にまず知っておいてほしい情報を掲載しています。

PART 2
精油プロフィール

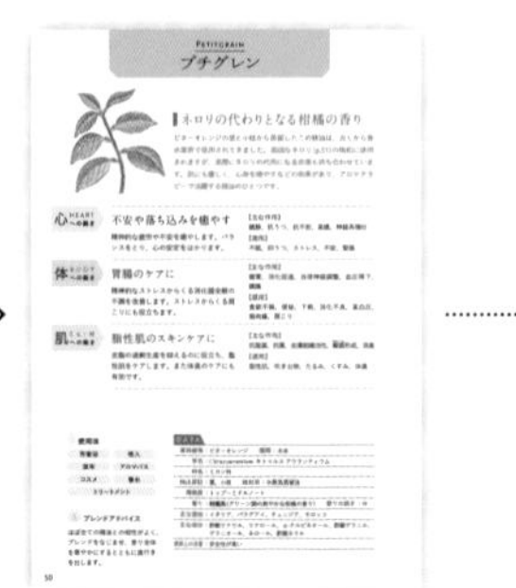

精油について学ぶ

特徴や抽出法、作用や成分など、各精油ごとに紹介しています。精油は植物の科目ごとに分けています。自分の持っている精油について調べたいときは、精油INDEX（p.46）を活用してください。

※精油プロフィールの見方
→p.47

PART 3
精油のブレンド

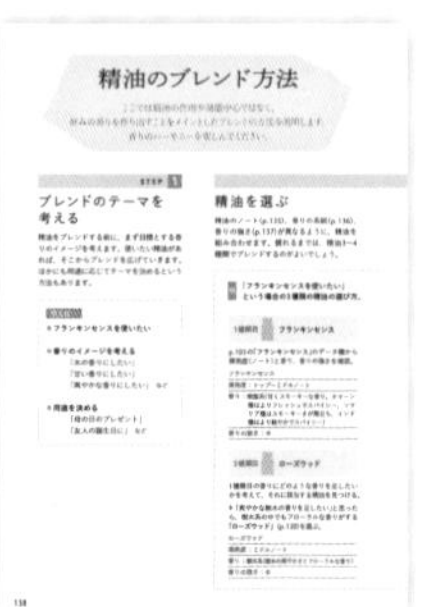

ブレンド方法を理解する

アロマテラピーでは精油を2種類以上混ぜて使うことで、香りや効能の相乗効果が得られます。ここでは「香り」に特化したブレンド方法とブレンドレシピ例を紹介します。

PART 4
実践！ アロマテラピー

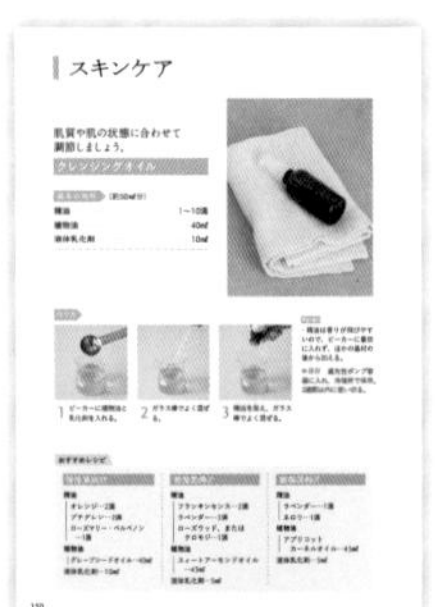

精油を実生活で手軽に使う！

クレンジングオイルやバスソフトなど手作りアロマクラフトの作り方とともに、自分自身で行うアロマトリートメントの方法を紹介しています。実生活に役立ててください。

PART 5
症状別ケアレシピ

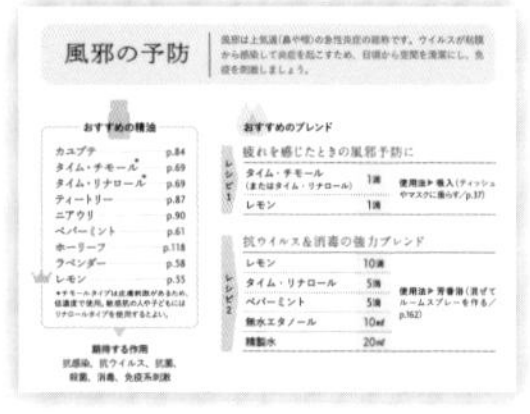

精油で症状をケアするレシピを知る

体調不良などの症状に、精油を使用したケアレシピを紹介します。さまざまな症状に対応しています。

※症状別ケアレシピの見方・使い方
→p.179

巻末

精油やアロマテラピーの知識を深める

アロマクラフトで使用する植物油などの基材の説明やアロマテラピーを楽しむために知っておきたい法律など、アロマテラピーをより深く知るための知識を掲載しています。

PART 1

アロマテラピーの基礎知識

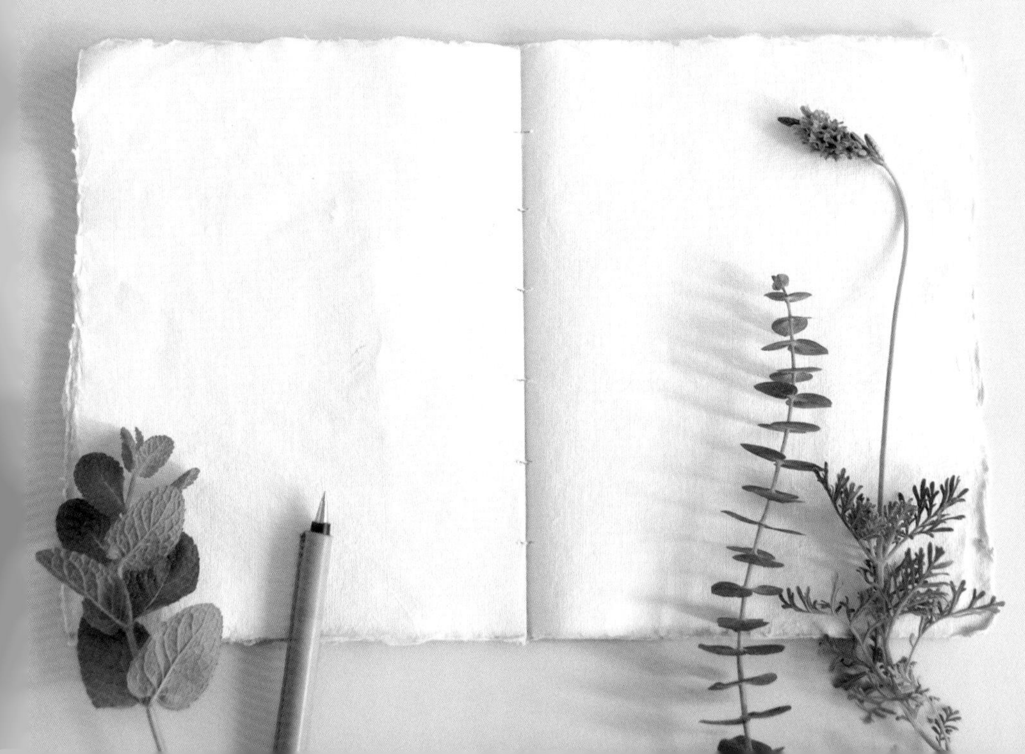

アロマテラピーとは？

普段のライフスタイルにアロマテラピーを取り入れることで、
さまざまな効果が期待でき、役立てることができます。
まずはアロマテラピーとは何か、知ることから始めましょう。

植物の香りを用いた原点回帰的な自然療法

「アロマテラピー」という言葉は、「アロマ(＝芳香)」と「テラピー(＝療法)」を組み合わせた造語です。20世紀初頭に、フランス人化学者のルネ＝モーリス・ガットフォセによって生み出されました。

アロマテラピーの大きな特徴は、植物の香りの成分(芳香成分)を抽出した精油(エッセンシャルオイル)を用いること。精油が持つさまざまな作用で心と体に働きかけて、不調を穏やかに回復させ、美と健康のために役立てる、植物療法です。

「アロマテラピー」という言葉は新しいですが、歴史をひも解くと、古代から人々は芳香植物の香りが持つ力を体験的に知っており、土地柄に合うものを選んでさまざまな場面で活用してきました。

植物療法の発展を経て、18世紀には医薬品も研究され、19世紀には植物から薬効成分のみを取り出すことに成功。そのことや細菌の研究により、抗生物質や治療薬が開発され、不治の病だった結核などの感染症の治療が大きく進歩しました。

その一方で、芳香植物の香りや植物をそのまま用いた療法は一時衰退します。精油はワインと同じで、産地と場所、原料を採取した年によって、香りや成分に差が出るもの。そのため、精油は医薬品や化粧品には使用しづらく、化学反応を利用して作った医薬品や合成香料が台頭したのです。

しかし20世紀に入ると、精油が持つ奥行きのある香りと合成香料の香りとの違いや、精油を用いた治癒効果と有効成分に改めて注目した化学者や医師たちにより、研究成果が発表されました。有効成分が複雑に存在する、質の高い精油を用いたかつての芳香療法の原点回帰が、現在のアロマテラピーであり、民間療法としても注目されています。

アロマテラピーは植物療法のひとつ

植物の成分を活用して、人の心や体に働きかけてバランスを整える療法を総じて「植物療法(フィトテラピー)」といいます。アロマテラピーも、そのひとつです。ほかにも、薬草療法(ハーブ療法)、森林浴療法、玄米菜食や薬膳料理などの食事療法なども、植物療法に含まれます。

植物に全てを包まれる「ホリスティックケア」

精油は、種の生き残りをかけて植物が自らを守るために作り出す物質です(p.20)。植物は育つ環境に適した作用の精油成分を作りますが、その作用は同じ場所に住む人間も求めているもの。例えば、乾燥地域に育つ植物は、ドライスキンや乾燥した喉を癒やします。このように、植物に作用する精油成分を人間にも応用し、治癒させようとする考え方のひとつがアロマテラピーです。また精油には、人の自然治癒力をサポートする働きがあります。疲れていたら元気にする、興奮していたら落ち着かせるなど、本来のベストな状態に心身を改善します。この優れた調整能力も精油の大きな魅力です。

このように、アロマテラピーでは精油成分の作用を用いて、心と体など人の全てを包み込み、同時に働きかけるのが特徴です。病気や不調を単に癒やすだけでなく、その根底にある心や日々の環境までも含め、広く全体でとらえて考える、その考えを「ホリスティック*ケア」と呼びます。

精油は人の心・体・肌など全てに働きかけます。

＊ホリスティック…ギリシャ語の「全体」を意味するホロス「holos」が語源。断片的ではなく、全体的にものを見なければならないという全体論の概念のこと。

●アロマテラピーのホリスティックな働き

心 HEART への働き

気持ちを安定させて心のバランスを整える

精油の香りを感じたとき、リラックスしたり元気が出たり、幸福感を感じたりします。それは香りを嗅ぐと、香り成分が脳や自律神経に働きかけるため。ストレスの多い現代社会では、心の安定に精油の香りが大きく貢献してくれます。

体 BODY への働き

各器官の働きを調整する

精油の香り成分には、①免疫の働きを強化し、活性化する、②細菌や真菌(カビなど)、ウイルスなどの増殖を抑える、③血液やリンパ液の流れを促す、④胃腸の消化活動を促進し、刺激して働きをよくさせるなどの作用があります。

肌 SKIN への働き

肌の調子を整えて美容の効果も

精油成分には、スキンケアに役立つ、さまざまな作用があります。肌を柔らかくしたり、収斂(れん)、殺菌、消毒などの効果が期待できます。

アロマテラピーの歴史

歴史をたどると、植物やその香りの優れた力は、古くから
世界各地の人々に幅広く活用されてきたことがわかります。
古代からの植物療法と「アロマテラピー」のつながりを学びましょう。

芳香療法の始まりは5000年以上も前

芳香植物は、紀元前3500年より以前から、世界各地の古代文明の中で用いられてきました。世界最古の蒸留器が発見されたのは、インダス文明の遺跡です。また、精油の原料となる芳香植物の原産地に地中海沿岸の地域やインド、中国が多いことから、植物療法が文化の発展にも影響したと考えられます。

インドでは、芳香植物を使う伝統療法「アーユルヴェーダ」が5000年も前から存在し、今でも行われています。また、古代ギリシャ・ローマでは医学に芳香植物が活用されました。やがて中世のイスラム世界で精油の蒸留技術が確立し、中世ヨーロッパでは修道院医学で植物療法が発展しました。近代に入ると、科学の発展で影をひそめますが、現代で再び芳香療法のよさが見直され、「アロマテラピー」が広まります。

香りの活用が神事から医療へ

【古代】紀元前3000年頃〜5世紀

古代エジプト

香りを神格化して宗教儀式やミイラ作りに

芳香植物の活用の先駆けといわれるのが、古代エジプト。香り高い煙は人が神とつながるための手段と考えられていたため、宗教儀式では植物を焚く「薫香(くんこう)」が行なわれました。「perfume(香水)」という言葉は、ラテン語の「per(〜を通して)」「fumum(煙)」が語源です。薫香として、ミルラやフランキンセンスの樹脂【*1】のほか、複数の芳香植物と蜂蜜、ワインなどを使った調合香料「キフィ」が重用されました。

魂の再生を信じて行われたミイラ作りにも植物が活用されます。中でも、遺体の防腐剤として他の植物などとともに使われたのが、ミルラ。後に、抗菌・抗酸化作用があることがわかっています。

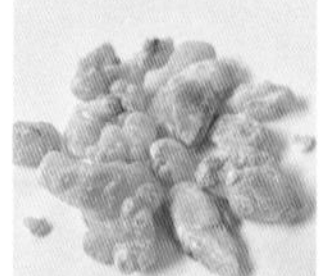

【*1】
フランキンセンスの樹脂
樹脂は黄色〜乳白色で、白色のものほど高価です。／著者私物

古代ギリシャ・ローマ

医学・薬学に植物を活用。人々の生活にも根付く

「医学の父」と呼ばれるヒポクラテス【*2】は、呪術に頼ったそれまでの医療とは異なる、科学に基づく医学の礎を築きました。彼の弟子たちによって編さんされた学説集『ヒポクラテス全集』には、薬用植物をいぶした燻蒸(くんじょう)やマッサージなどの植物療法を著しています。「植物学の祖」である哲学者テオフラトスは、著書『植物誌』で約500種以上の香料植物の用途を解説しました。

古代ローマの時代では、ギリシャ人のローマ皇帝軍医ディオスコリデスが、約600種の植物の生態や効能、1000種以上の植物薬について『マテリア・メディカ(薬物誌)』【*3】にまとめました。「薬草学の父」とも呼ばれ、その知識は現代にも影響を与えています。また、暮らしの中では公衆浴場で香油によるマッサージが行われるなど、芳香植物が人々の衛生や美容にも役立てられました。

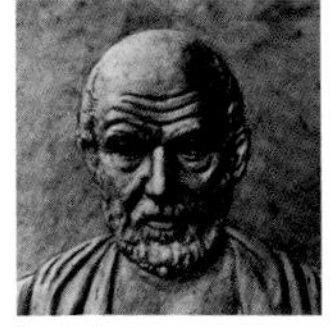

【*2】
ヒポクラテス
今裕 訳編『ヒポクラテス全集』(岩波書店・昭和6年刊)より抜粋。/出典：国立国会図書館デジタルコレクション https://dl.ndl.go.jp/pid/1051763 (参照 2023-01-18)

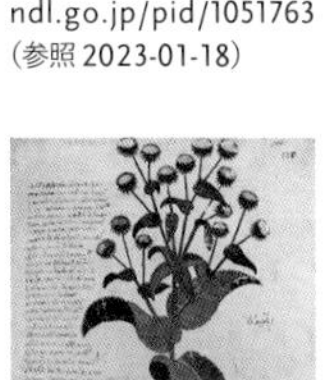

【*3】
『マテリア・メディカウィーン写本』のレプリカ
発行後、千数百年もの長きにわたり写本されながら、薬学の重要な文献として用いられました。/明治薬科大学明薬資料館所蔵

東西交流による香りと植物療法の発展期 【中世】9～14世紀

中世イスラム

蒸留技術を確立してバラの精油と蒸留水を活用

西ローマ帝国の崩壊後に繁栄したイスラム帝国は、古代ギリシャ・ローマの医学をもとに周辺地域の医学的知識を組み合わせ、「ユナニ医学」を発展させました。

盛んだった錬金術*により、金属製やガラス製の蒸留器が作られ、バラの蒸留が行われます。『医学典範』【*4】を著し、数々の学問に造詣が深かった医師のイブン・シーナーは、「水蒸気蒸留法」を確立したとされ、より質の高いローズの精油と芳香蒸留水を抽出することに成功しました。また、同時期に蒸留によるアルコールが発見され、蒸留酒が広まります。

*錬金術：他の物質から金などの金属を作ろうとする科学技術。

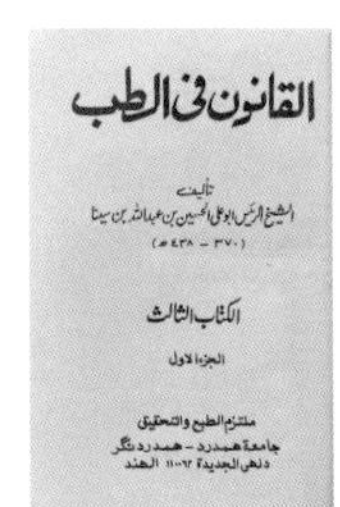

【*4】
医学典範
イブン・シーナー著。写真は復刻版。原タイトル：『al-Qanun fi'l-tibb』/アジア・アフリカ図書館所蔵

中世ヨーロッパ

修道院が薬草栽培と植物療法の中心に

キリスト教が広く普及し、ハーブや薬草の活用で大きな役割を担っていたのが、修道院です。院内の薬草園でハーブの栽培を行い、人々への治療に役立てました。修道士たちの僧院医学は発展し、後に医学校が創設されます。ドイツ薬草学の礎を築いた女子修道院長、聖ヒルデガルト【*5】は、薬草の治癒力などに関する著書をまとめ、ラベンダーの効能を初めて紹介しました。彼女の実践した自然療法は、現代でも生かされています。

また、11世紀末の十字軍の遠征により、イスラムの医学などの学問や文化、蒸留技術が広くヨーロッパ各地に伝わり、香りの文化にも大きな影響を与えました。

14世紀にペスト(黒死病)が大流行したときには、人々は街角で芳香植物や樹脂などをいぶしたり(燻蒸)、ハーブのブーケやオレンジなどの果実にクローブなどを詰めた「ポマンダー」と呼ばれる球状の飾りを身につけたりしました。

【*5】
聖ヒルデガルト
12世紀ドイツで多才に活躍した史上4人目の女性の教会博士です。ホリスティック医学の原点とされる著書『Physica』に、植物230種、樹木63種など全512項目に及ぶ事物の薬理効果や毒性、利用法を記しています。

日本（飛鳥～室町時代）

香が貴族の遊びから文化へと発展

「香」は飛鳥時代、仏教とともに中国から伝来しました。香についての最も古い記述は『日本書紀』で、推古三年(595年)、淡路島に漂着した香木【*6】を博識の聖徳太子が「沈水(じんすい)*」であると見抜いたというエピソードが記されています。

『源氏物語』や『枕草子』にも「お香」は登場しますが、平安時代に入ると、貴族の遊びに。室内で香をいぶす「空薫物(そらだきもの)」や、衣装や寝具に香を焚き込める「薫衣(くぬえ)」などが好まれました。香木からとった香原料を混ぜ、独自の香りを創って競う「薫物合(たきものあわせ)」も行われるように。

室町時代には、一定の作法に従って香を鑑賞する「香道」が文化として根付いていきました。

＊沈水：堅く重いために水の中に沈む香木のこと。沈水香木、沈香ともいう。

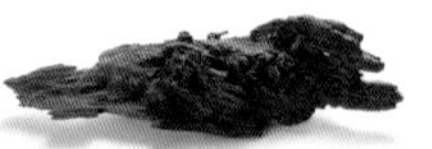

【*6】
香木
木の木材部分によい香りを持つ樹木で、日本のお香という観点では、伽羅、沈香、白檀のことをいいます。奥深く幽玄な香りを放つため、古来、人々を魅了してきました。
／写真提供:株式会社山田松香木店

植物療法の繁栄と科学による衰退

【近世〜近代】15〜19世紀

ヨーロッパ

世界からヨーロッパへ植物が集まる大航海時代

古代ギリシャ・ローマの文化の再生を掲げた文化運動であるルネサンスは、イタリアを皮切りに、15〜16世紀にはヨーロッパ各地に広がりました。同時期に中国から火薬、羅針盤、活版印刷などが伝わり、ヨーロッパ社会を大きく繁栄させる基盤となります。

羅針盤によって長距離の航海が可能になったことで、大航海時代を迎えます。アメリカ大陸やアフリカ大陸などの新大陸の発見で、目新しい数々の香辛料や香料がヨーロッパにもたらされました【*7】。また印刷技術の台頭は、薬用植物の書物の出版を推し進め、植物療法の普及の大きなきっかけになりました。

【*7】
大航海時代の香辛料貿易
香辛料は肉の長期保存や薬としての需要も高まり、金よりも価値が高い時代でした。原産地の東南アジア諸国から直接獲得するために大航海時代が生まれたとも。主にコショウ、クローブ、ナツメグ、シナモンなどが活発に取引され、食文化や香料文化も発展していきました。

近代医学の幕開け

16世紀、医学に革命を起こしたといわれる医師で錬金術師のスイス人、パラケルスス【*8】は、植物や鉱物の有効成分に着目し、医学に化学を取り入れ、近代医学と代替療法の基礎を築いた人物です。彼は、植物や鉱物から抽出した有効成分を「精髄(せいずい)(エッセンス)」と呼びました。また、人間と植物は構造が似ており、植物の形の特徴と効能を人間の体の部位や器官と結びつけて考えられること、そしてそれは神が人間に対して、植物の姿や形にその作用と効能を表すヒントを与えたとすることを「薬能形態論」として提唱しました。

【*8】
パラケルスス
古代の薬草書だけを頼りにする古典医学を非難し、錬金術で薬を作り、実験や研究を行い、独自に薬を作って治療に使用。また、毒か薬かはその使用する量で決まると述べています。

イギリスでは薬草学の黄金時代へ

17世紀のイギリスでは、薬草学が最盛期を迎え、ジョン・ジェラードやジョン・パーキンソンをはじめとする「ハーバリスト(植物療法士)」が活躍。医者であり、当時の医学と関係が深かった占星術の学者でもあったニコラス・カルペパーは、占星術と薬草、精油についてまとめた『The English Physician』【*9】を記しました。この頃には、精油は治療薬として、医者やハーバリストによく用いられるようになったのです。

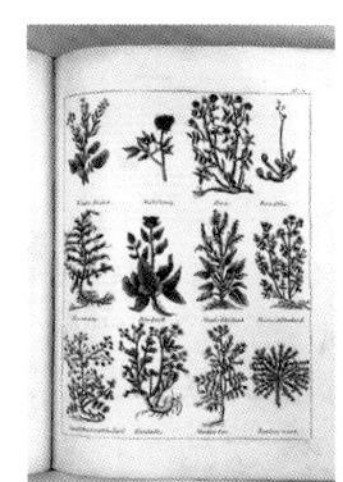

【*9】
『The English Physician』
ニコラス・カルペパー著。写真は原書。原タイトル『CULPEPER'S ENGLISH PHYSICIAN AND COMPLETE HERBAL』／明治薬科大学明薬資料館所蔵

ヨーロッパ

精油を原料とした香料産業が活発に

精油は、薬としてだけではなく香料としても製造されるようになりました。ルイ14世時代のフランスでは花やハーブの精油を原料にした香水産業が盛んになります。17世紀末になると、イタリア人理髪師のフェミニスが、当時イタリアで人気の「すばらしい水」と呼ばれる芳香水を「ケルンの水」【*10】と名を変えてドイツで販売し、評判になりました。

18世紀には、かつての十字軍遠征で持ち帰った、イスラム兵士の香りつき革手袋がパリの上流社会で流行し、皮革産業で栄えた南仏のグラース地方にも香料が持ち込まれました。その後、皮革産業は衰退したものの、香料産業だけは残り、グラースは世界的な香水の街となって、現在に至ります。

【*10】
ケルンの水
世界最古の香水として知られています。上質のアルコールと、ベルガモットを中心とした精油で作られ、香りを楽しむ目的で使われました。「ケルンの水」のフランス語表記「Eau de Cologne」は、「オーデコロン」という言葉の由来にもなり、その後ケルンを占領したナポレオンも愛用したといわれています。

近代化学の発達で合成香料が誕生

18世紀半ばに産業革命が起こり、香料産業にも大量生産の波が押し寄せます。19世紀になると、薬用植物から特定の有効成分だけを分離精製できるようになり、石油や石炭などの鉱物原料からも人工的に成分を合成できる技術が確立されました。

「アロマテラピー」の誕生と普及　【現代】20世紀〜現在

ヨーロッパ

精油の力を再評価して「アロマテラピー」が誕生

フランス人化学者、ルネ＝モーリス・ガットフォセは、家族が香料会社を営んでいたことから、自身も香水の製造に関わるようになります。また、フランスのミントの栽培を奨励し、南アルプスの貧しいラベンダー農家も支援したので、ガットフォセは精油の万能な治療の可能性について知っていました。その後、自身のやけどの治療にラベンダー精油を使用し、精油の薬理効果についても研究し、本を続々と出版していきます。そして、1937年に『Aromathérapie』【*11】を出版。これにより、現在の精油による療法「アロマテラピー」という言葉が誕生しました。

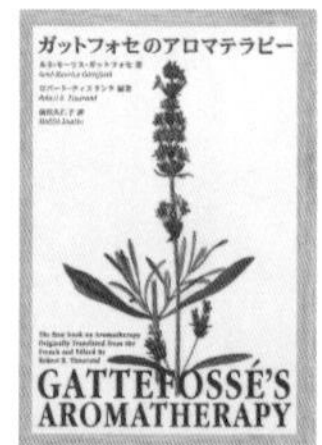

【*11】
『ガットフォセのアロマテラピー』
『Aroma thérapie』の翻訳本。ルネ＝モーリス・ガットフォセ 著、ロバート・ティスランド 編著、前田久仁子 訳／フレグランスジャーナル社発行

ヨーロッパ

フランスで根付くメディカルアロマテラピー

フランス人軍医、ジャン・バルネ【*12】は、インドシナ戦争で、負傷者たちの治療に精油を使い、その後、自身の病院で精油の臨床と研究を進めました。その経験をまとめたのが1964年の著書、『AROMATHÉRAPIE(植物＝芳香療法)』です。医師や薬剤師たちへのアロマテラピーの啓発に力を尽くしました。現在でもフランスでは、植物療法の知識を持つ医師が精油を処方したり、家庭医薬品のような存在の精油を薬として薬局で購入できたりする、「メディカルアロマテラピー」が主流となっています。

【*12】
ジャン・バルネ
精油の優れた抗菌性について、著書でも記しています。化学的殺菌法と違い、微生物だけに効果を発揮することに大きな意味があるとして、感染症に対する精油の適用を勧めています。

ホリスティック・アロマテラピーの提唱

フランスで活躍した生化学者のマルグリット・モーリーは、外科医の夫とともに、東西の民間療法を共同で研究し、造詣を深めました。やがて、植物油で希釈した精油を用いたマッサージを軸に、精油が体と心のバランスを整え、美や健康に作用する「ホリスティック・アロマテラピー」【*13】の基礎を築きます。彼女はパリ、スイス、イギリスにクリニックを開き、精油がいかに神経系に作用して精神バランスをとり、若返らせる効果があるか研究し、1961年に『Le capital 'Jeunesse'（最も大切なもの…若さ)』を出版。英訳されると、イギリスのアロマテラピー界に大きな影響を与えました。

【*13】
ホリスティック・アロマテラピー
人間の心、体、精神、霊性、環境などを含めて全体的にとらえ、有効な精油を使用していく方法です。病気や不調のみを癒やすのではなく、不調になったその人自身を全体的に見ていき、自然治癒力を高めることを目指します。

日本

江戸時代の本草学を経て、近代の香料産業へ

江戸時代に薬草を研究する本草学（ほんぞうがく）という学問があり、その中で西洋の学術を学ぶ蘭学が芽生えます。医学に役立つ本草学の中でも『阿蘭陀本草和解（おらんだほんぞうわげ）』は、鎖国をしていた江戸時代において西洋の博物学書の最初の文献となりました【*14】。

江戸後期にはカモミールやラベンダーが伝来したといわれています。精油の抽出を目的とした栽培が始まったのは、明治時代の1890年代、北海道北見市を中心にしたハッカの栽培からでした。

昭和に入ると、1937年にラベンダー種子をフランスから入手し、北海道の富良野地方を中心に栽培します。近年では、ハッカや青森ヒバ、クロモジなど日本特有の植物やなじみ深い植物から作られる「和精油」に国内外の注目が集まっています。

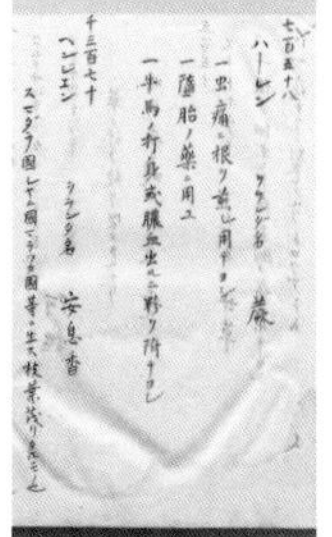

【*14】
『阿蘭陀本草和解』
八代将軍徳川吉宗の命を受けて、本草学者である幕府の医官野呂元丈が、ドドネウスの『草木誌』を寛延3年(1750年)に抄訳。／出典：国立公文書館デジタルアーカイブ

アロマテラピーのメカニズム

精油の成分は、どのようなプロセスで私たちの心や体に伝わり、
どう働きかけて、よい方向へ導いてくれるのでしょうか。
精油成分の3つの伝達経路をくわしく解説します。

伝達経路 1

嗅覚として鼻から脳へ

電気信号に変換して脳の各部へ届ける

においの成分の正体は、低分子有機化合物(炭素を含む原子の集まり)で、数十万種あるといわれています。原子の組み合わせで、さまざまなにおいが構成されますが、人間の嗅覚では、1万種ほどは嗅ぎ分けができると考えられています。

におい物質が鼻の中に入ると、鼻腔の奥の粘膜である嗅上皮(絵ⓐ)に付着。嗅上皮にある嗅細胞の先端の嗅繊維(嗅毛)が、におい物質をとらえます。嗅繊維にある約400種類の嗅覚受容体の中から、ぴたりと合う受容体につながると、においの情報が電気信号に変換。嗅神経を介して、嗅球(絵ⓑ)で情報がまとめられ、嗅球から伸びる嗅索(きゅうさく)の一部は扁桃体(絵ⓔ)や海馬(絵ⓕ)に、さらに扁桃体から視床下部(絵ⓓ)に達します。扁桃体は喜怒哀楽の感情や欲求などの情動をつかさどり、においが「好きか嫌いか」を感じる部位です。視床下部は自律神経系を制御し、体温や睡眠、ホルモンの分泌、免疫機能などのバランスを制御するため、においの情報をもとに生理機能や免疫に影響を及ぼします。また、海馬は記憶をつかさどり、においから「記憶」を呼び起こす部位です。

さらに、嗅索の一部は側頭葉にある嗅内皮質(絵ⓖ)へ伸び、ここで情報がまとめられた後、思考や判断、情動の制御などの高度な判断を行う前頭葉(絵ⓒ)に伝わり、においが「認知」されるのです。また嗅内皮質から扁桃体や海馬、視床下部などにも密接に伝わる経路があり、においの情報処理が行われます。このように、嗅覚からの情報が脳の各部に伝わり、心と体に作用するのです。

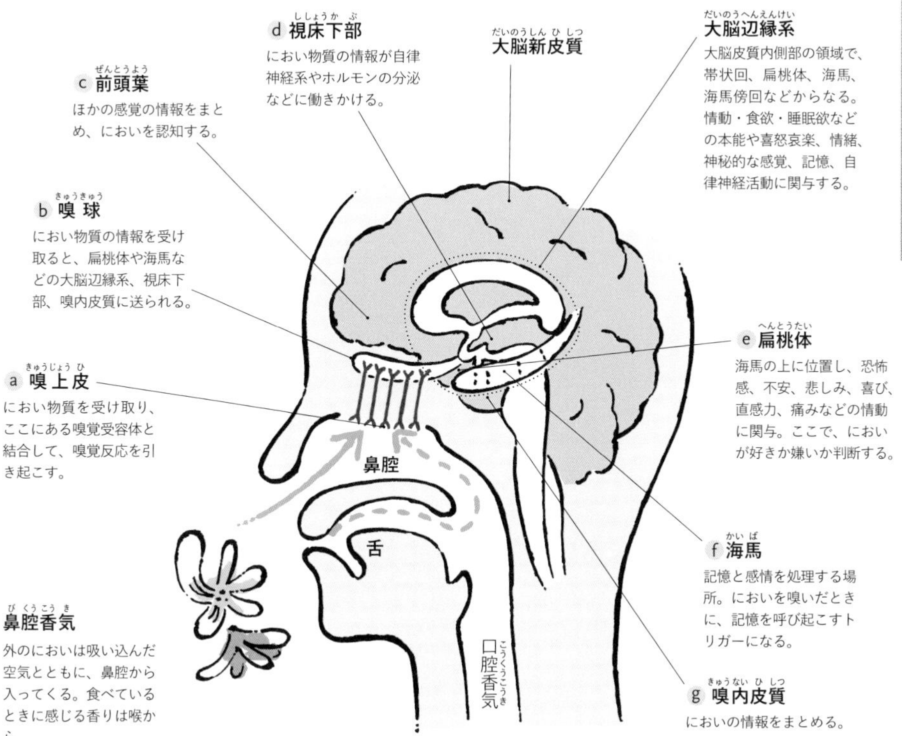

鼻から入るだけでなく口の中のにおいも感知

においは、鼻から入るもの(鼻腔香気)だけではありません。柑橘類の果物やハーブやスパイスなどの食べ物の香りには、精油成分が含まれており、口内で飲食をしているにおい(口腔香気)も嗅覚がキャッチ。口腔内から喉を通り、鼻腔の嗅上皮に届いて、脳に伝わります。口腔香気は、肺への気道と胃への食道が喉で交差する、人間特有の構造から生まれます。食べ物や飲み物を飲み込むときに、肺からの呼気でにおいが喉から鼻へ抜けるのです。私たちが感じる「おいしさ」は、味覚で感じる味だけでなく、口腔香気も大きく関係しています。

嗅覚は五感で最も速く視床下部に働きかける

視床下部は、さまざまなホルモンを分泌し、生命活動の調整をする、体の司令塔ともいえる重要な部分です。嗅覚以外の感覚は、いったん視床を経由してから視床下部に情報が伝えられますが、嗅覚だけは視床下部にダイレクトに伝えることができるという特徴があります。

つまり、目で見たり音を聞いたり、触ったり、味を感じるよりも、鼻や口からのにおいは嗅覚を通じて視床下部に先駆けて届き、心と体にいち早く働きかけることができます。この働きかけの迅速さこそ、アロマテラピーの素晴らしい部分であり、大きな特徴です。

伝達経路 2

呼吸により鼻から全身へ

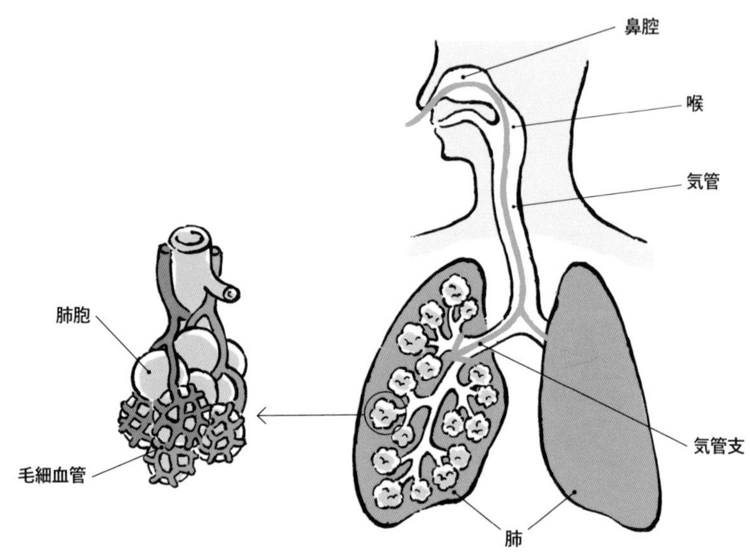

鼻腔から取り込んで気管を通って肺に

精油は、呼吸によって鼻から気管、肺に入り、全身に届きます。鼻腔から入った精油は、鼻粘膜の血管に吸収され、さらに喉、気管、気管支を通り、肺に入ります。精油の種類によっては、痰を出しやすくしたり、咳や気管支の炎症を鎮めたりするなどの効果がここで得られます。さらに精油は、肺の中にある肺胞を取り巻く毛細血管へ吸収され、微量ですが血液にのって全身をめぐり、体のさまざまな組織器官へと運ばれるのです。やがて、汗や尿などとなって体外に排出されます。

精油の経口摂取はNG。食用の天然香料なら食料の風味付けに

高濃度に成分が凝縮されている精油は刺激が強く、飲むのは大変危険です。フランスやドイツなど、医師などの指導のもと、医療行為として内服を認めている国もありますが、日本では認められていません。日本では一部を除き、精油は医薬品や食品には該当しない「雑貨」にあたり、法律で品質が管理されていないという問題もあります。

しかし、医薬品や生薬が記されている「日本薬局方」に収載される精油は医薬品として取り扱われ、食品衛生法で食品添加物として認められた天然香料は、料理の風味付けなどに使えます。その場合も、直接飲んだり、決められた量より多く使ったりするのは避けましょう。

伝達経路 3

皮膚からの透過で全身へ

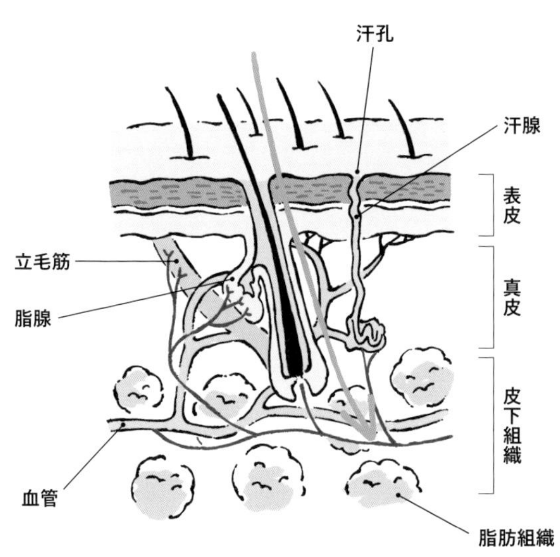

表皮を通過して真皮層の血管、リンパ管へ

皮膚には、皮脂膜や表皮の角質層に、異物の侵入や外からのダメージを防ぐバリア機能があり、物質が浸透できない仕組みになっています。しかし精油は、分子がとても小さく、親油性があるため皮脂に溶け、皮脂膜や角質層を透過するのです。ただし、体の部位によって透過性は異なります。目の周りなどの皮膚が薄い部位や、くちびるなどの粘膜、皮脂腺や汗腺が多い部位は透過性が高く、それよりも皮膚の厚い部位は劣ります。

精油の分子が皮膚を透過すると、真皮の毛細血管やリンパ管に到達して血液循環に入り、全身をめぐります。最後には汗や尿などとなり、体外に排出されます。

精油の原液塗布には注意が必要

精油の原液は、肌に直接つけると浸透が速く、種類によっては刺激が強く、肌荒れや強いアレルギー反応を引き起こす危険性があり、注意が必要です。軽いやけどや虫刺されなどの局所に原液を1滴塗布する応急処置的な使い方や、アロマシャワー(p.36)の使い方もありますが、純度や質が高く、新しい精油を1〜2滴、単発的に使う場合に限られます。継続して肌に原液を塗布するのは危険ですし、効果も弱まるのでやめましょう。

精油とは？

香り高い精油は、アロマテラピーを行うのに欠かせないもの。
そもそもなぜ、植物はそれぞれ違う精油を作り出すのか、
どんな性質を持つのか、精油の正体に迫ります。

植物の生命の維持に必要な成分

植物は動物とは違って、自ら動いて栄養を求めに行ったり、脅かすものから逃れたりすることができません。そのため、種の生き残りや繁栄のために重要な物質を自ら作り出し、自分を守るために使っています。その植物にとって不可欠な物質が、精油なのです。

精油は揮発性の芳香物質です。植物に日差しが当たると精油は揮発し、空気中に香りが拡散されます。その特性を生かして、植物は華やかな香りを拡散して、受粉のために必要な鳥や虫を引き寄せたり、逆に虫が嫌うにおいや毒を放って、喰(く)われないように身を守ったりします。また、殺菌や抗菌、抗真菌の効果のある芳香物質を出して、細菌やウイルスなどの感染からも身を守ったりしています。

植物にとっての精油の役割

1. 受粉や種子を運んでもらうために鳥や昆虫を誘引
2. 害虫や捕食者からの防衛
3. 細菌・ウイルスからの病気予防
4. 紫外線からの防衛
5. ほかの競合植物の生育を妨害
6. 植物体内における生理活性
7. 水分の蒸発を防ぐ

精油特有の成分がもたらす作用

植物が体内で作り出す精油は、単一の成分でできているわけではありません。ひとつの精油には、100～数百種の芳香成分が集まっているといわれています。

芳香成分のひとつひとつに、抗菌、殺菌、忌避などさまざまな薬理的作用を兼ね備えています。多種の成分が複雑に絡み合って、精油が成り立ち、精油それぞれの特有の香りを形成します。つまり、成分の組み合わせの差によって、精油の持つ作用や香りの違いが生み出されているのです。

アロマテラピーでは、精油ごとの作用や香りを活用して、私たちの健康や美、暮らしに役立てています。

化学的に見る精油の成分

精油は、炭素を含む小さな原子の集まりである有機化合物です。含まれる化学成分の構造などの違いで、精油の特徴が決まります。精油の全ての化学成分が解明されているわけではありませんが、化学的な知識があると、精油の作用を知る助けになります(p.218)。

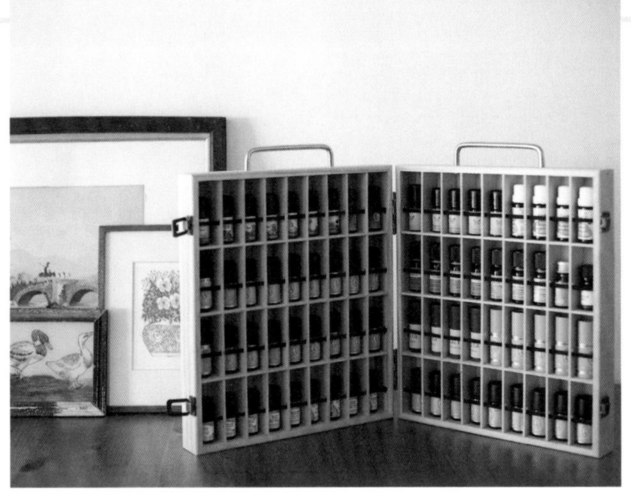

覚えておきたい精油の性質

精油には、8つの特性があります。理解して、精油を正しく活用しましょう。

1 芳香性（ほうこうせい）

精油は、さまざまな香りを放つ芳香性のある成分で構成されています。成分の違いによって、すっきりと爽やかな香りや、温かみのある甘い香りなど、異なる特徴の香りを形成しています。

2 揮発性（きはつせい）

液体が蒸発して気体になりやすい性質を「揮発性」といいます。精油は、空気中に揮発するので、香りが拡散します。保存のときなどは放置せず、必ずふたなどで密閉しましょう。

3 親油性・脂溶性（しんゆせい・しようせい）

油になじみやすく溶けやすい性質のことを親油性、または脂溶性といいます。精油はこの性質を持っているため、希釈する(薄める)ときには、なじみのいい植物油を使います。

4 疎水性（そすいせい）

精油には水に溶けにくい特性があるため、水に垂らして混ぜても、水の表面に浮きます。アルコールにはよく溶けるため、水に混ぜるときには、先に精油を無水エタノールに混ぜてから、水に加える必要があります。

5 分子が小さい

成分を構成する分子量の大きさには違いがあり、精油の分子量は100〜230前後と、比較的分子量が小さいものが多いです。分子量が小さいと、揮発性が高い傾向があり、分子量が500以下だと皮膚を透過して吸収されます。

6 引火性

揮発した精油成分が空気と混ざり、火が燃え移りやすい性質があります。キャンドル式の芳香器を使うときは火気の側には置かないなど、取り扱いに十分注意しましょう。

7 薬理的作用を持つ

精油の多様な成分の中には、鎮静作用などの薬理的作用があり、心や体に働きかけて生理的変化をもたらします。多様な成分が絡み合って、精油の作用と香りを形作っています。

8 油脂ではない

「油」という字がついているので混同しやすいですが、精油は油脂ではありません。多種の芳香成分が集まってできており、脂肪酸とグリセリンでできた油脂とは成分が異なります。

精油と植物

植物は、どこでどのように精油を作り出すのでしょうか。
また、精油の質や作用の差が生まれる要因は？
植物と精油との関係をさらにひも解きます。

光合成によって作られる二次代謝物

植物は、太陽の光をエネルギーとして、土から吸い上げた水と空気中から取り込んだ二酸化炭素を結びつけ、光合成を行います。その際に、糖質やたんぱく質など、成長に不可欠な養分(一次代謝物)と、もしものときに防御や生存のために使うもの(二次代謝物)を作り出します。

芳香物質は、二次代謝物のひとつ。芳香植物から芳香物質のみを抽出して取り出したものが、精油なのです。

栽培と野生による香りの違い

精油は、植物から抽出される天然物です。したがって品質は、原料となる植物の生育環境や栽培方法によって大きく変わります。同じ品種を同じ環境で育てても、野生のものは畑で栽培されたものに比べ、生命力にあふれています。

またオーガニック(有機)栽培の植物は、化学肥料や農薬に頼らずに多くの手間をかけて栽培されるため、自然の栄養分が豊富で、精油のパワーも違います。

精油を抽出する部位や方法による違い

植物が精油を蓄える部位は、果皮・果実、花、葉·茎、樹液(樹脂)、木の幹、根、種子と多岐にわたります。部位によって、精油の芳香成分や採れる量は異なるため、抽出の部位や抽出方法で、精油の種類や香り、生産量、作用や価格が変わります。

Case1 抽出部位の違い

ビターオレンジの木は、果皮から「ビターオレンジ」、枝葉から「プチグレン」、花から「ネロリ」と、抽出する部位によって3つの精油が抽出されます。

Case2 抽出方法の違い

ダマスクローズの花を水蒸気蒸留法で抽出した精油は、「ローズ・オットー」と呼ばれます。一方、ケンティフォリアローズを加えた2種の花を有機溶剤法で抽出したものは、「ローズ・アブソリュート」といい、色や香り、成分も異なります。

ケモタイプって何？

同じ種類の植物でありながら、収穫した年や産地の環境、日照条件などによって、精油の構成成分に大きな差が生じることがあります。これを「ケモタイプ」といい、種は同じではありますが、別の精油として扱われます。

植物の部位の働きと精油の関係

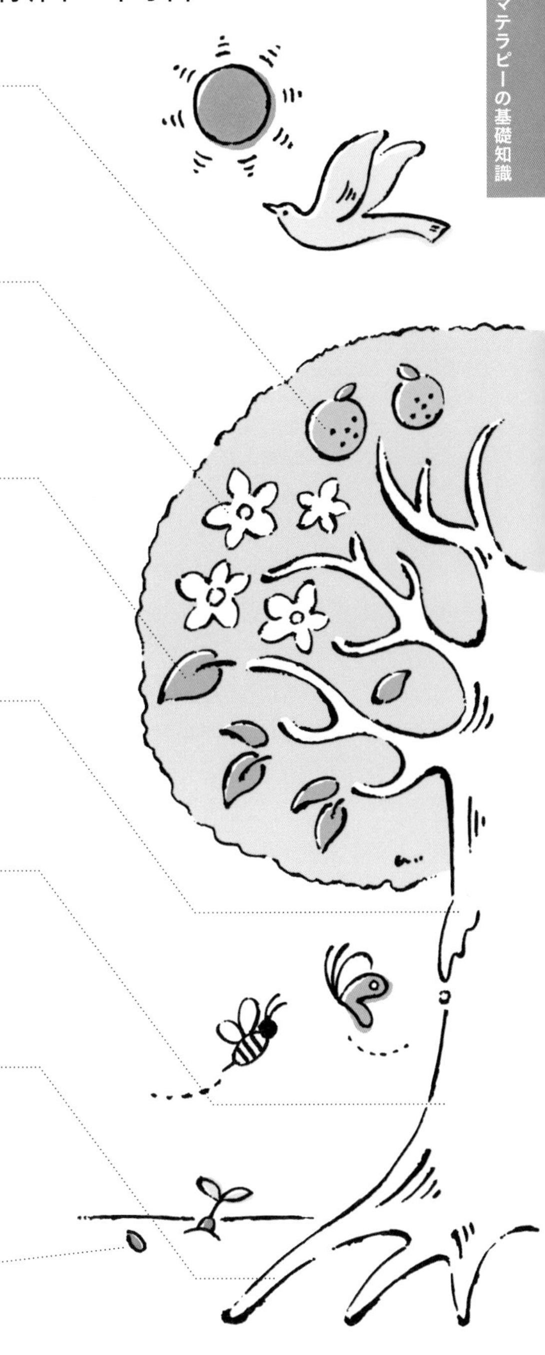

果皮・果実

栄養を蓄え、種子を守って育てる部位。種を発芽しやすい場所に運んでもらうため、果皮から香りを放ち、生物を誘います。果皮や果実の精油は消化機能を高め、心を明るく元気にさせます。

▶**レモン**(果皮)、**ジュニパーベリー**(果実)など

花

虫を呼び寄せて受粉を促し、子孫繁栄のための種子を作ります。花の精油には、生殖器系に働きかけるものが多く、ホルモンの分泌を促すなど、美容にも効果が。愛情と幸福感も高めます。

▶**ローズ、ジャスミン**など

葉・茎

光合成で栄養分を作り、水分を蒸発させて温度調節を行う葉は、植物の「呼吸器」。根から吸った水分や養分、葉で作られた養分を運ぶ茎は、植物の「血管」。葉や茎の精油は、呼吸器や血管系に作用して循環を促し、心身を整えます。

▶**ペパーミント、メリッサ**など

樹液(樹脂)

植物が損傷を受けた部分の補修をする、人間でいうところのかさぶたを作るような役割が。樹液の精油は、皮膚の傷や心の傷を癒やします。

▶**フランキンセンス、ミルラ**など

木の幹(木部)

根で吸収した水を枝葉に、葉で作られた有機物を根に運びます。長い年月、枝を支え、枯れないように栄養を蓄える働きも。幹の精油は、体の中心を強壮・活性させ、心身のコアを強めます。

▶**シダーウッド、サンダルウッド**など

根

根毛から水分・養分を吸収し、地上にある植物そのものをしっかり支える部位。根の精油は、心身に大地とのつながりを感じさせ、どっしりと落ち着かせて、安定をもたらします。

▶**ベチバー、スパイクナード**など

種子

子孫繁栄のために植物が作り出すもので、栄養を蓄積でき、発芽させずに保存も可能。種子の精油の多くは生殖器系に働きかけ、消化を促します。

▶**アニスシード、フェンネル**など

精油と植物の生育環境

精油の品質や香りを大きく左右するのが、植物が育つ環境です。
その生育環境は日々、大きく変化しています。
原料植物の栽培農家を取り巻く現状に目を向けてみましょう。

原料生産者の努力が精油の質に直結

現在、ヨーロッパ、アメリカ、アジア、オセアニア、アフリカなど、世界中に精油の原料となる植物の栽培を行う生産者がいます。主に精油の原料として栽培する生産者もいれば、柑橘など、果実の収穫がメインで、加工品用の果皮を原料に精油を抽出したりする生産者もいて、その形態はさまざまです。

オーガニック栽培や伝統的に受け継がれた方法での栽培など、手間をかけた栽培を実践する生産者も多く存在します。生態系を守りながら、品質のよい原料や希少価値の高い原料を栽培する生産者の努力により、質の高い精油を作ることができるのです。

生産者の労働条件などが、その努力に見合わないケースも多々あります。継続的に安定した生産には、生産者へのサポートが必要な場合も。特に発展途上国などでは、生産者と公正な取引が行われて健全な労働条件を約束する「フェアトレード」が進められ、そのような原料を積極的に使うメーカーもあります。

環境問題による生育環境の変化

原料植物の生産者たちを苦しめているのが、近年、世界的に深刻な影響を与えている地球温暖化です。このまま気候変動が進み異常気象が増えていくと、原料植物の生態系も大きく変化します。今まで土地柄に合っていた植物でも、収穫量が減ったり、収穫できなくなったりするケースが出てきているのが現状です。

また、アフリカや中東地域などで起こる、人口増加や開拓による森林伐採、紛争などで進む自然破壊も看過できない問題です。

流通量と収穫量に差があるのはなぜか

「精油の消費量が、生産量を大きく上回る」。そんな矛盾が、実際に起きています。産地偽装や、合成香料や安価な精油から抽出した芳香成分を添加する偽和(ぎわ)が一部で行われているからです。代表的なのは、真正ラベンダーの代わりに、クローン栽培されたラバンジンという近縁の植物の精油や別種のスパイクラベンダーの精油を用いる偽和(ぎわ)。香りは似て異なり、芳香成分自体も違うので、アロマテラピーに用いても正しい効果は得られません。安価な精油には偽和が多く、購入時に産地や学名を確認しましょう。

精油の原産地が抱える絶滅の危険性

高品質な原料植物を持続的に栽培する生産者がいる一方で、儲け優先で木々を大量伐採する生産者もいるのが現状です。国際自然保護連合(IUCN)の「レッドリスト」では、4万2100種以上もの野生動植物に絶滅の危惧があるとされています(2022年現在)。ワシントン条約によって輸出入が制限または禁止されたり、各国独自に、乱獲や輸出を規制し、種を保護する動きも出てきました。

例えば、世界中で需要が多く、貴重なインドのサンダルウッドは乱獲や盗伐が行われ、一時は絶滅の危機に瀕しました。現在では、インド政府が伐採を管理し、保護森林として国有地で栽培されています。伐採したら植樹をすることも義務づけられています。

特に、木は植樹してから精油が採取できるまでに平均20〜30年、長ければ100年弱もかかるといわれているので、絶滅危機に瀕しやすいといえます。

精油の原料植物を守るために

質の高い精油を選ぶには、原料植物が育つ環境を知ることが重要です。野生種を大量採取することは難しいですし、オーガニック栽培は大規模にはできません。土地に合う植物を栽培したり、余剰分を原料に生かしたりして、無理のない安定した栽培や抽出をしている精油メーカーをホームページなどを見て探して選びましょう。

IUCNレッドリストに挙げられている原料植物の品種例

『IUCN(国際自然保護連合)絶滅危惧種レッドリスト™』に挙げられた精油の原料植物の例を紹介します。

※2023年3月末日の情報です。

［絶滅危機］

◎ローズウッド

肌を美しくする香木で、インドやマダガスカルなどが原産地。高級家具の材料にも用いられるため、乱獲伐採の代表格に。爽やかなウッディフローラルな香り。

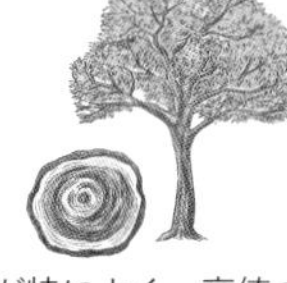

［絶滅危急］

◎インディアンサンダルウッド／◎オーストラリアンサンダルウッド

白檀の上品な甘い香りが特によく、高値で取引されるのが、インド産。保護のため入手困難になっており、代わって市場に流通しているのが、オーストラリア産。

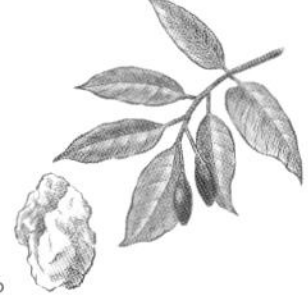

［準絶滅危惧］

◎エレミ

フィリピン原産の、フランキンセンスなどと同じカンラン科の高木。爽やかな樹脂系の香りで、呼吸を深めて肌を健やかに保つ作用があります。

◎ニューカレドニアンサンダルウッド

入手困難なインド産に代わって流通し、仏教の香木としても使われる、貴重な種。インド産に香りは近いが、やや軽めなのが特徴。

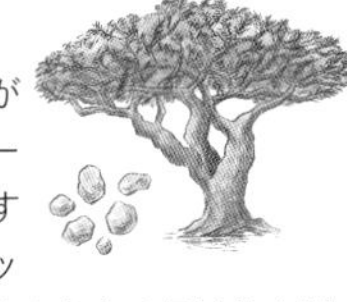

◎フランキンセンス

オマーンやソマリアが主産地。オーラをガードし、心の傷を癒やす作用が。甘くフレッシュでスモーキーな渋みもある個性的な樹脂系の香り。古代でも重用。

引用文献：IUCN 2022. The IUCN Red List of Threatened Species. Version 2022-2. http://www.iucnredlist.org. Downloaded on 30 March 2023.

精油の抽出方法

精油は植物からどのようにして抽出されるのでしょうか。
植物の特性に合わせて開発された、
代表的な5つの抽出方法について解説します。

抽出部位によって方法を使い分ける

精油は、原料植物全体から抽出できるわけではありません。花や葉、果皮・果実、根、種子、あるいは樹脂など、精油が含まれている部位は、植物によって異なります。例えば、ローズなら花、ミントは葉、柑橘類は果皮から抽出され、抽出部位はさまざまです。また、原料植物の量に対して抽出できる精油の量(抽出率)は、植物の種類によって異なります。

抽出方法は、原料植物の種類や抽出部位に適した、精油を安定して採取できる方法が選択されます。抽出方法が変われば、同じ植物でも精油の芳香成分が変わり、香りが変わるものもあります。

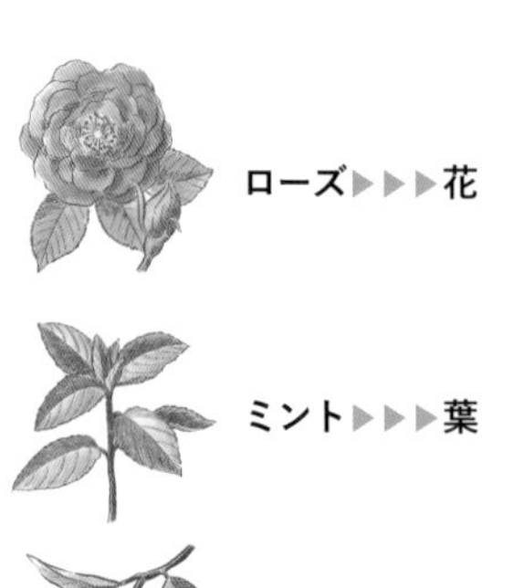

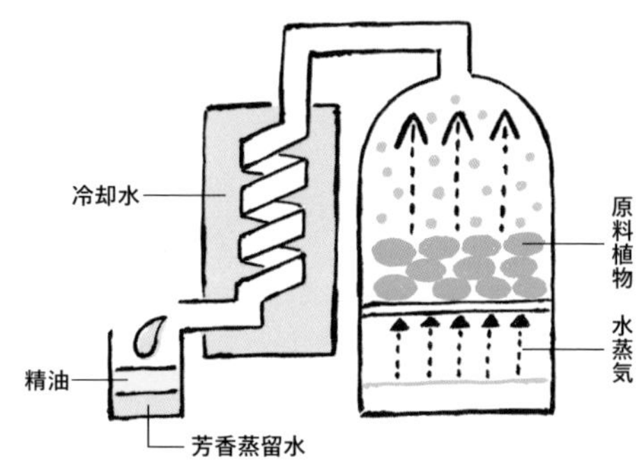

1 水蒸気蒸留法

水に溶けにくい精油の性質を利用

蒸留釜に原料植物を入れて蒸気を当て、その熱で植物の芳香成分を揮発させる、精油の代表的な抽出方法です。芳香成分を含む水蒸気を冷却器で冷やすと、再び液体に。水と精油の2層に分かれた状態から水だけを取り出すと、精油が抽出できます。分離した水にも微量の精油成分が残り、芳香蒸留水(フローラルウォーター、ハーブウォーター)として利用されます。

熱に原料をさらすので、成分が壊れたり、香りが大きく変化したりと、水蒸気蒸留法に不向きな植物もあります。

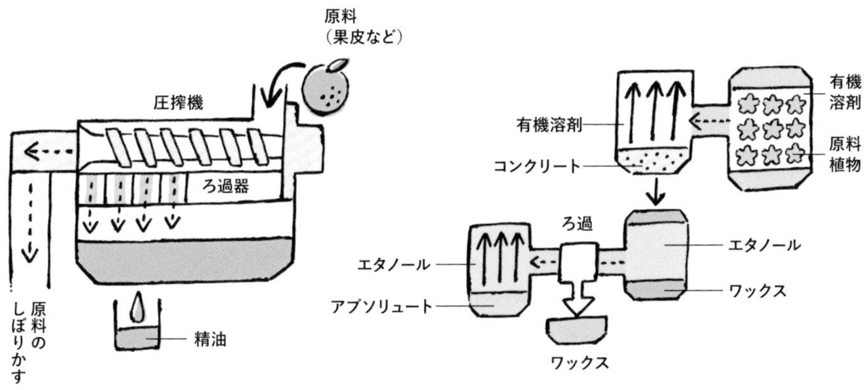

2 圧搾法

柑橘類の果皮を圧力でしぼりとる

オレンジ、グレープフルーツなどの柑橘類の精油が含まれる部位は、主に果皮。昔は手でしぼり、海綿に含ませて採取していました。現在では、機械ローラーで圧搾して果汁といっしょにしぼり、遠心分離法で水分を分離させて芳香成分を抽出します。

非加熱で抽出するので、低温圧搾(コールドプレス)とも呼ばれます。芳香成分を損なうことなく、自然のままに近い香りや色の精油が採れます。ただしその分、成分が化学変化しやすいので、ほかの抽出法による精油よりも劣化しやすいという欠点もあります。そのため、柑橘類の果皮は、水蒸気蒸留法で抽出される場合もあります。

3 揮発性有機溶剤抽出法

花など繊細な部位から有機溶剤に溶かし出す

熱や水などに弱く、水蒸気蒸留法が不向きな、ジャスミンやローズなどの花の芳香成分の抽出に向く方法です。

石油エーテルやヘキサンなどの揮発性の有機溶剤に原料植物を入れ、香り成分を溶かし出します。植物と溶剤を取り除くと、「コンクリート」というワックス成分や芳香成分などを含んだかたまりが芳香成分といっしょに残ります。そこにエタノールを加えてワックスと芳香成分を分け、芳香成分からエタノールを除去した精油を「アブソリュート」と呼びます。ただし、溶剤が少量残る場合があるので、精油とは区別することもあります。この方法で樹脂などから取り出した精油は、「レジノイド」と呼ばれます。

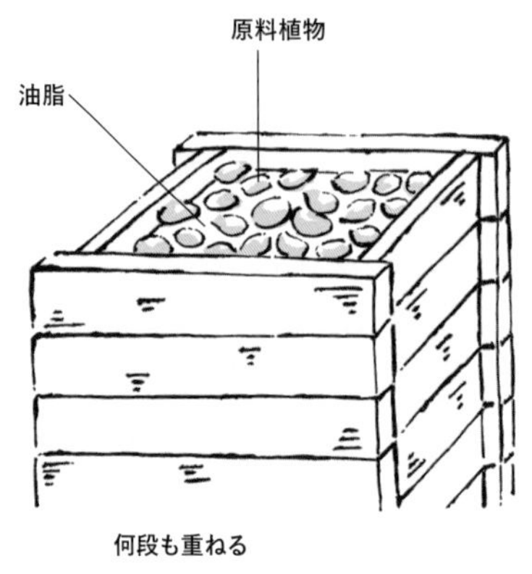

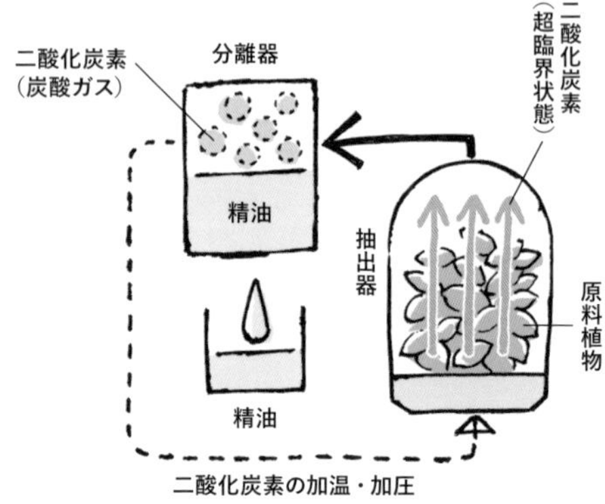

4 油脂吸着法

花からの抽出に使う伝統的な方法

油脂になじみやすい精油の特性を生かした抽出法です。揮発性有機溶剤が登場する前に、繊細な花から芳香成分を抽出するために用いていました。

精製した牛脂や豚脂などの固形の動物性油脂をガラス板に塗り、原料植物を並べ、芳香成分を吸着させます。植物を取り替えて何度も繰り返すと、高濃度に芳香成分を吸着した油脂「ポマード」ができます。これにエタノールを混ぜて芳香成分を溶かし出し、エタノールを除いたものが「アブソリュート」です。

上記の方法は、冷浸法(アンフルラージュ)と呼ばれます。今では、倫理的な面から動物性油脂ではなく、ホホバオイルなどの植物性ワックスを用いている生産者もいます。

5 超臨界流体抽出法

流体の二酸化炭素に抽出する近年の方法

二酸化炭素に熱と圧力をかけると、気体と液体の中間である「超臨界流体」になり、これを植物を入れた抽出器に通過させると、流体に芳香植物が溶け出します。熱と圧力を元に戻すと、二酸化炭素も気体に戻り、芳香成分だけが残ります。

溶剤を使用しないので、純度の高い精油が得られ、植物そのものの香りと成分が得られます。しかし、装置が高価で、主に食品業界で用いられ、精油の抽出には出番が少ない状況です。ちなみにジンジャーをこの方法で抽出した場合、生のジンジャーにある刺激物質、ジンゲロールも得られ、水蒸気蒸留法のジンジャー精油よりも粘膜を刺激します。

精油の希釈について

成分が濃縮された精油は、肌につけて活用する前に、
「希釈する(薄める)」必要があります。
希釈の際に気をつけたいことをまとめました。

希釈するのは安全に使うため

精油は芳香成分が濃いので、そのまま肌に塗ると刺激が生じることがあります。そのため、基本的に精油は希釈してから使い、精油を薄めるために使う素材を「基材」といいます。

希釈するときには、基材に対する精油の濃度(希釈濃度)の管理が重要です。安全性の観点から、希釈濃度は1%が基本です。使用部位や使用法によって、濃度を加減しましょう。

精油を希釈する「基材」とは?

精油の油になじみやすく、水に溶けにくい性質を利用して希釈します。肌へのなじみがよく、浸透しやすい植物油はトリートメントオイルとしてよく使われます。また、水になじませるときには、エタノールやグリセリンなどの親水性のものに希釈してから行います(p.214)。そのほかにも、クレイやシアバターなど、用途に合わせてさまざまな基材を使い分けます。

希釈濃度の計算手順

植物油50mℓに対して、希釈濃度1%にする計算法です。
精油が何滴必要かを算出します。基本的に、精油1滴は0.05mℓで計算します。

手順 1
基材の量50mℓに対する1%を算出

50mℓ ×0.01=0.5mℓ

手順 2
精油1滴の量で割り、滴数を算出
精油1滴=0.05mℓで換算

0.5mℓ÷0.05mℓ(1滴)= 10滴

手順 3
基材50mℓに精油10滴を加えて、1%濃度にして完成

50mℓ + 10滴 =1%濃度

希釈濃度の目安

0~2歳
精油は芳香浴のみ可能(滴数や時間を少なくする心がけを)。

3~5歳
0.25~0.5%で使用。

6~15歳
0.5~1%で使用。

大人(16歳~)
0.5~2%で使用。

妊産婦・高齢者・病気療養中や敏感体質の人
0.5~1%を上限に様子を見ながら使用すること。

※濃度はあくまで目安です。刺激を感じたり、香りが強いと感じたりしたら、滴数を減らしましょう。

精油の選び方

市場には、同じ品名でもたくさんの精油が出回っています。
アロマテラピーを楽しみ、効果的にするためにも
ベストな精油選びの基本を覚えておきましょう。

アロマテラピーの専門店で選ぶ

日本国内では一般に、精油は雑貨扱いされており、雑貨店やインターネットなどで気軽に買うことができますが、おすすめしたいのは、アロマテラピーの専門店の店頭で買い求めることです。香りを実際に試してみることができるだけでなく、知識に富んだ販売員に精油の製品情報や作用などについても質問しながら、最適な1本を選ぶことができるので、安心です。

また、精油の製品ラベルをその場で確認することができます。ラベルには、精油の基本情報が詰まっているので、しっかりチェックすることが必要です。

インターネットで購入する場合は、アロマテラピーの専門店が運営するオンラインショップで購入しましょう。

経験のある香りから取り入れる

人間は、経験したことのないにおいや香りに対して、最初は違和感を覚えるものです。まずは、柑橘などのなじみのある香りの精油から始め、そこに経験したことのない香りをブレンドして少しずつ試してみるとよいでしょう。新しい香りをインプットしていくことで、徐々に脳が受け入れて、好きになってきます。

また、個人差がかなりありますが、好きな香りは幼少期の食体験、自然や植物との触れ合いなどの経験に裏付けされていることが多いのも特徴です。例えば、ベチバーやパチュリは苦手な人が多い香りですが、幼い頃から土に慣れ親しんだ人にとっては、違和感のない親しみやすい香りとして感じられることが多いです。

精油ラベルの表示例

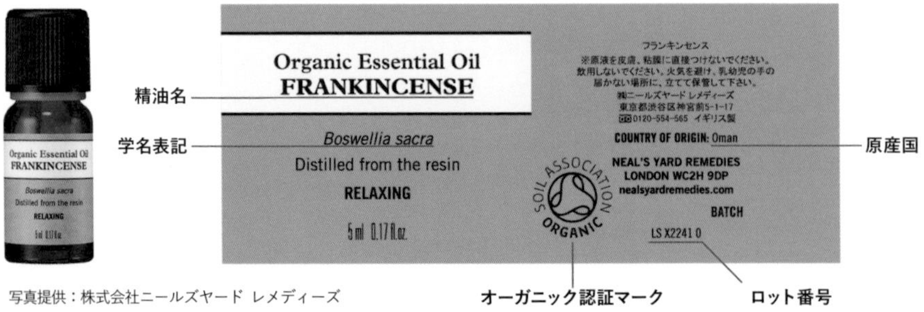

Organic Essential Oil
FRANKINCENSE
Boswellia sacra
Distilled from the resin
RELAXING
5ml 0.17fl.oz.

フランキンセンス
※原液を皮膚、粘膜に直接つけないでください。
飲用しないでください。火気を避け、乳幼児の手の
届かない場所に、立てて保管して下さい。
㈱ニールズヤード レメディーズ
東京都渋谷区神宮前5-1-17
0120-554-565 イギリス製
COUNTRY OF ORIGIN: Oman
NEAL'S YARD REMEDIES
LONDON WC2H 9DP
nealsyardremedies.com
BATCH
LS X2241 0
SOIL ASSOCIATION ORGANIC

精油名
学名表記
原産国
オーガニック認証マーク
ロット番号

写真提供：株式会社ニールズヤード レメディーズ

選ぶときのチェックポイント

精油を選ぶときに確認しておきたい6つのことをまとめました。

Point 1 天然精油かどうか確認する

アロマテラピーで効果を得るためには、植物から抽出された、純粋な天然の精油を使う必要があります。合成香料が入ったものはフレグランスオイルといった名称で販売されており、天然精油ではありません。表示ラベルに精油と記載があり、原料に合成香料が含まれていないものを選びましょう。

Point 2 学名をラベルで確認する

精油には、ラテン語で記した学名がついています。しかし、製品ラベルに一般名称しか記載していない精油も多くあります。ラベンダーの場合、真正ラベンダーだけでなく、スパイクラベンダーやラバンジンも、一般名称では同じ「ラベンダー」に。正しく使うために、学名が記されている精油を使いましょう。

Point 3 遮光性の高い容器に入っているか確認

精油は光や紫外線が当たると、芳香成分が変化し、劣化が進んでしまいます。品質をきちんと保持するために、光を遮って精油を守る効果のある、遮光性のガラス容器に充填して、販売されているものを選ぶことが大切です。遮光性のあるガラス容器には、茶色や青色、緑色の3色があります。

Point 4 いろいろな香りを試してみる

精油にはさまざまな香りがありますが、実際に嗅いでみないことにはイメージがわきません。いろいろと試してみると、自分の好きな香り、印象に残る香りが感覚的にわかるはずです。また、同じ学名、産地の精油でもブランドによって香りが違うこともあります。試してみることが、選ぶべき1本に出合う近道です。

Point 5 適正な価格かどうか確認する

同じ学名の精油でも、価格が高かったり、安かったりとさまざまです。その価格づけには理由があり、原料植物の栽培や収穫、抽出技術などによる品質のよし悪しのほか、偽和(p.24右下)の場合があります。適正価格を知るために、同じ学名のいくつかの精油の市場価格をチェックしてみるとよいでしょう。

Point 6 ラベルの産地を確認する

同じ学名の精油でも、産地が違うと香りが全然違うことがあります。産地がわかると、原料植物に適した土地で栽培されたものか、厳しい環境で強く育ったものなのかなど原料植物の生育環境についてさらに知ることができます。ラベルに産地を書いていないことも多いのですが、書いてあればぜひ確認したい情報です。

精油の扱い方と注意事項

精油を使うときや保管するときには、扱いに注意が必要です。
アロマテラピーを安全に行えるように、
精油を扱うにあたって、守りたいことをまとめました。

精油は1滴ずつ落として使う

精油のボトルには、ドロッパー(中栓)がついていて、中央の穴から精油が1滴ずつ出るように工夫されています。

また、ボトルには、小さな空気穴がついているものもあります。精油を落とすときには、この空気穴が上になるように持ち、ゆっくり下に傾けると、1滴ずつ出てきます。このとき、ボトルをふったりしないように気をつけましょう。

精油は粘度が異なるため、落ちる速さはそれぞれです。

キャップの開け方

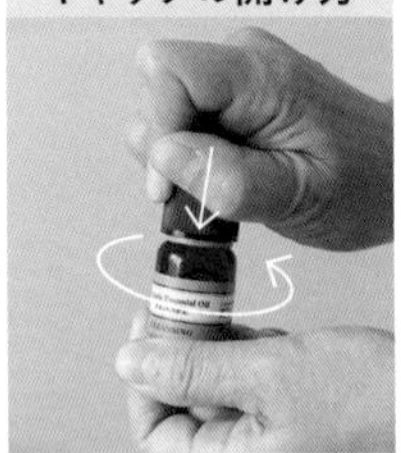

ヨーロッパのメーカーの精油には、チャイルドロックがついているふたもあります。そのまま回すと、空回りしたままで開かず、キャップを下に押しながら回すと開きます。

精油が固まったら

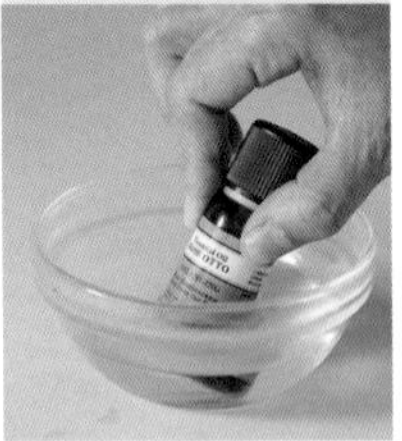

例えば、ローズ・オットーは13℃以下で固まります。また、粘度の高いミルラやベチバーなども固まりやすい性質があります。固まったときにはぬるま湯を入れたボウルに精油を浸けて湯せんし、溶かします。

精油の保管について

精油は繊細なもの。製造したときから、空気に触れることで酸化し、光や紫外線や高温多湿などでも劣化してしまいます。酸化や劣化により、皮膚刺激が起こりやすくなります。

保管に適した容器に入れ、適切な場所に置きます。また、精油にも保存期間(使用期間)があります。半年から1年を目安に使い切りましょう。

・**保管容器**

遮光性のガラス容器を使いましょう。ふたをきちんと閉めて、ボトルは寝かせないように、立てて保管します。

・**保管場所**

直射日光が当たらない冷暗所に保管します。また、誤飲防止に、子どもやペットの手の届かない場所に置くことが大切です。

・**保存期間**

開封後1年以内が目安。柑橘類の精油は成分変化が起こりやすく、半年が目安に。

精油を扱うときの注意点

安全に使用するために、以下のことに注意しましょう。

原液を皮膚に直接多く塗らない

皮膚に浸透すると、炎症などの刺激やアレルギー反応などを引き起こす精油も。直接ベタベタと塗るのは厳禁です。

対処法

皮膚に違和感があったら、大量の水で洗い流すこと。

精油を目に入れない

目は皮膚よりデリケートなので、目に入らないように注意を。精油のついた手でこすらないようにしましょう。

対処法

目に入ったときは、清潔な水で洗い流すこと。

劣化した精油を使わない

酸化して劣化すると、芳香成分が変化し、色が濃いものは薄く、薄いものは濃くなります。粘性も高まります。

2週間以上連続で使わない

精油も使いすぎると体が慣れてしまい、本来の効果が作用をしにくくなります。同じ種類の精油を単独で、2週間以上続けて使わないようにしましょう。ブレンドしたときはその限りではありません。

火気に注意する

精油には引火性があり、キッチンなど火を扱う場所では注意が必要です。キャンドル式のアロマウォーマーを使用するときにも注意が必要です。

精油を飲まない

飲むと肌に塗るよりも体に与える影響が大きいので、直接飲むのは避けましょう。

対処法

誤飲した場合は、すぐ病院へ。

光毒性(ひかりどくせい)と感作性(かんさせい)に注意する

グレープフルーツ、レモンなど、一部の精油は皮膚に塗ると、フロクマリン類のベルガプテンという精油成分が紫外線と反応し、炎症や色素沈着を引き起こす「光毒性」のあるものや、アレルギー反応を引き起こす「感作性」のあるものがあります。

そのほかの禁忌について→p.217

パッチテストを行う

アレルギー体質や敏感肌の人は、あらかじめ皮膚が精油と合うか試す「パッチテスト」を行いましょう。植物油などの基材に希釈濃度1%の精油を加え、二の腕の内側につけて24〜48時間、様子を見ます。当日の入浴やシャワーは控えましょう。皮膚にかゆみや炎症が生じたら、すぐに水で洗い流します。

次の人は専門家に相談

妊産婦・高齢者・病気療養中の人、敏感体質の人には、通常には起きない変化が起きることもあるので、十分な知識を持った専門家に相談のうえ、精油を使用しましょう。乳幼児への使用は、芳香浴以外は芳香蒸留水を使ったほうがよいでしょう。希釈濃度にも注意が必要です(p.29右下)。

アロマテラピーの利用法

精油を毎日の暮らしの中で幅広く活用するために、
美や健康、衛生など、アロマテラピーの11の楽しみ方を
紹介します。取り入れやすい方法から試してみましょう。

1 芳香浴

精油を拡散して手軽に楽しむ

精油を部屋の空気中に拡散させて、香りを楽しむ方法です。アロマディフューザーなど専用の芳香拡散器を使うことが多いですが、もっと手軽な方法も。コットンやハンカチに含ませたり、カップの湯の蒸気で拡散させたりするなど、精油が1本あれば、すぐに始められる方法もあります。

芳香浴の注意点

- **連続使用**：同じ香りが漂う部屋にずっといると、香りを感じにくくなります。適度に換気をしながら行いましょう。
- **精油の量**：部屋の広さや精油の香りの強さなどに合わせて、加減してください。
- **ほかの人もいる場面での使用**：香りの感じ方は人それぞれです。人が集まる場所で行うときは、香りの強さや精油選び、設置場所などに気を配りましょう。

＼手軽さナンバー1／

コットンやハンカチ

コットンやハンカチ、ティッシュペーパーなどに精油を数滴垂らして楽しむ方法は、一番手軽に行える芳香浴。デスク周りや寝室の枕元などに置いて、簡単に香りを楽しめます。バッグやポケットの中に忍ばせれば、外でも気分転換に一役買います。

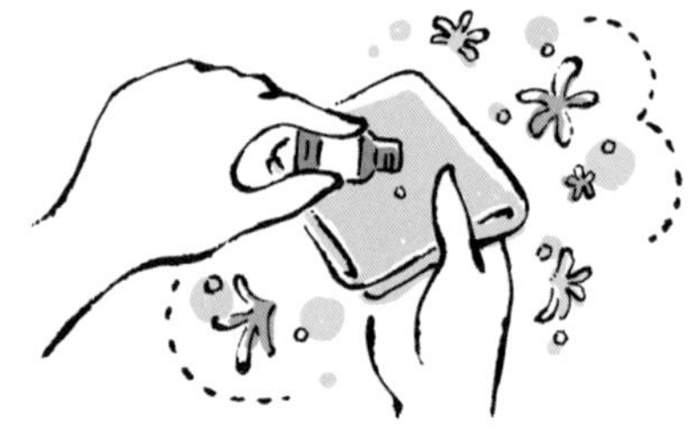

・使い方
ティッシュペーパー、コットンやハンカチに好みの精油を1～3滴垂らして、近くに置きます。携帯する場合は、精油を垂らした部分が直接肌に触れないように、気をつけましょう。

＼湯気の力で香りを広げる／

マグカップで

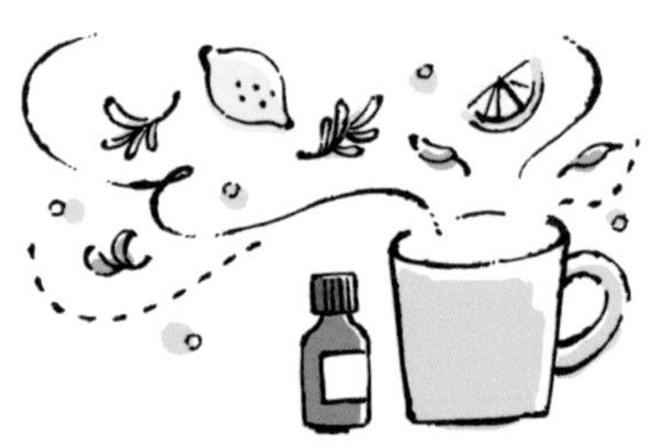

マグカップに入れた湯に精油を垂らせば、立ち上る湯気で香りを簡単に広げられます。マグカップの湯に、好みの精油を1～3滴入れて。カップの中の湯を誤って飲まないように、注意が必要です。

＼より広い空間に拡散できる／

ディフューザーやアロマライト

専用の芳香拡散器を使うと、部屋の中に広く香りを漂わせることができます。器具には、超音波の振動を使って拡散させるディフューザー、電球の熱を利用するアロマライト、キャンドルの火を使うアロマウォーマーなどがあります。

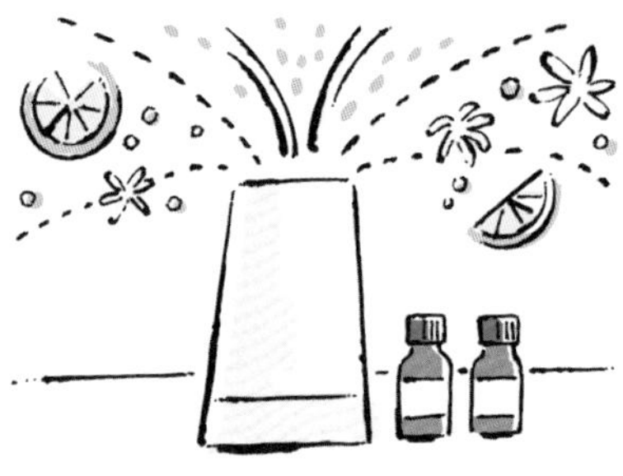

【非加熱式】

◎ディフューザー

精油を加えた水を超音波の振動でミスト状にし、空間の広い範囲に拡散させます。熱も火も使わず、電気の力で行えるので安心です。水を加えず、空気の圧力をかけて振動を起こし、精油自体を噴霧して拡散させるタイプも出ています。

【加熱式】

◎アロマライト

陶器のポットの上皿に水を入れ、精油を垂らし、電球の熱で温めて香りを拡散します。アロマポットとも呼ばれます。

◎キャンドル式アロマウォーマー

陶製や耐熱ガラス製のポットの上皿に水を入れ、精油を垂らし、キャンドルの熱で温めて香りを拡散します。キャンドルの炎の揺らぎに癒やしの効果もありますが、置き場所に注意し、火気の扱いに十分に注意すること。空焚きの危険もあり、使用中はそばを離れないようにしましょう。

＼ひと噴きで空気をリフレッシュ／

アロマスプレー

スプレー容器に精油、水に溶けやすくするための無水エタノール、水を入れ、シュッと空間にスプレーすれば、部屋に香りが拡散できます。使用する前に、よくふるのを忘れずに。水は精製水を使用するとよいでしょう。スプレー容器には、遮光性のものを用います。

▶ルームスプレーのレシピ→p.162

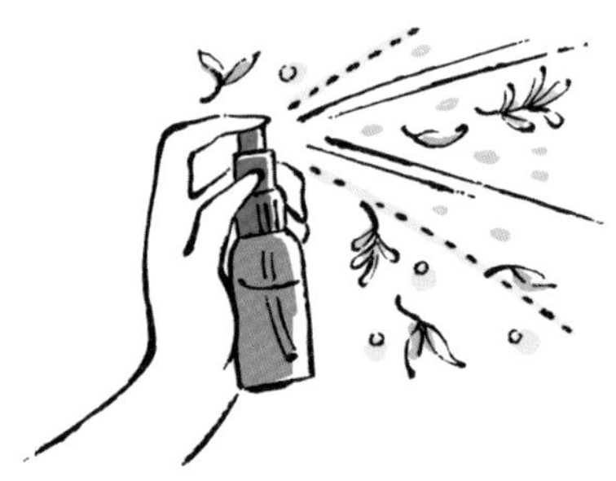

＼精油の自然な揮発を利用／

アロマストーンで

素焼きや珪藻土などのアロマストーンに精油を垂らして、香りを楽しむ方法も。精油が空気中に、自然にゆっくり揮発するので、穏やかな香りを楽しめます。ほかの器具に比べ、香りの拡散力は弱いので、狭い空間や周囲に気を使う環境下などで活躍します。色の濃い精油だと、ストーンにしみ付いてしまうことがあります。

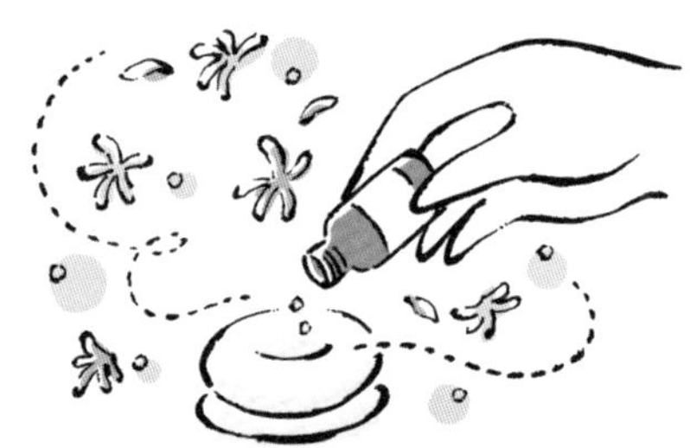

2 アロマバス

香りの蒸気を楽しみながら温浴 癒やしの効果が高まる

精油を湯に加え、全身または体の一部を浸ける方法です。風呂に入らずに手軽にアロマバスを試すなら、手浴や足浴の方法もあります。湯の蒸気で広がる精油の香りと、温浴による血行促進や新陳代謝の効果、副交感神経が優位になることでの心身のリラックス効果が相互に働きかけ、大きな効果が得られます。

精油の性質による肌への刺激をできるだけ避け、湯気による精油成分の変質を防ぐため、精油は直接湯に垂らさず、必ず基材に混ぜてから使いましょう。あらかじめ、植物油などに精油を混ぜ、バスソルト(p.156)を作っておくのもおすすめです。

アロマバスの注意点

- **精油を湯へ加えるとき**：精油は湯に溶けません。基材に混ぜてから、湯に加えましょう。その後、湯全体をよくかき混ぜます。
- **肌への刺激**：肌に刺激を感じたら、すぐに湯で洗い流してください。
- **精油の量**：個々の体調に合わせて、精油の香りが強ければ、調整してください。
- **注意したい精油の種類**：柑橘系や香辛料系の精油は肌に刺激を与えることがあります。滴数を少なくしたり、使用を控えたりしてください。

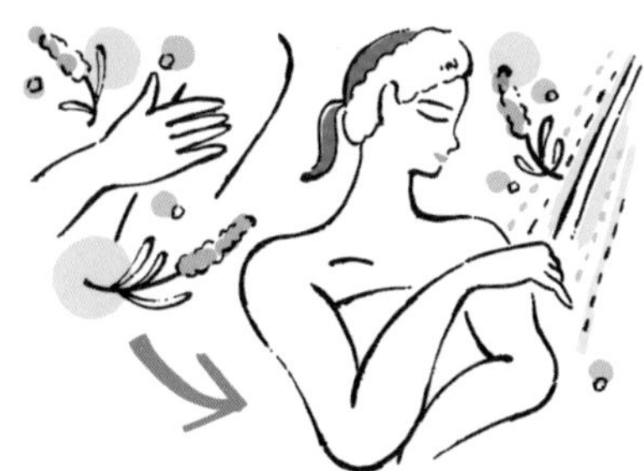

全身浴

肩まで湯に浸かる方法。体も温まり、高いリラックス効果が期待できます。精油量は6～12滴が目安。

半身浴

みぞおちまで浸かると、心臓への負担が少なく、より長く浸かれて、全身をじっくり温められます。精油量は1～6滴が目安。

手浴法

洗面器などに張った湯に手首まで浸けて行う、部分浴のひとつ。香りを楽しみながら、手指をもみほぐしても。湯にハーブを入れながら行うのもおすすめ。精油量は1～3滴が目安。

足浴法

椅子に座り、バケツや大きめの洗面器などに張った湯に足首まで浸けて行います。ひざから足元をタオルで包んで行っても効果的。精油量は1～3滴が目安。

こんな使い方も！

1 バスルームの床に垂らす

バスルームのなるべく端の床に熱湯をかけて、そこに精油を直接垂らすだけで、バスルームを香らせることができます。手軽な方法でおすすめです。精油は2～3滴を目安に。

2 アロマシャワー

シャワーで精油を使う「アロマシャワー」という、より気軽な方法も。濡れた肌に精油の原液を数滴塗り、すぐにさっと洗い流すと、心地よくリフレッシュできます。肌への直接塗布は原則避けるべきですが、この方法では精油の疎水性により、濡れた皮膚に塗布すると精油が水の上で広がった後、脂溶性の皮膚に吸収されます。

まずは、皮膚刺激がほとんどないラベンダーを用いて、足の甲や裏に1滴ずつの塗布から始めてみてください。

3 吸入

鼻から口からゆっくり香りを吸い込む

揮発した精油の香りと成分を大きく深呼吸しながらゆっくりと吸い込む方法です。鼻や口から吸い込むので、鼻や喉が気になるときや風邪の予防などに効果的です。蒸気の力を借りて吸入する蒸気吸入と、コットンやマスクで行う乾式吸入の2通りの方法があります。

吸入の注意点

- **粘膜への刺激**：精油には、粘膜に刺激を与える成分を含む種類も。吸入するときは、目を閉じて、むせないように行います。
- **咳や喘息の場合の使用**：香りを含む蒸気が急に入って刺激となり、咳の原因になることがあるので、吸入法はやめましょう。
- **マスクのときの肌への付着**：マスク内で精油を使う場合は、肌や口、鼻に精油が直接つかないように注意しましょう。
- **精油の量**：個々の体調などに合わせて、加減してください。

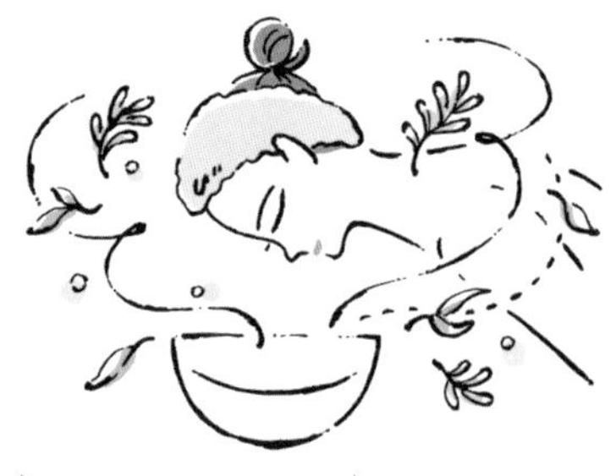

湯の蒸気を吸入

洗面器やマグカップを使って

洗面器やマグカップに湯を張り、精油を1〜3滴垂らします。立ち上る蒸気に顔を近づけて、大きく深呼吸しながらゆっくり吸い込みます。

精油を垂らして吸入

コットンやティッシュに

コットンやティッシュペーパーに精油を1〜3滴垂らし、吸入します。マスクには直接垂らさず、ティッシュに垂らした上にマスクを2~3分置きます。香りがほのかに移り、人混みでも爽やかに過ごせます。

4 湿布

精油を含ませたタオルを体に当てて癒やす

精油を含んだ湯や冷水にタオルを浸ししぼり、体の一部に当てる方法です。タオルを湯でしぼった「温湿布」と、冷水でしぼる「冷湿布」では、使用目的が違うので、使い分けましょう。

湿布法の注意点

- **肌への刺激**：肌に刺激を感じたら、当てる箇所を変えたり、時間を短くしたりして加減をするか、やめましょう。
- **湯の温度**：温湿布のときには、やけどを防ぐため、熱湯を使用しないようにしましょう。

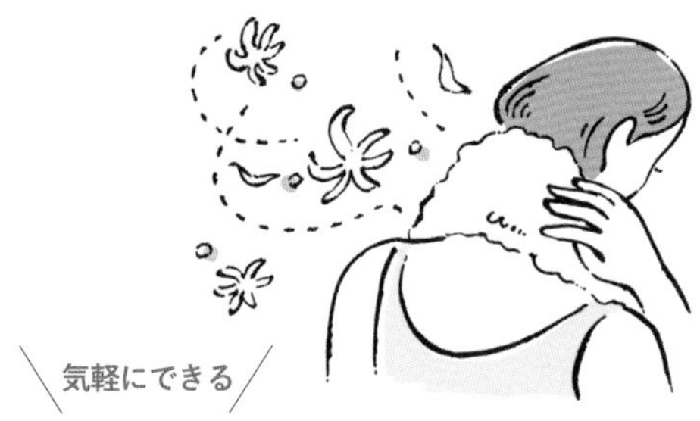

気軽にできる

タオルを使って

洗面器に湯(または水)を張り、精油1〜3滴を垂らして混ぜます。タオルを浸し(両端は残して浸けないこと)、精油がついた面を内側に折って、水けをしぼります。精油がついた面は引き続き内側にして、体の気になる部分に当てます。

【温湿布と冷湿布の活用】

- **温湿布**：肩こりや頭痛、月経痛など慢性的な症状に。血行を促進したいときにも。
- **冷湿布**：ねんざや打撲などの炎症や腫れなど急性の症状や発熱時、暑さを緩和したいときに。

5 オイル塗布

精油と植物油を混ぜて患部に塗る

精油を植物油に加えて混ぜるだけで、作り方はp.165のトリートメントオイルと同じです。ただし、患部に局所的に用いるので、希釈濃度は0.5～3％が目安です。精油には痛みや腫れなどに働きかけるものが多くあります。植物油と混ぜると、直接患部に塗ることができ、症状を和らげることができます。

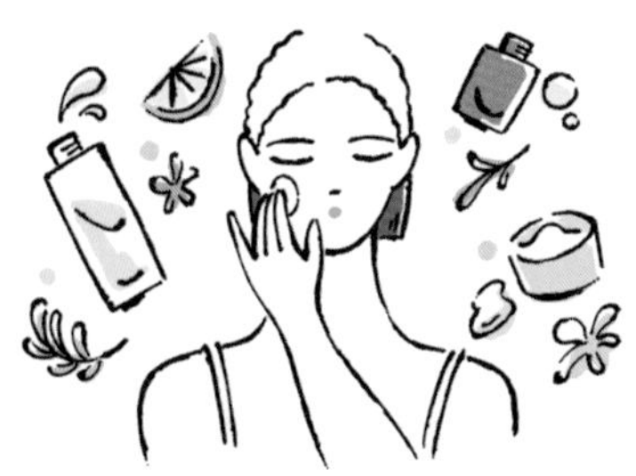

6 スキンケア

▶p.150

手作り化粧品で精油の美容作用を活用

精油の芳香成分の中には、肌荒れや乾燥、エイジングケアなどに効果的な作用を持つものもあります。精油を使って手作りすれば、自分の状況に合わせたスキンケア剤ができます。精油の基材には肌に効果的な成分を含むものがあり、相乗効果で肌をよい状態に導いてくれます。

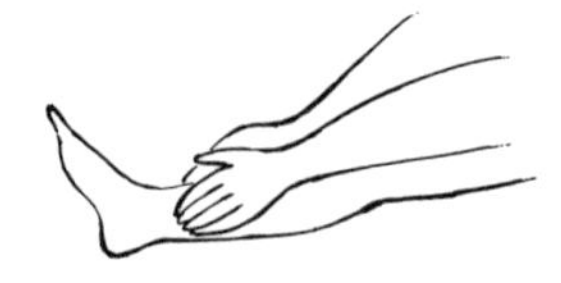

7 トリートメント

▶p.164

精油の香りとマッサージの相乗効果

精油を植物油などのオイルに加えて作ったトリートメントオイルを肌に塗り、さすったりなでたり、押したり、もんだりしながら体をマッサージする方法です。精油の香りとトリートメント効果で血行を促して老廃物や余分な体液を排出させ、体をほぐします。手で肌に触れることで心地よさが加わり、心の緊張もほぐし、自律神経を整える効果もあります。

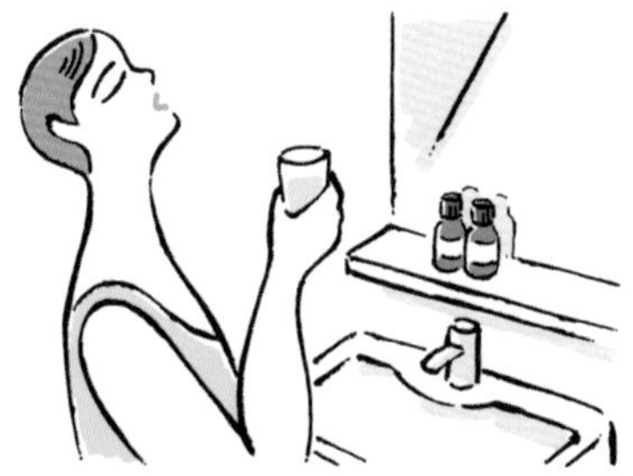

8 オーラルケア

▶p.160

精油を使って自分だけのマウスウォッシュでケア

市販のマウスウォッシュ、デンタルリンス、歯磨き粉には、スペアミントやペパーミント、ハッカなどの食品用香料が使われています。専門の知識があれば、精油を使った口腔ケアが可能です。精油成分は、口内を清潔で健やかに保ち、粘膜の炎症予防に効果を発揮します。

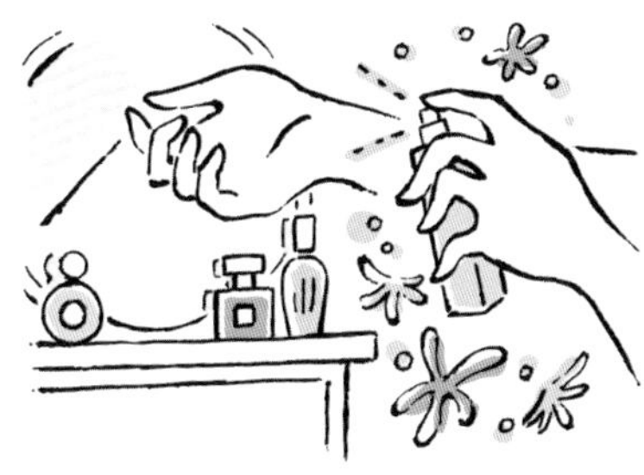

9 香水

▶p.155

天然成分だけで穏やかに香る

市販の香水は、天然香料に合成香料を加えて、天然香料だけではできない香りの表現や成分の安定を実現しています。手作りなら、天然成分だけの香水が作れます。市販の香水よりは香りの強度と持続性は弱まりますが、精油の種類や濃度次第で、香りの持続時間も長く調節可能。また精油そのものとは違い、肌に直接つけることができます。

10 ハウスキーピング

▶p.162

爽やかな香りは掃除や消臭に活躍

精油の抗菌作用や油を溶かす作用など、家の掃除にも活用できます。ペパーミントやティートリーなど、爽やかな香りの精油を、ふき掃除に使うスプレーに加えたり、ティッシュに含ませて、下駄箱やゴミ箱などにおいが気になる箇所の消臭・抗菌に使ったりしてみましょう。

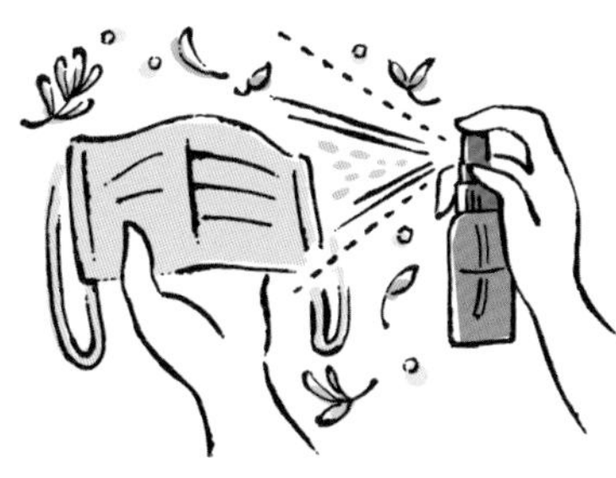

11 衛生ケア

▶p.161

ウイルスや細菌の体内への侵入をブロック

ウイルスや細菌は鼻や口から体内に侵入します。そこで、殺菌作用や抗ウイルス作用、消毒作用のある精油を利用して、鼻や口に無意識に触れやすい手の消毒スプレーや、マスクの抗菌スプレーなどを作ってみましょう。

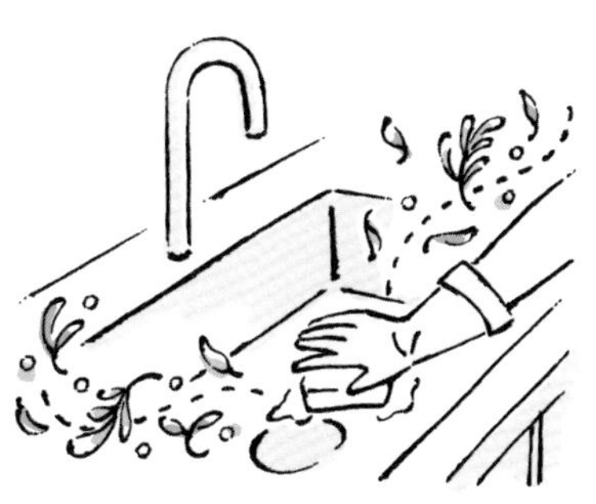

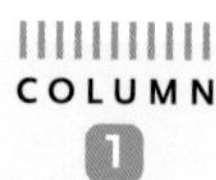

アロマテラピーと食について

味覚は嗅覚の影響が大きい

味を感じるのは、舌(味覚)だと思われがちですが、意外にも嗅覚によることが大きいとわかっています。鼻から入るにおい(鼻腔香気＝オルソネーザル)と口内で飲食をしているにおい(口腔香気＝レトロネーザル)があることは、アロマテラピーのメカニズム(p.17)で説明した通りですが、味と香りの知覚の割合はどのくらいなのでしょうか。

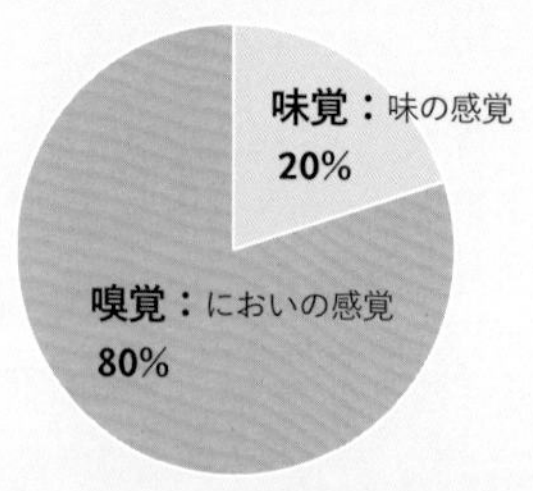

嗅覚で味を感じている割合は圧倒的に多く、80%にもなります。そのため、嗅覚障害が生じると、味を感じなくなるのです。

実は、鼻腔香気と口腔香気の両方があるのは、気道と食道がつながっている人間だけなのです。動物は気道と食道がつながっていないので、口腔香気(レトロネーザル)を感じることはありません。そのため、「風味」や「おいしい」という感覚を持っているのは人間のみといわれています。

例えば、コーヒーやワインなど、まず香りを鼻先で感じてから、口の中に入れ、飲み込んだときに、喉ごしと鼻に抜ける香りから「味わいとおいしさ」を感じます。

食用の精油には風味をプラスするものも

日本で流通している精油のほとんどは、医薬品や化粧品、食用品に該当しない「雑品(雑貨)」扱いです。医薬品や生薬を記している「日本薬局方」に準拠したハッカ油(ハッカの精油)や、食品香料(食品添加物)として認可されている精油もあります。オレンジやレモン、グレープフルーツなどで食用として開発され、食品添加物として認められている精油は、料理やお菓子に食品香料として加えることができます。食用の精油は、食べ物に天然の香りがプラスされるため、さらに味わいやおいしさを深めることが可能です。

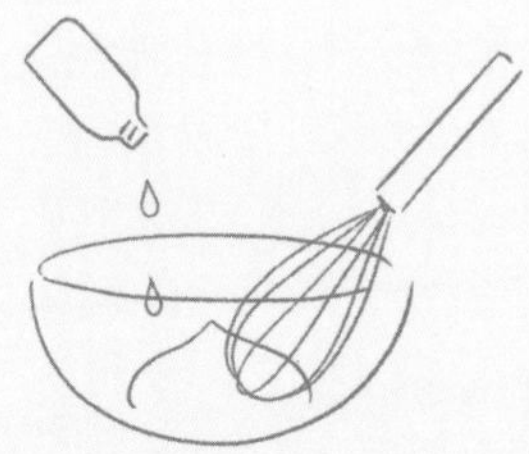

PART 2

精油プロフィール

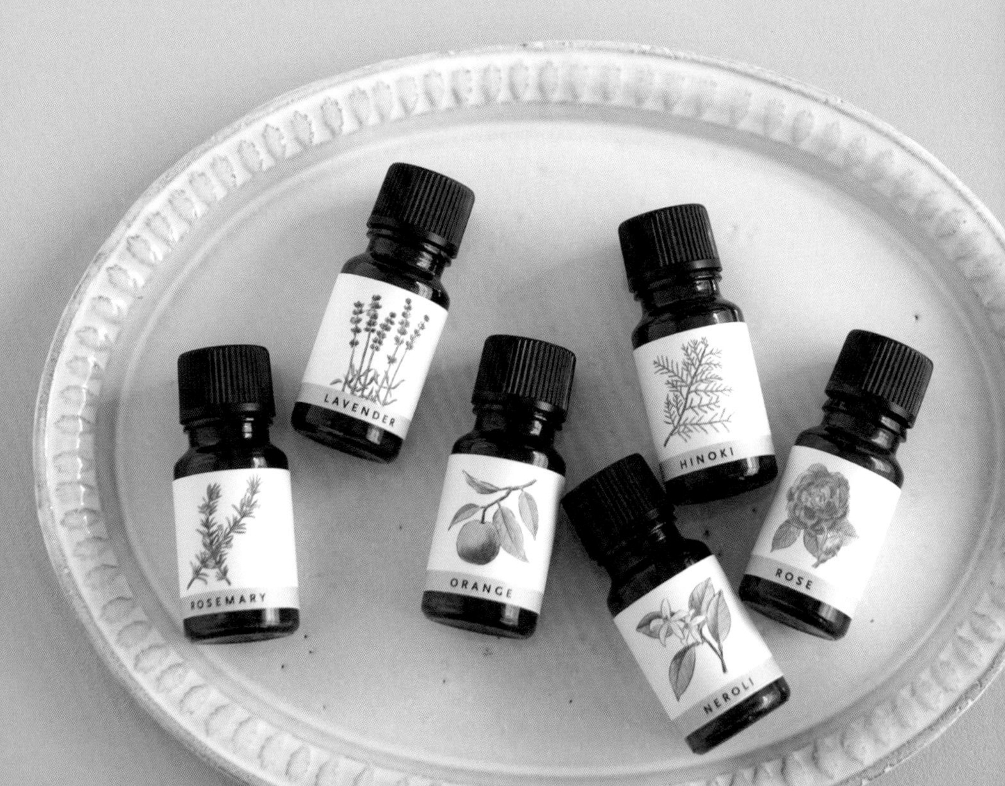

科目の特徴

「科目」とは、精油の原料植物を分類する区分のひとつ。
同じ科目に属する植物の精油は、特徴が似ています。
まずは、科目ごとの特徴を知っておきましょう。

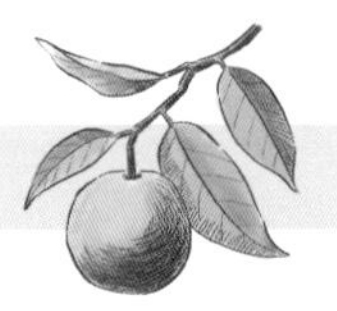

ミカン科

▶p.48〜57

多くは温帯〜熱帯で育つ樹木で、ほかの樹木系の精油と好相性。花や葉に香りがあるものが多く、果実には酸味やスパイシーさがあり、果皮に芳香成分を多く含みます。精油は気分を明るく安定させてくれます。消化器系に特によい作用があります。

精油：オレンジ、プチグレン、ネロリ、マンダリン、ベルガモット、グレープフルーツ、レモン、ライム、ユズ

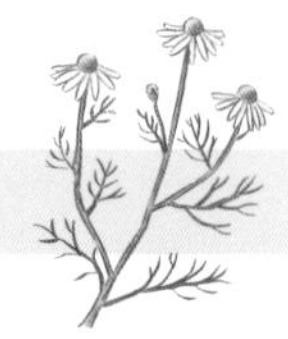

キク科

▶p.76〜79

世界中に広く分布し、その数は3000種ともいわれます。多くは草で、主に花から芳香成分が抽出され、香りは花系や薬草系です。癒やしや落ち着きを与えてくれる働きを持ちます。キク科アレルギーの人は使用を控えてください。

精油：カモミールジャーマン、カモミールローマン、ヤロー、イモーテル

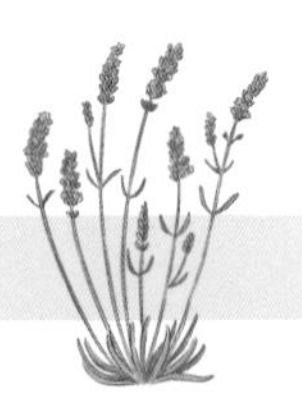

シソ科

▶p.58〜75

古代から医療用として用いられ、アロマテラピーで最も重用されます。地中海性気候の、日当たりがよくて乾いた土地を好み、優れた順応性と高い繁殖能力が特徴。葉や花に多い芳香成分は、自然治癒力を高めます。

精油：ラベンダー、スパイクラベンダー、ラバンジン、ペパーミント、スペアミント、ベルガモットミント、ハッカ、メリッサ、バジル、スィートマージョラム、スパニッシュマージョラム、タイム、セージ、スパニッシュセージ、クラリセージ、ローズマリー、ヒソップ・デキュンベンス、パチュリ

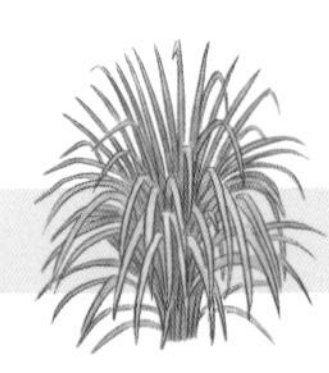

イネ科

▶p.80〜83

種類が非常に多く、順応性が高い植物。世界中のさまざまな環境に育ち、主に草原を構成する植物の中心になることが多いのが特徴です。人間や草食動物にとっては、大事な食糧。精油には、殺虫・殺菌作用があります。イネ科の精油は香りがそれぞれ異なります。

精油：シトロネラ、レモングラス、パルマローザ、ベチバー

※精油の例には本書で紹介しているものを掲載しています。

フトモモ科

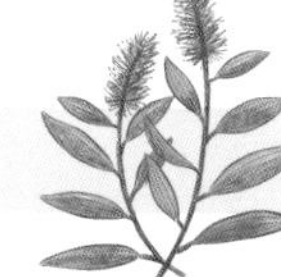

▶p.84〜91

特に東南アジアからオーストラリア、南米などの熱帯・亜熱帯に分布する樹木。精油は消毒・強壮作用が強いため、多くの感染症(特に呼吸器系)に有効とされています。薬臭い香りが多いのも特徴です。

精油：カユプテ、マートル、クローブ、ティートリー、ユーカリプタス、ニアウリ、マヌカ

コショウ科

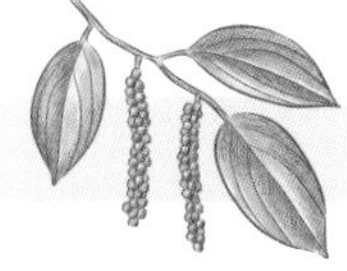

▶p.100

香辛料や薬に広く利用されている植物です。熱帯から亜熱帯にかけて分布しており、草や小低木のものが多く、つる植物なども含まれます。コショウ科を代表する精油のブラックペッパーには、強い鎮痛作用と加温作用があります。

精油：ブラックペッパー

セリ科

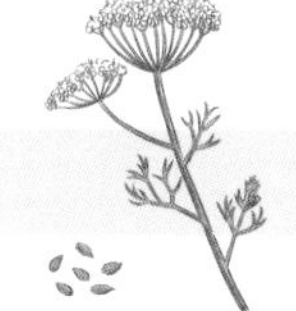

▶p.92〜97

ハーブや野菜、香辛料として多く用いられます。北半球の温帯を中心にほぼ世界中に分布しています。主に草で、細かくたくさん分かれた葉と強い根が特徴。種子などから抽出した精油は腸の動きを促し、昔から整腸・整胃剤に使われています。

精油：アニスシード、アンゼリカ、ガルバナム、キャロットシード、コリアンダー、フェンネル

クマツヅラ科

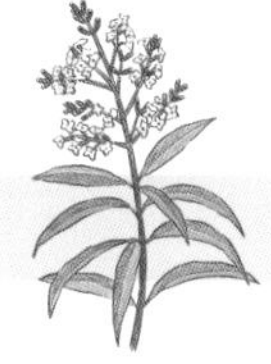

▶p.101

中南米に多く、熱帯を中心に分布し、一年草から高木までさまざま見られ、一部はつる性です。園芸用に多く栽培されており、ハーブや薬草として用いられるものもあります。クマツヅラ科の精油にはレモンに似た香りのレモンバーベナがあります。

精油：レモンバーベナ

ショウガ科

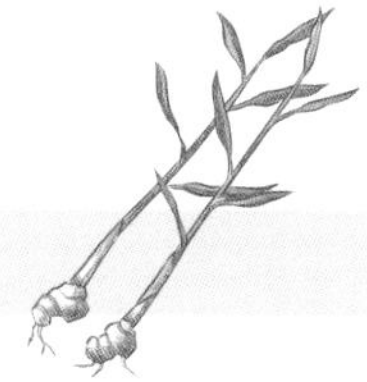

▶p.98〜99

東南アジアや熱帯地域に分布。芳香のある草が多く、地下茎を持ち、香辛料や薬用植物として暮らしに根付いてきました。精油はスパイシーな香りで、強い加温作用と活性作用、消化促進作用があります。

精油：カルダモン、ジンジャー

カンラン科

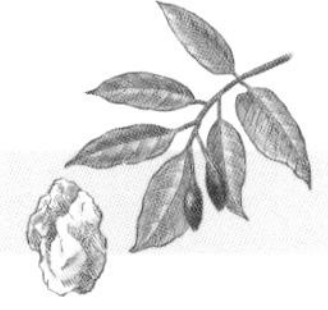

▶p.102〜104

熱帯の砂漠地帯などに生育する樹木。樹皮の裂け目から甘い芳香の樹脂がにじみ出て、病気から身を守ります。精油は強い防腐・消毒作用を持ち、肌の治癒作用が高く、神経系、呼吸器系にも積極的に働きかけます。樹脂系の香りがします。

精油：エレミ、フランキンセンス、ミルラ

マツ科

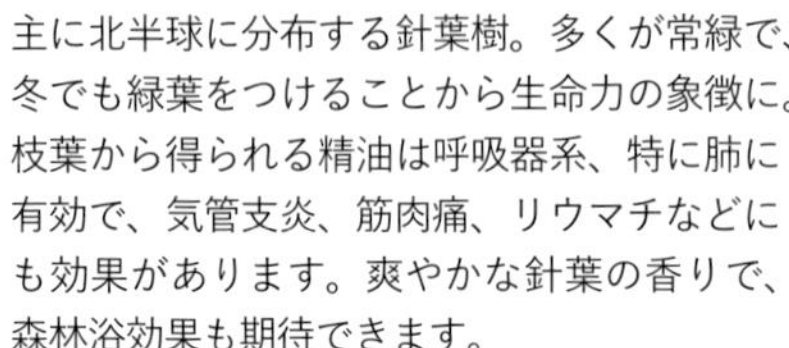

▶p.105〜111

主に北半球に分布する針葉樹。多くが常緑で、冬でも緑葉をつけることから生命力の象徴に。枝葉から得られる精油は呼吸器系、特に肺に有効で、気管支炎、筋肉痛、リウマチなどにも効果があります。爽やかな針葉の香りで、森林浴効果も期待できます。

精油：シダーウッド、パイン、ファー、ダグラスファー、スプルース、ラーチ

ヒノキ科

▶p.112〜115

北半球、南半球ともに広く分布する、高木または低木の常緑針葉樹です。精油は針葉樹特有の爽やかな香りがし、利尿作用と収斂（れん）作用があるのが特徴です。マツ科と同様に、森林浴効果が期待でき、呼吸器系の不調にも働きかけます。

精油：ジュニパー、サイプレス、ヒバ、ヒノキ

クスノキ科

▶p.116〜121

多くの種は、温帯南部や熱帯、特にアジアや地中海沿岸に分布し、常緑高木ないし低木です。芳香を持つものが多く、香辛料や防虫剤に利用されるものもあります。精油には、抗菌、殺菌、抗ウイルス作用があります。

精油：カンファー、ラヴィンツァラ、ラベンサラ、ホーリーフ、シナモン、ローレル、ローズウッド、リツェアクベバ、クロモジ

バンレイシ科

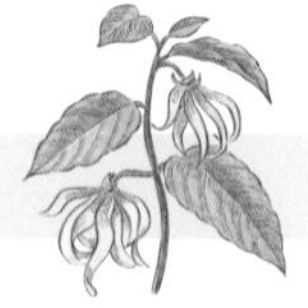

▶p.122

世界中の熱帯〜亜熱帯に分布する植物。中でも、東南アジア原産の「イランイランノキ」は香料や観賞用として親まれているほか、「イランイランノキ」の花から得られる精油「イランイラン」は香水の香料やアロマテラピーに用いられています。

精油：イランイラン

フウロソウ科

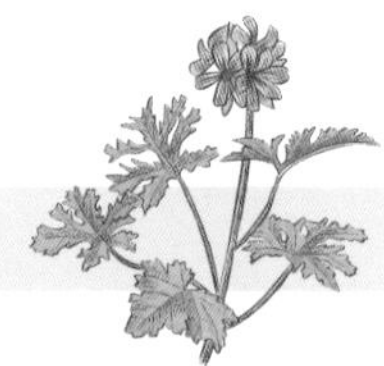

▶p.123

大陸の温帯から高山帯まで、世界中に広く分布します。ほとんどが草で、低木もあります。精油が得られる代表格は、テンジクアオイ属（ペラルゴニウム属）のゼラニウムで、葉に芳香があり、園芸用としても親しまれています。

精油：ゼラニウム

バラ科

▶p.124〜125

世界の広範囲、特に北半球の温暖帯に分布します。草や、いちごやりんごなどの果実、桜や梅などの美しい花をつける木もあります。精油ではさまざまな効能を持つローズが属し、アーモンドオイルやローズヒップオイルなどの汎用性の高い植物油も属します。

精油：ローズ

※精油の例には本書で紹介しているものを掲載しています。

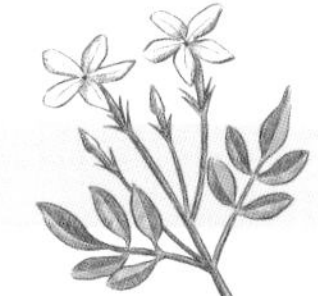

モクセイ科

▶p.126〜128

熱帯から温帯に生育する、常緑または落葉性の高木または低木で、つる性のものも。花は芳香を放つものが多く、園芸用や香料として流通しています。精油は甘い花の香りがします。

精油：ジャスミン、ジャスミン・サンバック、オスマンサス

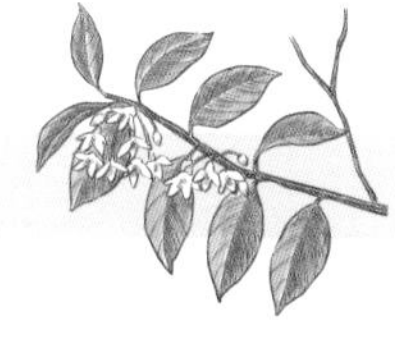

エゴノキ科

▶p.131

北半球の温帯・亜熱帯に分布する樹木です。精油が得られる代表格、ベンゾインは高木で、アジアの熱帯地域に分布し、枝先に垂れ下がる白い花と堅い殻の実が特徴です。木の樹脂から芳香成分が抽出できます。

精油：ベンゾイン

マメ科

▶p.128〜129

地球上の多様な環境に適応し、分化した植物群のひとつ。世界中に広く分布しています。これまで、原住民の利用や香料の原料が主でしたが、近年ではアロマテラピーでもよく用いられるようになりました。

精油：コパイバ、トンカビーン、ミモザ

ラン科

▶p.132

世界に広く分布。美しい花を咲かせるのが特徴で、観賞価値の高いものが多く、栽培や品種改良が進められています。その中でもバニラは観賞用ではない唯一のランになり、種子、鞘を干して発酵させてから精油を抽出します。バニラの精油は甘い香りが特徴です。

精油：バニラ

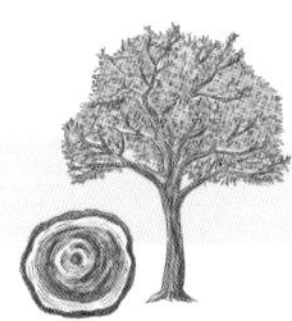

ビャクダン科

▶p.130

世界中に広く生育する、高木、低木または草。半寄生の性質を持ち、他の植物に茎や根で絡みついて栄養を得ます。代表的なビャクダン(サンダルウッド)の高貴な香りは、古くから線香など香の原料として重用されました。

精油：サンダルウッド

オミナエシ科

▶p.132

北半球の温帯や南米のアンデス周辺に分布する、草本または木本。精油として抽出されるものにスパイクナードとバレリアンがあり、近縁種で香りも似ています。スパイクナードは甘く土臭い香りがします。

精油：スパイクナード

精油 INDEX

精油プロフィールの見方

精油は、原料植物の科目ごとに分け、それを汎用性が高い順に並べて、87種類を紹介しています。各プロフィールには下記の情報がまとめられています。

精油名
その下のカッコ内に種類名を記載。種類はケモタイプ（p.22）のほか、原料植物や抽出法による違いなどのさまざまな場合があります。

原料植物と精油の知識や雑学

心・体・肌への働き
精油の働きを「心へ」「体へ」「肌へ」の3つに分けて解説し、代表的な作用と適用をそれぞれ記載しました。作用のくわしい説明はp.220参照してください。適用は精油を用いる具体的な症状や状態のこと。

精油のおすすめの使い方
色が点灯している項目の使い方がおすすめ。トリートメントは体のみに可能なものがあり、「トリートメント（BODY）」と記載しています。

精油をブレンドするときのアドバイス

精油の英語名

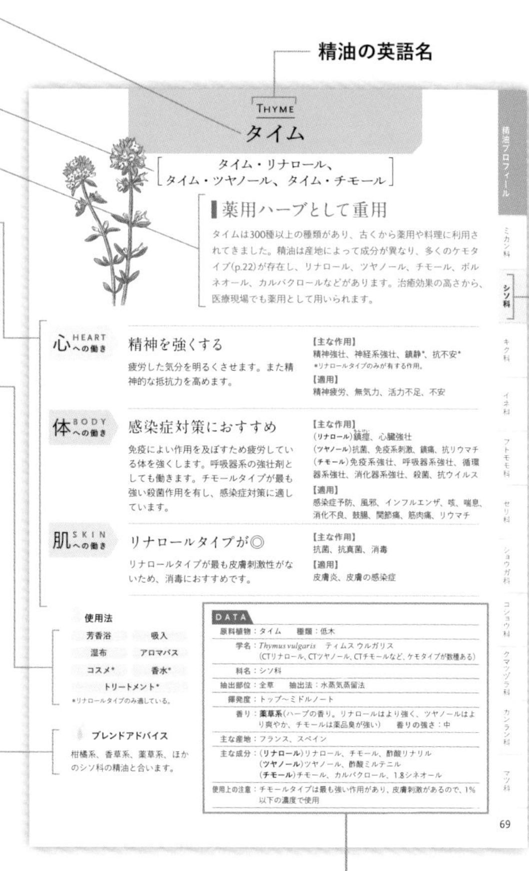
THYME
タイム
［タイム・リナロール、タイム・ツヤノール、タイム・チモール］

薬用ハーブとして重用

タイムは300種以上の種類があり、古くから薬用や料理に利用されてきました。精油は産地によって成分が異なり、多くのケモタイプ(p.22)が存在し、リナロール、ツヤノール、チモール、ボルネオール、カルバクロールなどがあります。治癒効果の高さから、医療現場でも薬用として用いられます。

心 HEART への働き
精神を強くする
疲労した気分を明るくさせます。また精神的な抵抗力を高めます。
【主な作用】精神強壮、神経系強壮、鎮静*、抗不安*
*リナロールタイプのみが有する作用。
【適用】精神疲労、無気力、活力不足、不安

体 BODY への働き
感染症対策におすすめ
免疫によい作用を及ぼすため疲労している体を強くします。呼吸器系の強壮剤としても働きます。チモールタイプが最も強い殺菌作用を有し、感染症対策に適しています。
【主な作用】(リナロール)鎮痙、心臓強壮
(ツヤノール)抗菌、免疫系刺激、鎮痛、抗リウマチ
(チモール)免疫系強壮、呼吸器系強壮、循環器系強壮、消化器系強壮、殺菌、抗ウイルス
【適用】感染症予防、風邪、インフルエンザ、咳、喘息、消化不良、鼓腸、関節痛、筋肉痛、リウマチ

肌 SKIN への働き
リナロールタイプが◎
リナロールタイプが最も皮膚刺激性がないため、消毒におすすめです。
【主な作用】抗菌、抗真菌、消毒
【適用】皮膚炎、皮膚の感染症

使用法
芳香浴　吸入
湿布　アロマバス
コスメ*　香水*
トリートメント*
*リナロールタイプのみ適している。

ブレンドアドバイス
柑橘系、香草系、薬草系、ほかのシソ科の精油と合います。

DATA
原料植物：タイム　種類：低木
学名：*Thymus vulgaris*　ティムス ウルガリス（CTリナロール、CTツヤノール、CTチモールなど、ケモタイプが数種ある）
科名：シソ科
抽出部位：全草　抽出法：水蒸気蒸留法
揮発度：トップ〜ミドルノート
香り：薬草系(ハーブの香り。リナロールはより強く、ツヤノールはより爽やか、チモールは薬品臭が強い)　香りの強さ：中
主な産地：フランス、スペイン
主な成分：(リナロール)リナロール、チモール、酢酸リナリル
(ツヤノール)ツヤノール、酢酸ミルテニル
(チモール)チモール、カルバクロール、1.8シネオール
使用上の注意：チモールタイプは最も強い作用があり、皮膚刺激があるので、1%以下の濃度で使用

精油プロフィール／ミカン科／シソ科／キク科／イネ科／フトモモ科／セリ科／ショウガ科／コショウ科／クマツヅラ科／カンラン科／マツ科

69

❶ 原料植物の科名

DATA

❶ 原料植物の科名
❷ 原料植物の名前
❸ 原料植物の種類
植物は大きく分けて木（＝木本〔もくほん〕）と草（＝草本〔そうほん〕）に分かれ、木本は何十年も生きて年々太くなるもの、草本は数年でかれるものを指します。3m以下の木本は低木と記載。
❹ 原料植物の学名とその読み方
学名は、世界共通の学術上の名称のことで、属名と種小名をラテン語で表記されます。読み方はカタカナで表記しており、基本はローマ字読みですが、「*c*」はカ行、「*j*」はヤ行、「*r*」と「*rh*」はラ行、「*t*」と「*th*」はタ行、「*v*」はウ、「*mb*」や「*mp*」の「*m*」と「*mm*」はン、「*nn*」は撥音、「*ff*」、「*rr*」以外の子音が2つ重なった場合は促音としています。ただし、固有名詞に由来する語の場合は、その固有名詞の発音で表記しています。
例）***Jasminum sambac*** ジャスミヌム サンバック
ヤスミヌムではなく、ジャスミヌムと読みます。
❺ 精油の抽出される部位
❻ 精油の抽出方法（p.26）
❼ 精油の揮発度（p.134）
❽ 香りの特徴
ブレンドアドバイスにある花系、柑橘系といった香りの系統（p.136）とその香りの特徴を解説。
❾ 香りの強さ
❿ 原料植物の主な産地
⓫ 精油の主な成分（p.218）
⓬ 精油を使用する上での注意

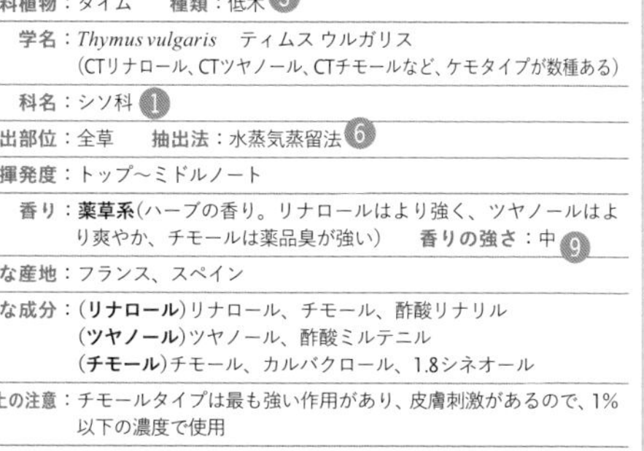
DATA

❷	原料植物：	タイム　種類：低木 ❸
❹	学名：	*Thymus vulgaris*　ティムス ウルガリス（CTリナロール、CTツヤノール、CTチモールなど、ケモタイプが数種ある）
	科名：	シソ科 ❶
❺	抽出部位：	全草　抽出法：水蒸気蒸留法 ❻
❼	揮発度：	トップ〜ミドルノート
❽	香り：	**薬草系**（ハーブの香り。リナロールはより強く、ツヤノールはより爽やか、チモールは薬品臭が強い）　**香りの強さ**：中 ❾
❿	主な産地：	フランス、スペイン
⓫	主な成分：	（**リナロール**）リナロール、チモール、酢酸リナリル （**ツヤノール**）ツヤノール、酢酸ミルテニル （**チモール**）チモール、カルバクロール、1.8シネオール
⓬	使用上の注意：	チモールタイプは最も強い作用があり、皮膚刺激があるので、1%以下の濃度で使用

ORANGE

オレンジ

［スィートオレンジ、ブラッドオレンジ、ビターオレンジ］

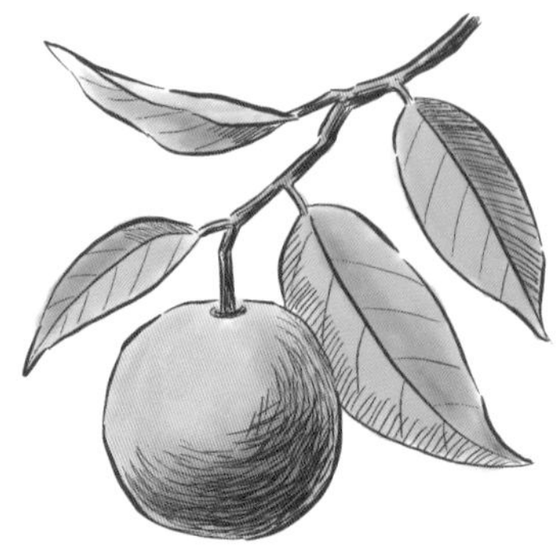

イラストは
スィートオレンジ

世界中で愛される甘い香り

オレンジはブンタンとマンダリンの交配種です。原産地はインドと中国で、樹高5〜10mほどになる樹木植物です。ビターオレンジが11世紀、スィートオレンジが16世紀にヨーロッパに持ち込まれ、その後アメリカ大陸へ渡りました。ブラッドオレンジは、18世紀頃に地中海地方で栽培され始めました。

アロマテラピーの世界で最も親しまれているのはスィートオレンジで、香りがとても甘く、使いやすい精油のひとつです。ブラッドオレンジは甘さの中にも少し渋みを感じ、スィートオレンジよりエネルギッシュに感じるため、より元気になりたいときによいでしょう。ビターオレンジは甘苦くドライで、大人っぽい香りなので、スィートオレンジの甘さが苦手な人におすすめです。

心 HEART への働き

自己肯定感を高めたいときに

心を明るくし、前向きな気持ちにさせてくれます。リラックス効果もあるので、緊張や不安によるストレスを和らげます。安眠に導くため、不眠の解消にも役立ちます。

【主な作用】
高揚、鎮静、抗うつ、抗不安、神経系強壮

【適用】
緊張、不眠、抑うつ、不安、ストレス

体 BODY への働き

胃腸の働きを整える

食欲不振や、胸やけ、胃もたれがあって消化を促進したいときなど、胃腸の働き全般に役立ちます。便秘、下痢、ガスがたまるといった消化器系の不調も整えます。また体を温めて血行を促進し、リンパの流れもよくしてくれます。

【主な作用】
食欲増進、健胃、消化促進、強肝、胆汁分泌促進、駆風、緩下、加温、リンパ系刺激、鎮痛、抗炎症

【適用】
食欲不振、消化不良、鼓腸、便秘、下痢、冷え、むくみ、筋肉疲労

肌 SKIN への働き

皮膚を浄化させ、引き締める

皮膚の老廃物の排泄を促し、浄化します。皮膚を引き締めるので、脂性肌で毛穴の開きが気になる人におすすめです。

【主な作用】
リンパ系刺激、収斂（れん）、抗菌、消毒

【適用】
くすみ、たるみ、脂性肌

COLUMN

異なる部位から 3つの精油が得られる

オレンジの木はその成長過程で、枝葉からプチグレン、花からネロリ、果皮からオレンジ、と3つの精油が得られます。太陽とオレンジのエネルギーを感じられるこの3種類をブレンドすると、強力に力を発揮してくれます。

COLUMN

2

中国では「陳皮」の名称で親しまれる

オレンジは古代中国でも栽培され、薬用植物として利用されてきました。乾燥させた皮は、漢方の生薬である「陳皮」として長い歴史を持ち、咳や痰を鎮めるほか、胃腸の不調の治療薬として用いられています。

使用法

芳香浴	吸入
湿布	アロマバス
コスメ	香水
トリートメント	

ブレンドアドバイス

ほぼ全ての精油との相性がよく、ブレンドをなじませ、甘いよい香りにするのに役立ちます。

DATA

原料植物	スィートオレンジ、ブラッドオレンジ、ビターオレンジ
種類	木本
学名	**(スィートオレンジ)** *Citrus sinensis* キトゥルス シネンシス **(ブラッドオレンジ)** *Citrus sinensis* キトゥルス シネンシス **(ビターオレンジ)** *Citrus aurantium* キトゥルス アウランティウム
科名	ミカン科
抽出部位	果皮　**抽出法**：圧搾法(コールドプレス)
揮発度	トップノート
香り	**柑橘系**(甘くフレッシュなオレンジの香り。スィートはより甘く、ブラッドは太陽を思わせる明るさが、ビターは甘苦くドライな印象がある)　**香りの強さ**：弱
主な産地	イタリア、アメリカ、ブラジル、シチリア島
主な成分	d-リモネン、β-ミルセン、α-ピネン、リナロール、酢酸リナリル*、酢酸ゲラニル*、ネロール*、ベルガプテン* *ビターオレンジが有する微量成分。
使用上の注意	・d-リモネンを多く含み酸化しやすいので、保管や使用期限に注意 ・ブラッドオレンジには弱い光毒性があるので、2%以下の濃度で使用 ・ビターオレンジは光毒性があるので、1.25%以下の濃度で使用

PETITGRAIN

プチグレン

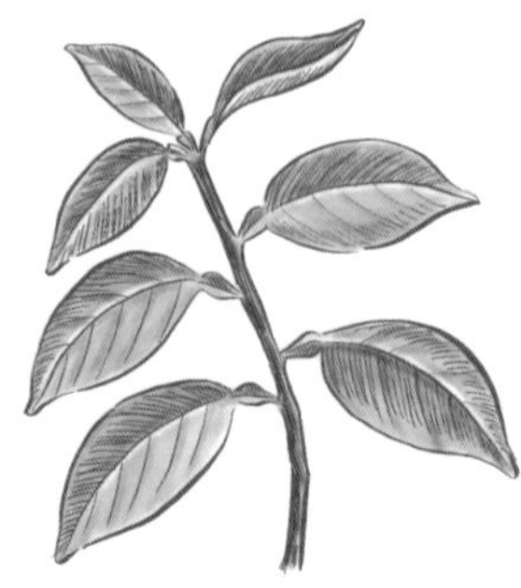

ネロリの代わりとなる柑橘の香り

ビターオレンジの葉と小枝から蒸留したこの精油は、古くから香水業界で使用されてきました。高価なネロリ(p.51)の偽和に使用されますが、実際にネロリの代用になる効果も持ち合わせています。肌にも優しく、心身を癒やすなどの効果があり、アロマテラピーで活躍する精油のひとつです。

心 HEART への働き

不安や落ち込みを癒やす

精神的な疲労や不安を癒やします。バランスをとり、心の安定をはかります。

【主な作用】
鎮静、抗うつ、抗不安、高揚、神経系強壮

【適用】
不眠、抑うつ、ストレス、不安、緊張

体 BODY への働き

胃腸のケアに

精神的なストレスからくる消化器全般の不調を改善します。ストレスからくる肩こりにも役立ちます。

【主な作用】
健胃、消化促進、自律神経調整、血圧降下、鎮痛

【適用】
食欲不振、便秘、下痢、消化不良、高血圧、筋肉痛、肩こり

肌 SKIN への働き

脂性肌のスキンケアに

皮脂の過剰生産を抑えるのに役立ち、脂性肌をケアします。また体臭のケアにも有効です。

【主な作用】
抗脂漏、抗菌、皮膚組織活性、瘢痕(はんこん)形成、消臭

【適用】
脂性肌、吹き出物、たるみ、くすみ、体臭

使用法

芳香浴 / 吸入 / 湿布 / アロマバス / コスメ / 香水 / トリートメント

ブレンドアドバイス

ほぼ全ての精油との相性がよく、ブレンドをなじませ、香り全体を華やかにするとともに奥行きを出します。

DATA

原料植物	ビターオレンジ　　種類：木本
学名	*Citrus aurantium* キトゥルス アウランティウム
科名	ミカン科
抽出部位	葉、小枝　　抽出法：水蒸気蒸留法
揮発度	トップ〜ミドルノート
香り	**柑橘系**(グリーン調の爽やかな柑橘の香り)　　香りの強さ：中
主な産地	イタリア、パラグアイ、チュニジア、モロッコ
主な成分	酢酸リナリル、リナロール、α-テルピネオール、酢酸ゲラニル、ゲラニオール、ネロール、酢酸ネリル
使用上の注意	安全性が高い

NEROLI

ネロリ

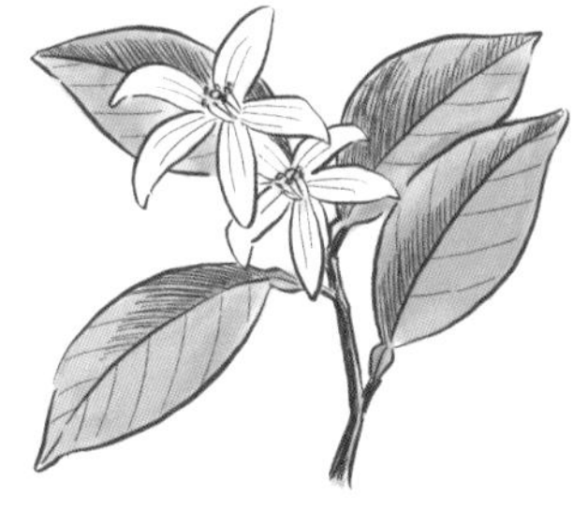

不安を鎮めて心を落ち着かせる

17世紀イタリアのネロラ公国の公妃アンナ・マリアが愛した香りで、不安を鎮めて心を落ち着かせる香りとして、古くから香水の原料に重用されてきました。精神的な問題がある場合にこの香りを使用すると効果的です。ネロリは1tの花からやっと1ℓの精油が得られ、非常に高価なものになります。

心 HEART への働き

過去のトラウマを癒やす

心の奥深いところまで届き、不安な気持ちを落ち着かせ、心を安定させ穏やかにしてくれます。トラウマや抑うつなどのストレスケアに効果的といわれています。

【主な作用】
鎮静、抗うつ、抗不安、神経系強壮

【適用】
不眠、抑うつ、ストレス、不安、緊張、ショック、トラウマ、悲嘆

体 BODY への働き

ストレスからくる不調に

特に神経性の症状に。長期にわたる緊張やストレス性・神経性の障害・摂食障害・胃腸の不調などに効果があるほか、心臓神経症にも働きます。

【主な作用】
消化促進、鎮痙(ちんけい)、自律神経調整、血圧降下、強心

【適用】
ストレス性の摂食障害と胃腸の不調、緊張による慢性の下痢、消化不良、高血圧、動悸

肌 SKIN への働き

敏感肌や加齢肌のケアに

全ての肌タイプのスキンケア、肌のエイジングケアに効果があります。特に敏感肌、乾燥肌、加齢肌のケアに役立ちます。

【主な作用】
皮膚再生、細胞成長促進、瘢痕(はんこん)形成

【適用】
敏感肌、赤みのある肌、乾燥肌、加齢肌、たるみ、くすみ

使用法

芳香浴　吸入　湿布　アロマバス　コスメ　香水　トリートメント

ブレンドアドバイス

ほぼ全ての精油との相性がよく、イランイラン(p.122)、ローズ(p.124)、ジャスミン(p.126)などの花系の香りを華やかにします。

DATA

原料植物	ビターオレンジ　種類：木本
学名	*Citrus aurantium* キトゥルス アウランティウム
科名	ミカン科
抽出部位	花　抽出法：水蒸気蒸留法
揮発度	ミドルノート
香り	**花系**(柑橘系の明るさとフローラルの華やかさの両方を兼ね備えた花の香り)　**香りの強さ：**中
主な産地	イタリア、チュニジア、モロッコ、エジプト
主な成分	リナロール、d-リモネン、酢酸リナリル、酢酸ゲラニル、酢酸ネリル、ゲラニオール、ネロリドール、ファルネソール
使用上の注意	・安全性が高い ・偽和のネロリや、ネロリにプチグレン(p.50)を添加して増量したものなどが流通している可能性がある

Mandarin

マンダリン

［マンダリングリーン、マンダリンレッド］

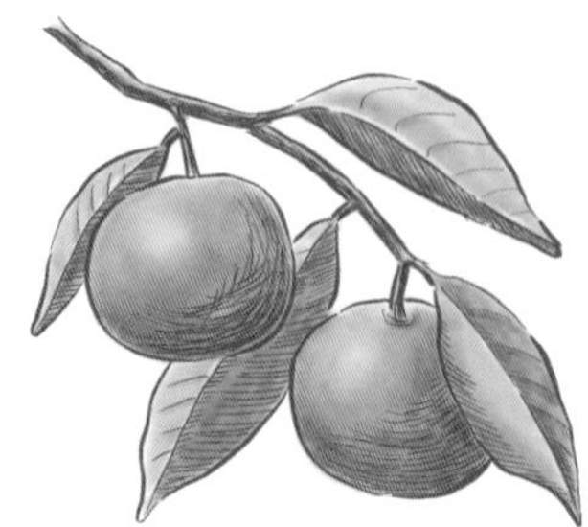

若いグリーンと成熟したレッド

マンダリンはインド原産で日本では「ポンカン」、アメリカでは変種「タンジェリン」として親しまれています。湿度のある温帯地域でよく育ち、ほかの柑橘類より耐寒性があります。収穫の時期が早いフレッシュな香りの「グリーン」と成熟した優しい香りの「レッド」に分かれますが、効能は基本的に同じです。

心 HEART への働き

優しい気持ちにさせる

安心感を与えてリラックスさせます。柔らかく優しい気分にし、心を温め、愛情深い気持ちにさせてくれます。

【主な作用】
鎮静、催眠、抗うつ

【適用】
ストレス、不眠、緊張、不安

体 BODY への働き

穏やかに胃腸をケア

胃腸の不調、消化不良や食欲不振に役立ちます。穏やかに作用するため、妊婦や子どもにも安全に使用ができます。

【主な作用】
消化器系強壮、消化促進、胆汁分泌促進、駆風、利尿、鎮痙（ちんけい）、自律神経調整

【適用】
子どもの胃腸の不調、食欲不振、便秘、下痢、消化不良、鼓腸、むくみ

肌 SKIN への働き

脂性肌や妊娠線に効果的

肌を滑らかにするので、脂性肌のケアにも役立ちます。また妊娠中の妊娠線の予防にも働きます。

【主な作用】
収斂（れん）、皮膚軟化

【適用】
脂性肌、妊娠線の予防

使用法

芳香浴 / 吸入 / 湿布 / アロマバス / コスメ / 香水 / トリートメント

ブレンドアドバイス

ほぼ全ての精油と調和。香りがソフトなためブレンドをマイルドになじませます。グリーンはブレンドを爽やかにします。

DATA

原料植物	マンダリン　　種類：木本
学名	*Citrus reticulata* キトゥルス レティクラタ
科名	ミカン科
抽出部位	果皮　　抽出法：圧搾法（コールドプレス）、水蒸気蒸留法
揮発度	トップノート
香り	柑橘系（グリーンはよりフレッシュで爽やかな青みかんの香り。レッドは成熟した甘く柔らかな香りの中にグリーン調もあり、繊細さが感じられる）　　香りの強さ：弱
主な産地	イタリア、アメリカ、ブラジル、中国
主な成分	d-リモネン、γ-テルピネン、α-ピネン、β-ピネン、リナロール、α-ツヨン
使用上の注意	d-リモネンを多く含み酸化しやすいので、保管や使用期限に注意

BERGAMOT
ベルガモット

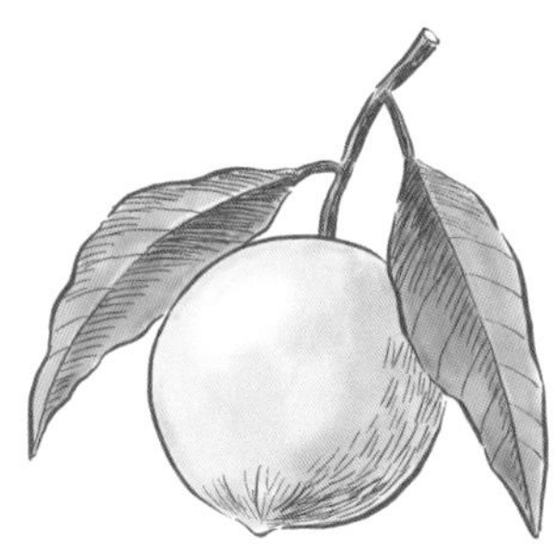

香水で最も使われる香り

ベルガモットの果実は、苦く酸味が強いため食用としては使用されず、香料として紅茶のアールグレイティーの香り付けや、香水の原料として重宝されています。柑橘の中でも繊細な植物で、寒さに弱く、南向きの日当たりのよい環境が必要。流通している精油の80%がイタリアのカラブリア州からのものです。

心 HEART への働き

心を鎮めて高揚させる

憂うつな気分や緊張している心を落ち着かせ、深く鎮静させるとともに穏やかに高揚させます。

【主な作用】
鎮静、抗うつ、神経系強壮、高揚

【適用】
緊張、不眠、抑うつ、ストレス、不安、落ち込み、悲しみ

体 BODY への働き

膀胱炎のケアや予防に

精神的ストレスによる食欲不振や消化不良に効果があり、ヘルペスウイルスを抑制するため帯状疱疹の予防にも。また、膀胱炎の予防やケアにも役立ちます。

【主な作用】
消化促進、駆風、神経系強壮、鎮痛、抗ウイルス、抗菌

【適用】
食欲不振、消化不良、摂食障害、胃痛、帯状疱疹、膀胱炎

肌 SKIN への働き

脂性肌やにきびのケアに

特に脂性肌のスキンケアに役立ちます。消毒作用があるため、傷やにきびのケアにも有効です。

【主な作用】
創傷治癒、消毒、瘢痕(はんこん)形成、抗ウイルス

【適用】
傷、脂性肌、にきび、脂漏性皮膚炎、乾癬(かんせん)、ヘルペス

使用法

芳香浴　吸入
湿布　アロマバス
コスメ　香水
トリートメント

ブレンドアドバイス

ほぼ全ての精油と調和します。爽やかさの中にビターな印象もあるため、甘すぎないブレンドになります。

DATA

原料植物	ベルガモット　　種類：木本
学名	*Citrus bergamia* キトゥルス ベルガミア
科名	ミカン科
抽出部位	果皮　　抽出法：圧搾法(コールドプレス)、水蒸気蒸留法
揮発度	トップノート
香り	柑橘系(グリーン調の爽やかさのある香り)　　香りの強さ：中
主な産地	イタリア(カラブリア地方)、フランス、モロッコ
主な成分	d-リモネン、酢酸リナリル、リナロール、α-ピネン、β-ピネン、ゲラニオール、ネロール、酢酸ゲラニル、酢酸ネリル、ベルガプテン
使用上の注意	・圧搾法で得た精油は中程度の光毒性があるので、皮膚には0.4%以下の濃度で使用 ・d-リモネンを多く含み酸化しやすいので、保管や使用期限に注意

GRAPEFRUIT

グレープフルーツ

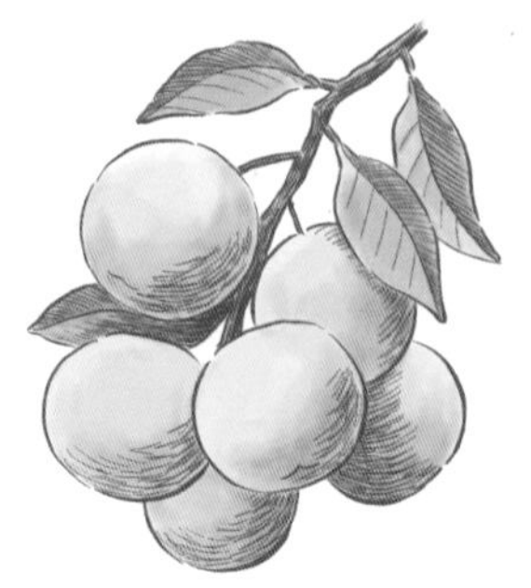

幸福感をもたらす楽園の香り

ブンタンとオレンジが自然交配し、果実がぶどう(grape)の房のように鈴なりに実ることから、グレープフルーツと呼ばれています。亜熱帯地方が原産です。19世紀にアメリカ西海岸に伝わり大規模な栽培が始まり、20世紀に精油が生産されるようになりました。精油は食品、香水、化粧品など広く使用されています。

心 HEART への働き

気分を明るくし、心を満たす

幸福感を与え、気分を明るく高揚させ活力をもたらします。心を満たし、ストレスを落ち着かせるため、食べることで心を満たそうとする方のサポートにも。

【主な作用】
高揚、抗うつ、抗不安、神経系強壮

【適用】
自己嫌悪、自己批判、不安、無気力、ストレス、欲求不満

体 BODY への働き

食欲を調整し、消化を促進

食欲を調整して、消化を促進します。また、解毒と浄化を促します。循環をよくし、体への強壮剤になり、免疫系も活性化させます。

【主な作用】
食欲調整、消化器系刺激、リンパ系刺激、血行促進、うっ滞除去、強肝、腎強化、利尿

【適用】
食欲過多、食欲不振、二日酔い、肥満、ダイエット、冷え、むくみ、解毒

肌 SKIN への働き

脂性肌のスキンケアに

脂性肌のケアに効果があります。皮膚を殺菌消毒するため、にきびや吹き出物のケアにも役立ちます。

【主な作用】
抗脂漏、収斂(れん)、瘢痕(はんこん)形成、抗菌

【適用】
脂性肌、にきび、頭皮ケア、体臭

使用法

芳香浴 / 吸入 / 湿布 / アロマバス / コスメ / 香水 / トリートメント

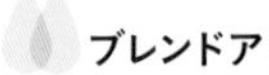

ブレンドアドバイス

ほぼ全ての精油と調和し、ブレンドをまとめて爽やかになじませます。

DATA

原料植物	ホワイトグレープフルーツ、ピンクグレープフルーツ　種類：木本
学名	*Citrus paradisi* キトゥルス パラディシ
科名	ミカン科
抽出部位	果皮　抽出法：圧搾法(コールドプレス)、水蒸気蒸留法
揮発度	トップノート
香り	**柑橘系**(フレッシュで爽やかな甘い香り。ピンクのほうがより甘く感じる香り)　**香りの強さ**：弱
主な産地	アメリカ、ブラジル、アルゼンチン、イスラエル
主な成分	d-リモネン、β-ミルセン、α-ピネン、サビネン、β-ピネン、リナロール、シトロネラール、ヌートカトン
使用上の注意	・圧搾法で得た精油は、弱い光毒性がある ・d-リモネンを多く含み酸化しやすいので、保管や使用期限に注意

LEMON

レモン

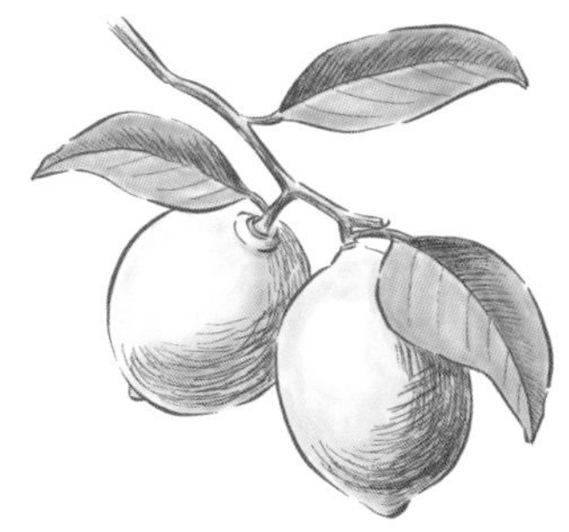

中世から活用される万能薬

インド原産の樹木で、十字軍遠征をきっかけにヨーロッパ中に広まりました。果汁にビタミンCが多く含まれることから大航海時代には壊血病(かいけつびょう)予防に利用されました。消化を促進する香りのため、料理や飲み物に多く活用されています。精油の持つ殺菌作用からレモン水への利用など、薬用としても幅広く用いられています。

心 HEART への働き

集中力と記憶力を高める

リフレッシュ効果に優れており、生きるエネルギーと活力を与えてくれます。すっきりとした香りが集中力と記憶力を高めます。決断したいときなどに。

【主な作用】
高揚、精神強壮、頭脳明晰

【適用】
注意力散漫、精神疲労、集中力低下、記憶力の低下

体 BODY への働き

感染症対策におすすめ

体の循環をよくし、温めます。冷えやむくみにも効果的です。免疫系も活性化し、殺菌、消毒も期待できるので感染症対策にもおすすめです。万能に活用できます。

【主な作用】
循環器系強壮、利尿、免疫系強壮、抗ウイルス、殺菌、消毒、消化器系強壮、血圧降下

【適用】
冷え、むくみ、解毒、風邪、インフルエンザ、食欲不振、吐き気、胸やけ、二日酔い、便秘、下痢、消化不良、高血圧

肌 SKIN への働き

にきびのケアに

皮脂の過剰生産を調整し、皮膚を殺菌消毒するため、にきびや吹き出物のケアに役立ちます。

【主な作用】
抗脂漏、収斂(れん)、殺菌、消毒、瘢痕(はんこん)形成

【適用】
脂性肌、にきび、頭皮ケア、ネイルケア、体臭

使用法

芳香浴　吸入
湿布　アロマバス
コスメ　香水
トリートメント

ブレンドアドバイス

全ての精油と相性がよく、ブレンドに柑橘のフレッシュ感を与えます。

DATA

原料植物	レモン　　種類：木本
学名	*Citrus limon* キトゥルス リモン
科名	ミカン科
抽出部位	果皮　　抽出法：圧搾法(コールドプレス)、水蒸気蒸留法
揮発度	トップノート
香り	柑橘系(フレッシュで軽く、爽やかなレモンの香り)　　香りの強さ：弱
主な産地	イタリア、アメリカ、スペイン、アルゼンチン
主な成分	d-リモネン、βピネン、γ-テルピネン、α-ピネン、ゲラニアール、酢酸ネリル、ベルガプテン
使用上の注意	・圧搾法で得た精油は、弱い光毒性があるので、2%以下の濃度で使用 ・d-リモネンを多く含み酸化しやすいので、保管や使用期限に注意

LIME

ライム

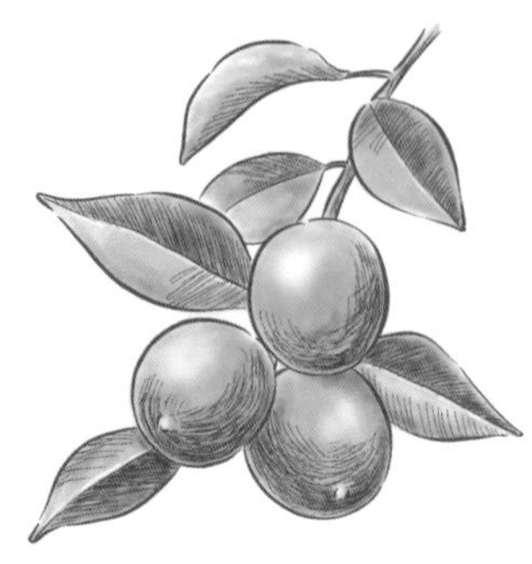

食用での利用が多い香り

アジア原産で、温帯地域にて栽培されており、レモン(p.55)と同じように使用されてきた歴史があります。メキシコでは料理やカクテルなどに利用されています。食用香料としてジンジャーエールやコーラなどの飲み物、お菓子などの香り付けに多く使われています。また市販の芳香製品にも多く利用されています。

心 HEART への働き

心に活力を与える

ミカン科の精油の中で最も心に活力を与えます。疲れた心と精神をリフレッシュさせ、気分を爽快にします。明るく楽しく前向きな気持ちにさせます。

【主な作用】
抗うつ、高揚、精神強壮

【適用】
不安、抑うつ、無気力、精神疲労

体 BODY への働き

食欲不振に効果的

食欲を増進させ、消化機能も高めます。またレモンと同様に感染症対策に役立ちます。肉体疲労の回復にも効きます。

【主な作用】
消化促進、食欲増進、リンパ系強壮、抗ウイルス、殺菌、消毒

【適用】
食欲不振、消化不良、むくみ、風邪、インフルエンザ

肌 SKIN への働き

脂性肌のスキンケアに

特に脂性肌を引き締めます。皮膚を浄化し、にきびにも有効です。

【主な作用】
抗脂漏、収斂(れん)、殺菌、消毒

【適用】
脂性肌、にきび

使用法

芳香浴　吸入　湿布　アロマバス　コスメ　香水　トリートメント

ブレンドアドバイス

グリーン調なので、特に薬草系や香草系、樹木系の精油とよく合います。そのほか全ての精油とも相性がよいです。

DATA

原料植物	ライム　　種類：木本
学名	*Citrus aurantifolia* キトゥルス アウランティフォリア
科名	ミカン科
抽出部位	果皮　　抽出法：圧搾法(コールドプレス)、水蒸気蒸留法
揮発度	トップノート
香り	**柑橘系**(フレッシュでレモンよりも強く、グリーン調の爽やかな香り)　**香りの強さ**：中
主な産地	ブラジル、メキシコ、東南アジア、アメリカ、インド
主な成分	d-リモネン、β-ピネン、γ-テルピネン、α-ピネン、ネラール、ゲラニアール、酢酸ネリル、酢酸ゲラニル、ベルガプテン
使用上の注意	・圧搾法で得た精油は中程度の光毒性があるので、0.7%以下の濃度で使用 ・d-リモネンを多く含み酸化しやすいので、保管や使用期限に注意

Yuzu

ユズ

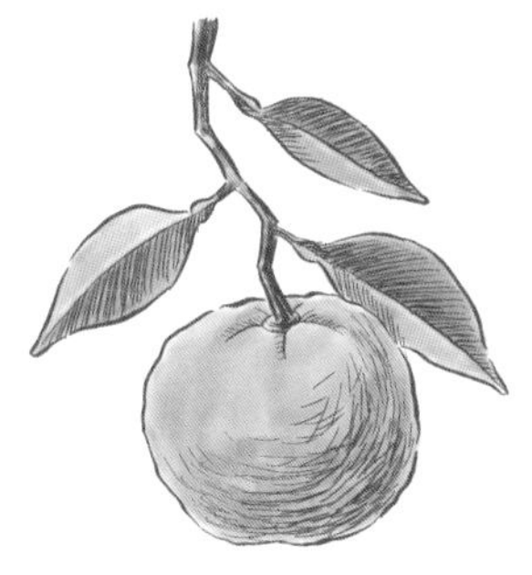

日本古来の柑橘

日本では奈良時代には栽培されていたとされています。日本人の食生活にも深く関わり、生産も消費も日本が一番となっています。冬至にゆず湯に入る習慣は江戸時代に庶民に広まったとされており、体を温める効果があるとされています。日本人にはなじみのある香りです。

心 HEART への働き

冷えた心を温める

寂しい気持ちになったときに、寄り添います。耐寒性のあるゆずの香りは、寒い冬に心地よく感じ、冷えた心を温めます。

【主な作用】
鎮静、抗うつ、高揚、神経系強壮

【適用】
ホームシック、不安、緊張

体 BODY への働き

冷えた体も温める

冷えた体を温めます。また消化機能も高め、排便を促します。肉体疲労の回復に。

【主な作用】
血行促進、鎮痛、抗炎症、消化促進、抗感染

【適用】
冷え、筋肉のこわばり、肩こり、腰痛、便秘、消化不良、風邪

肌 SKIN への働き

頭皮のケアに

頭皮の毛穴を引き締め、抜け毛の予防に役立ちます。

【主な作用】
収斂（れん）、殺菌

【適用】
頭皮ケア・抜け毛

使用法

芳香浴　吸入
湿布　アロマバス
コスメ　香水
トリートメント

ブレンドアドバイス

サイプレス（p.113）、ジュニパー（p.112）、ヒノキ（p.115）など樹木系の精油と合わせると爽やかな香りになります。

DATA

原料植物	ゆず　**種類**：木本
学名	*Citrus junos* キトゥルス ユノス
科名	ミカン科
抽出部位	果皮　**抽出法**：圧搾法（コールドプレス）、水蒸気蒸留法
揮発度	トップノート
香り	**柑橘系**（フレッシュなユズの香り）　**香りの強さ**：中
主な産地	日本
主な成分	d-リモネン、γ-テルピネン、β-フェランドレン、α-ピネン、リナロール、ユズノン
使用上の注意	・圧搾法で得た精油は弱い光毒性があるので、2%以下の濃度で使用 ・d-リモネンを多く含み酸化しやすいので、保管や使用期限に注意

LAVENDER

ラベンダー

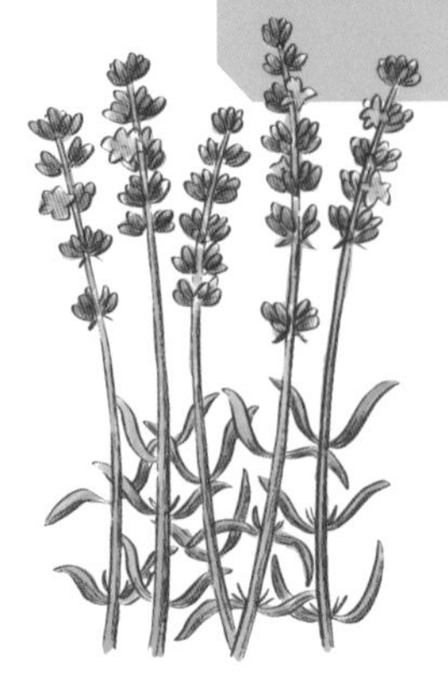

究極の万能薬として知られる

古くから「万能薬」として使用されてきたラベンダーはヨーロッパ全土に生育しますが、最も良質なのは地中海周辺の標高800〜1800mに育つもの。痛みや精神・肉体的な問題などまさに万能に作用します。特に南フランスの高地に自生する野生のラベンダーは治癒力の高さが秀でています。

心 HEART への働き

深いリラックスと調和に

心を落ち着かせ、深いリラックスと浄化に役立ちます。神経バランスを回復させ、調和させます。

【主な作用】
鎮静、抗うつ、抗不安、神経系強壮

【適用】
不眠、抑うつ、ストレス、不安、緊張、ヒステリー、精神疲労、動揺、悲しみ、ショック

体 BODY への働き

さまざまな症状に役立つ

あらゆる症状に効果があり、多様性に富みます。総じてバランスをとり、自己治癒力を高めます。特に自律神経系の不調に有益です。

【主な作用】
自律神経調整、血圧降下、鎮痛、鎮痙（ちんけい）、抗炎症、抗ウイルス、殺菌

【適用】
自律神経失調、高血圧、痛み、月経痛、膀胱炎、関節炎、筋肉痛、風邪、副鼻腔炎

肌 SKIN への働き

皮膚を再生する

どの肌タイプに対しても有効であり、肌の調子を整え、皮膚の再生、皮膚の弾力性の回復を促します。

【主な作用】
皮膚組織活性、瘢痕（はんこん）形成、抗炎症、創傷治癒

【適用】
全ての肌タイプのケア、日焼け、やけど痕、皮膚炎、乾癬（かんせん）、傷、虫刺され

使用法

芳香浴 / 吸入 / 湿布 / アロマバス / コスメ / 香水 / トリートメント

ブレンドアドバイス

どの精油とも相性がよいですが、特に柑橘系、花系、ほかのシソ科の精油と合います。

DATA

原料植物	野生ラベンダー、ラベンダー　**種類**：低木
学名	*Lavandula angustifolia* ラヴァンドゥラ アングスティフォリア *Lavandula officinalis* ラヴァンドゥラ オフィキナリス
科名	シソ科
抽出部位	花穂　**抽出法**：水蒸気蒸留法
揮発度	ミドルノート
香り	**花系**(フローラルで甘い香り。野生ラベンダーはハーバル調の優しい香り)　**香りの強さ**：中
主な産地	フランス、イタリア、ブルガリア
主な成分	リナロール、酢酸リナリル、酢酸ラバンデュリル、β-カリオフィレン、テルピネン-4-オール、ボルネオール
使用上の注意	・低血圧の人はだるさや眠気が出る可能性がある ・偽和されているラベンダーも多い(ラバンジン・p.60にリナロールと酢酸リナリルを添加するなど)ので、注意

SPIKE LAVENDER

スパイクラベンダー

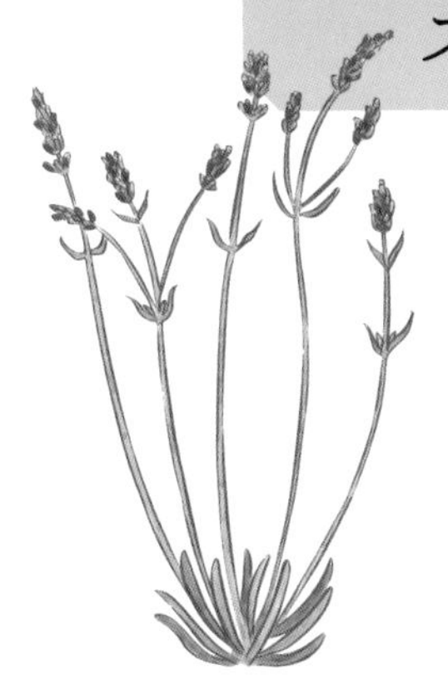

心身に刺激を与える活性剤

p.58のラベンダーとは別種のスパイクラベンダーは、スペインやフランスの低地に自生し、寒さに弱く耐熱性があるため、標高500m以下の地で栽培されます。ラベンダーより大きな株に育ち、葉が広く、花茎が3つに分かれます。ラベンダーよりもすっきりした刺激のある香りで心身を活性させます。

心 HEART への働き

心を活性化する

頭をすっきりクリアにすることで、活動的になります。

【主な作用】
神経系強壮、抗うつ

【適用】
精神疲労、無気力

体 BODY への働き

痛みを和らげる

鎮痛効果が高く、古くから痛みなどの治療に使用されてきました。頭痛、筋肉痛、月経痛などにも効果があります。また風邪や呼吸器の症状のケアにも。

【主な作用】
鎮痛、抗痙攣（けいれん）、鎮痙（ちんけい）、通経、抗ウイルス、去痰、免疫系刺激、消毒、殺菌

【適用】
筋肉痛、リウマチ、月経痛、月経不順、頭痛、鼻づまり、咳、気管支炎、喘息、感染症予防

肌 SKIN への働き

やけどや傷のケアに

皮膚の再生、皮膚の弾力性の回復を促します。やけどや傷のケア、虫刺されに。

【主な作用】
皮膚組織活性、瘢痕（はんこん）形成、殺菌、消毒、抗真菌、防虫

【適用】
やけど痕、皮膚炎、乾癬（かんせん）、傷、水虫、虫刺され

使用法

芳香浴 / 吸入 / 湿布 / アロマバス / コスメ / 香水 / トリートメント

ブレンドアドバイス

柑橘系、薬草系、香草系、ほかのシソ科の精油と合います。

DATA

原料植物	スパイクラベンダー　　種類：低木
学名	*Lavandula latifolia* ラヴァンドゥラ ラティフォリア
科名	シソ科
抽出部位	花穂　　抽出法：水蒸気蒸留法
揮発度	ミドルノート
香り	**花系＆香草系**（ラベンダーよりもツンとした爽やかな香りで、ハーブ臭が強い）　　**香りの強さ**：中
主な産地	スペイン、フランス、イタリア
主な成分	リナロール、1.8シネオール、カンファー、ボルネオール、β-ピネン、α-ピネン
使用上の注意	・皮膚刺激はないが、ケトン類のカンファーの含有量によって神経毒性の可能性があるので、少量ずつ使用 ・てんかん患者、妊婦、乳幼児は使用を控える

LAVANDIN

ラバンジン

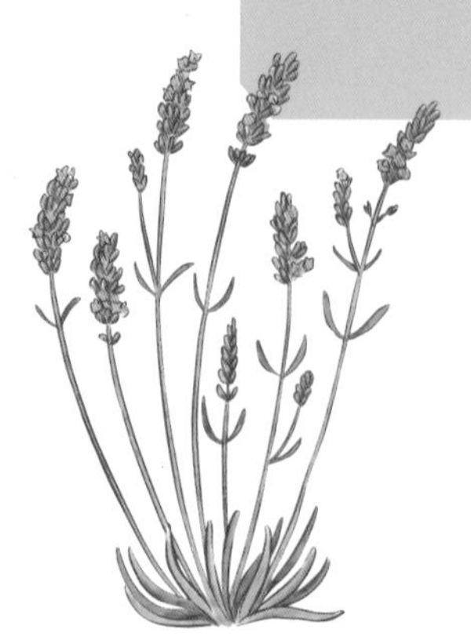

ラベンダーの交配種

20世紀初頭にラベンダー（p.58）とスパイクラベンダー（p.59）の交配種として誕生。耐寒性があり病気にも強く、一般作物が育たないような土地でも栽培できます。精油の採油量が多く、積極的に栽培が行われ商業的にも香料として多く使われています。ラベンダーやスパイクラベンダーよりも作用がマイルドです。

心 HEART への働き

穏やかな鎮静効果

鎮静効果がややあります。ラベンダーに比べて強い眠気を起こさず、精神心理面への作用は弱くマイルドです。

【主な作用】
弱い鎮静、神経系強壮、抗うつ

【適用】
精神疲労

体 BODY への働き

筋肉疲労のケアに

肩こり、腰痛など筋肉のこわばりや痛みなどに適用します。スパイクラベンダーよりも作用がマイルドで刺激が少ない分、高齢者のケアにおすすめです。

【主な作用】
鎮痛、抗炎症、鎮痙（ちんけい）、去痰、抗カタル

【適用】
肩こり、腰痛、筋肉痛、リウマチ、咳、気管支炎

肌 SKIN への働き

日焼けや傷のケアに

どの肌タイプにも有効で、皮膚の再生、皮膚の弾力性の回復を促します。日焼けや傷のケアにも効果的です。

【主な作用】
皮膚組織活性、瘢痕（はんこん）形成

【適用】
全ての肌タイプのケア、日焼け、やけど痕、皮膚炎、乾癬（かんせん）、傷、虫刺され

使用法

芳香浴 / 吸入 / 湿布 / アロマバス / コスメ / 香水 / トリートメント

ブレンドアドバイス

どの精油とも相性がよいですが、特に柑橘系、花系、ほかのシソ科の精油と合います。

DATA

原料植物	ラバンジンスーパー、ラバンジングロッソ　**種類**：低木
学名	*Lavandula hybrida*　ラヴァンドゥラ ヒブリダ
科名	シソ科
抽出部位	花穂　**抽出法**：水蒸気蒸留法
揮発度	ミドルノート
香り	**花系＆香草系**（ラベンダーよりもハーブを感じさせるハーバル調の香り）　**香りの強さ**：中
主な産地	フランス、イタリア
主な成分	リナロール、酢酸リナリル、酢酸ラバンデュリル、カンファー、1.8シネオール、ボルネオール
使用上の注意	安全性が高い

Peppermint

ペパーミント

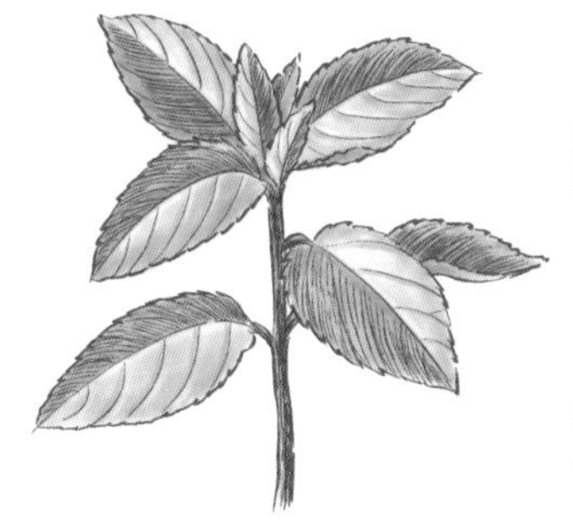

優れた冷却鎮痛剤

ヨーロッパ原産で、古代ギリシャ・ローマ時代より使用されてきました。ミントは容易に交雑するのでいろいろな種類があり、広い地域で栽培されています。料理や飲み物といった食用のほか、香料としてガムや歯磨き粉、洗剤などの日用品にも利用されています。繁殖力が強く、生命力も強力。心身に活力と元気を与えます。

心 HEART への働き

爽快感が集中力をアップ

頭をクリアにし、集中力を高めます。リフレッシュさせ、精神疲労にも効果的です。

【主な作用】
頭脳明晰、神経系強壮、神経系刺激

【適用】
精神疲労、集中力低下、記憶力低下、無気力

体 BODY への働き

冷却鎮痛剤に最適

主成分のメントールは、刺激と冷却作用が強く、鎮痛剤と局部麻酔に最適です。また、吸入することで、吐き気が落ち着き、呼吸も楽になります。その清涼感から夏の使用がおすすめです。

【主な作用】
冷却、鎮痛、麻酔、消化器系刺激、健胃、消化促進、うっ滞除去、鎮痙（ちんけい）、抗炎症、消毒、去痰

【適用】
頭痛、発熱、消化不良、捻挫、筋肉痛、肩こり、鼻づまり、感染症予防、風邪

肌 SKIN への働き

皮膚の炎症やかゆみに

冷却作用があるため、皮膚の炎症やかゆみなどに使用できます。皮膚を清浄し、すっきり引き締めます。

【主な作用】
冷却、抗炎症、消毒、抗菌

【適用】
日焼け、炎症、かゆみ、虫刺され、虫よけ

使用法

芳香浴　吸入　湿布　アロマバス　コスメ　香水　トリートメント

ブレンドアドバイス

柑橘系、樹木系、ほかのシソ科の精油と合いますが、香りと刺激が強めなので、使用は少量にします。

DATA

原料植物	ペパーミント　　種類：草本(多年草)
学名	*Mentha piperita* メンタ ピペリタ
科名	シソ科
抽出部位	全草　　抽出法：水蒸気蒸留法
揮発度	トップノート
香り	**薬草系＆香草系**(ぴりっとした刺激があり清涼感を感じさせる香り)　**香りの強さ**：強
主な産地	イギリス、フランス、アメリカ、イタリア、インド
主な成分	メントール、メントン、酢酸メチル、1.8シネオール、イソメントン、d-リモネン
使用上の注意	・乳幼児、妊婦、授乳中の人、てんかん患者は使用に注意 ・粘膜刺激があるため、顔には使用しない

SPEARMINT

スペアミント

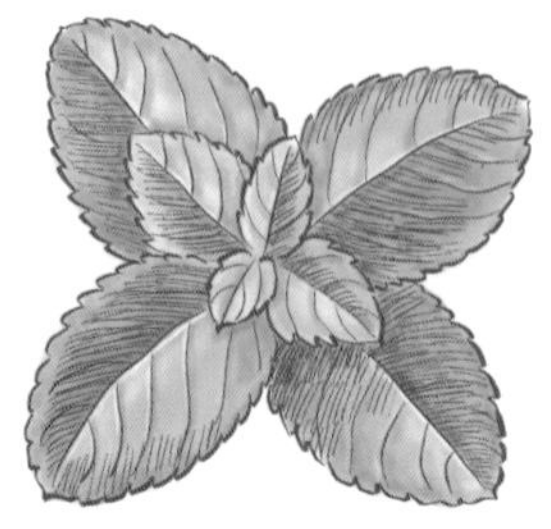

爽快な活力剤として使用

ヨーロッパ原産で、古代ギリシャ人が活力剤として使用し、中世からは口腔衛生剤としても使用されました。現代でも歯磨き粉やガムに使用されています。ペパーミント(p.61)に似た作用を持ちますが、ペパーミントよりメントールが少ないため、すっとした刺激よりも甘さがあり、肌に優しいです。

心 HEART への働き

緊張の緩和と明るい気分に

頭をすっきりさせ、緊張やストレスを緩和させると同時に明るい気分にリフレッシュさせます。

【主な作用】
頭脳明晰、神経系刺激、高揚

【適用】
集中力低下、精神疲労、緊張

体 BODY への働き

子どものケアにもおすすめ

ペパーミントと同様に鎮痛効果や消化促進効果などが期待できます。刺激が少ないため、特に子どもの胃腸の調子が悪いときや風邪のひき始めなどのケアにおすすめします。

【主な作用】
冷却、鎮痛、消化器系刺激、健胃、消化促進、うっ滞除去、鎮痙(ちんけい)、去痰、消毒、抗炎症

【適用】
頭痛、発熱、消化不良、吐き気、乗り物酔い、捻挫、筋肉痛、肩こり、鼻づまり、鼻水、感染症予防、花粉症

肌 SKIN への働き

炎症や虫刺されに

ペパーミントと同様に冷却作用があるため、皮膚の炎症やかゆみ、虫刺されなどに使用できます。

【主な作用】
冷却、抗炎症、収斂(れん)、消毒

【適用】
日焼け、炎症、かゆみ、虫刺され

使用法

芳香浴 / 吸入 / 湿布 / アロマバス / コスメ / 香水 / トリートメント

ブレンドアドバイス

柑橘系、薬草系、香草系、樹木系、ほかのシソ科の精油と合います。

DATA

原料植物	スペアミント　種類：草本(多年草)
学名	*Mentha spicata* メンタ スピカタ
科名	シソ科
抽出部位	花の先端部と葉　抽出法：水蒸気蒸留法
揮発度	トップノート
香り	**香草系**(甘い清涼感のあるミントの香り)　香りの強さ：中
主な産地	アメリカ、インド、中国
主な成分	カルボン、d-リモネン、β-ミルセン、メントン、リナロール、メントール
使用上の注意	・乳幼児、妊婦は使用を少量にする ・妊婦はトリートメントを控える

BERGAMOT MINT

ベルガモットミント

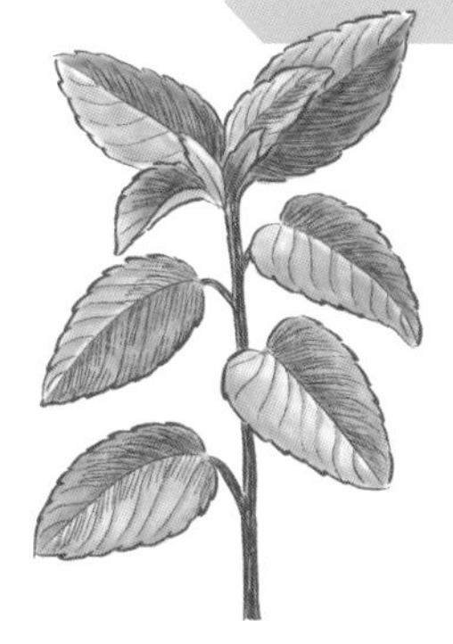

安眠できる安らぎのミント

ベルガモットミントはヨーロッパ原産のペパーミント(p.61)の一種で、オーデコロンミントとも呼ばれます。ペパーミントの特徴的な成分のメントールを含まず、香りが甘くフルーティで、リラックス効果が高いのが特徴です。多方面に利用でき、柑橘の香りがすることから子どもが好みます。

心 HEART への働き

安眠に導く香り

穏やかにリラックスさせ心のバランスをとります。ベルガモットのような柑橘の香りが安眠に導きます。

【主な作用】
鎮静、神経系強壮

【適用】
不眠、緊張、不安、燃え尽き症候群

体 BODY への働き

ストレス性の症状のケアに

神経性、ストレス性の症状に有効です。緊張が強く、体が休まらないときにおすすめです。

【主な作用】
自律神経調整、消化促進、抗炎症、鎮痛、免疫系強壮、血圧降下

【適用】
ストレス性の消化器系の不調、過敏性腸症候群、高血圧

肌 SKIN への働き

肌に優しいミント

ミントの中で最も肌に優しい精油です。皮膚刺激がなく、肌を落ち着かせるため、敏感肌の人にも使用できます。

【主な作用】
抗炎症、瘢痕(はんこん)形成

【適用】
日焼け、炎症

使用法

芳香浴 / 吸入 / 湿布 / アロマバス / コスメ / 香水 / トリートメント

ブレンドアドバイス

どの精油とも相性がよいですが、特に柑橘系、花系、ほかのシソ科の精油と合います。

DATA

原料植物	ベルガモットミント　　種類：草本(多年草)
学名	*Mentha citrata* メンタ キトラタ
科名	シソ科
抽出部位	葉　　抽出法：水蒸気蒸留法
揮発度	トップノート
香り	**柑橘系**(ミカン科のベルガモットを感じさせるシトラスの香りの中に、ハーブの甘い香り)　　香りの強さ：中
主な産地	フランス、インド、アメリカ
主な成分	酢酸リナリル、リナロール、α-テルピネオール、酢酸ゲラニル、1.8シネオール、ゲラニオール、シトロネロール
使用上の注意	安全性が高い

HAKKA
ハッカ

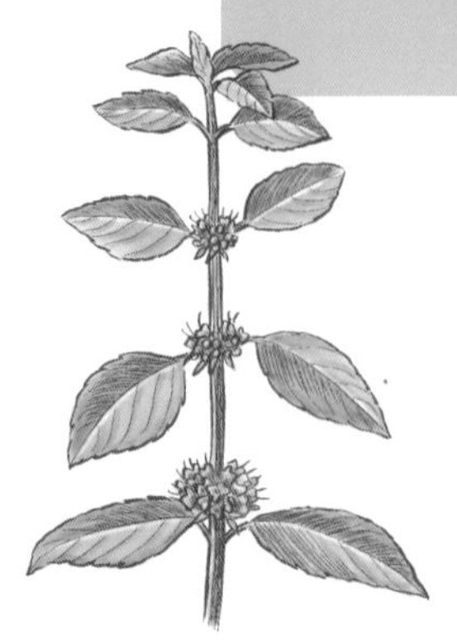

強力な爽快感がある

ハッカはアジア東部の原産で、日本で生育する「ミント」の一種です。日本に2000年前に伝来し、古くから胃腸薬や鎮痛薬、香料として使用され、「ハッカ油」として知られています。メントールの量がペパーミント(p.61)より多く強力な清涼感があります。急性毒性を持つメントールを減らした精油が流通しています。

心 HEART への働き

爽快感でリフレッシュ

気分をリフレッシュさせて、頭をすっきりとさせます。

【主な作用】
頭脳明晰、神経系強壮、刺激、活性、覚醒

【適用】
精神疲労、無気力、集中力低下

体 BODY への働き

胃腸の働きを整える

消化を促し胃腸の働きを整えます。また冷却作用があるため、打ち身などの湿布薬として局部に使用します。

【主な作用】
冷却、鎮痛、消化器系刺激、健胃、消化促進、鎮痙(ちんけい)、抗ウイルス、抗菌、抗炎症

【適用】
消化不良、乗り物酔い、食欲増進、打ち身、筋肉痛、肩こり

肌 SKIN への働き

炎症を落ち着かせる

虫刺されや軽いかゆみなどを伴う炎症を落ち着かせてくれます。

【主な作用】
抗ヒスタミン、抗炎症、皮膚再生、消臭

【適用】
虫刺され、かゆみ、体臭

使用法

芳香浴　吸入　湿布　アロマバス　コスメ　香水　トリートメント

ブレンドアドバイス

柑橘系、樹木系、シソ科のほかの精油と合います。

DATA

原料植物	ニホンハッカ　**種類**：草本(多年草)
学名	*Mentha arvensis* メンタ アルウェンシス
科名	シソ科
抽出部位	葉　**抽出法**：水蒸気蒸留法
揮発度	トップノート
香り	**薬草系**(すっきりした刺激がありつつも清涼感を感じさせるミントの香り)　**香りの強さ**：強
主な産地	インド、日本、中国
主な成分	メントール、メントン、イソメントン、d-リモネン
使用上の注意	皮膚刺激があるので顔には使用しない。乳幼児、妊婦、授乳中の人、てんかん患者は使用に注意が必要

MELISSA

メリッサ

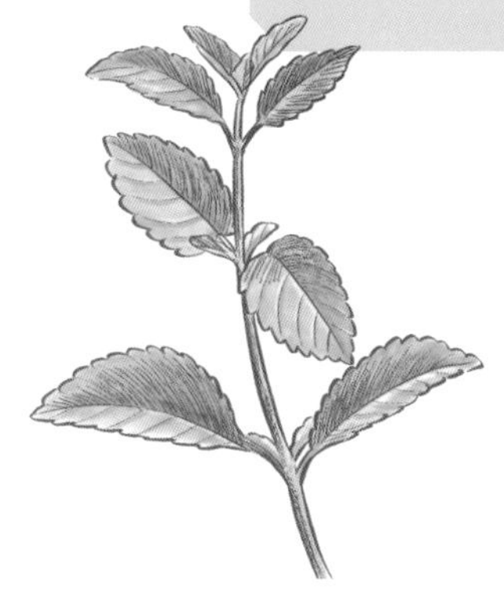

憂うつな気分を癒やす

地中海が原産で「レモンバーム」とも呼ばれます。16世紀の医師パラケルススは「生命のエリキシル(不老不死の万能薬)」として使用し、中東では強心剤として用いられています。強い鎮静作用があるため、トラウマなどの精神的な問題をサポートします。繁殖力が強くよく育ちますが、精油の抽出量が少ないため、高価です。

心 HEART への働き

精神的な問題をサポート

鎮静効果に優れ、心を穏やかに明るくさせ、エネルギーも強めます。緊張をほぐし、精神的な問題をサポートします。

【主な作用】
神経系強壮、鎮静、抗うつ

【適用】
神経過敏、緊張、抑うつ、トラウマ、ショック、ヒステリー、不安、不眠、悲嘆

体 BODY への働き

心臓を強くする

心臓を強くする強心剤として効果的です。ストレスや精神的な影響による消化不良にもおすすめ。強い抗ウイルス作用があり、ヘルペスウイルスに効果があります。

【主な作用】
心臓強壮、血圧降下、消化器系強壮、駆風、鎮痙(ちんけい)、抗ウイルス、通経、鎮痛

【適用】
動悸、不整脈、高血圧、鼓腸、ストレスによる消化不良、帯状疱疹、単純ヘルペス、月経痛

肌 SKIN への働き

湿疹や皮膚炎に

かゆみを落ち着かせて湿疹や皮膚炎にも有効。濃度に注意して使用します。

【主な作用】
抗炎症、殺菌、抗ヒスタミン

【適用】
ストレス性の湿疹、アレルギー性皮膚炎

使用法

芳香浴　吸入
湿布　アロマバス
コスメ　香水
トリートメント

ブレンドアドバイス

柑橘系、花系、樹木系、香辛料系、ほかのシソ科の精油とよく合います。

DATA

原料植物	レモンバーム　種類：草本(多年草)
学名	*Melissa officinalis* メリッサ オフィキナリス
科名	シソ科
抽出部位	葉　抽出法：水蒸気蒸留法
揮発度	トップ〜ミドルノート
香り	**柑橘系**(レモンのようなフレッシュさとハーブ調の爽やかさをあわせ持った香り)　**香りの強さ**：強
主な産地	フランス、イタリア、地中海地方
主な成分	ゲラニアール、ネラール、シトロネラール、β-カリオフィレン、ゲラニオール、酢酸ネリル、酢酸ゲラニル、ネロール、ゲルマクレンD
使用上の注意	・皮膚感作性があるので、1%以下の濃度で使用 ・純粋なメリッサの精油は少なく、多くがレモングラス(p.81)やシトロネラ(p.80)、リツェアクベバ(p.120)などで偽和されている

BASIL
バジル

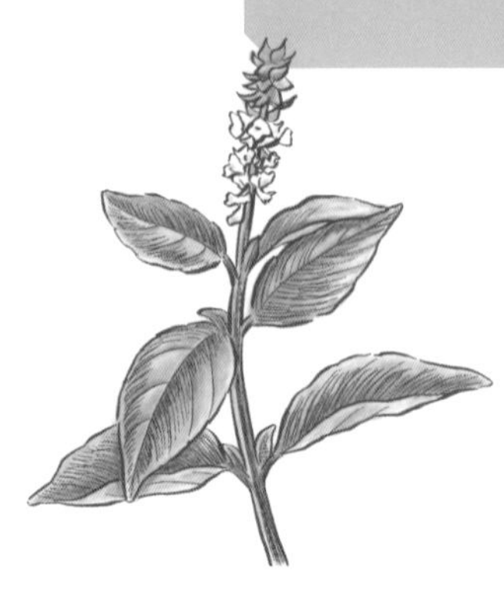

消化促進と精神疲労に

アジア、太平洋諸島が原産で、イタリアや東南アジアの料理に欠かせない消化促進作用のあるハーブです。実に5000年前から栽培され、多くの変種があります。バジルの語源はギリシャ語「Basileus」で「王」を意味し、実際に王の植物として崇められていました。

心 HEART への働き

精神疲労が強いときに

ストレスや神経性の精神疲労が強いときに回復を促し、集中力も高めます。ネガティブな感情のときに助けてくれます。

【主な作用】
神経系強壮、精神強壮、頭脳明晰、抗うつ

【適用】
精神疲労、不安、抑うつ

体 BODY への働き

消化促進と疲労回復に

ストレスによって起こる胃腸の不調や胃痛をケアします。また風邪やインフルエンザの予防、肉体的な疲労回復時にも役立ちます。

【主な作用】
消化促進、緩下、胆汁分泌促進、強肝、健胃、鎮痛、去痰、抗ウイルス、抗感染、鎮痙(ちんけい)

【適用】
消化不良、便秘、胃腸炎、吐き気、月経時の緊張、PMS、筋肉痛、風邪、インフルエンザ、咳、喘息、疲労回復

肌 SKIN への働き

虫刺されや虫よけに

虫刺されや虫よけに。ただし、肌を刺激するので、少量を使用する。

【主な作用】
防虫、消毒

【適用】
虫刺され、虫よけ

使用法

芳香浴、吸入、湿布、アロマバス、コスメ、香水、トリートメント

ブレンドアドバイス

柑橘系、香辛料系、樹木系、ほかのシソ科の精油と合います。

DATA

原料植物	バジル　種類：草本
学名	*Ocimum basilicum* オキムム バシリクム
科名	シソ科
抽出部位	花と葉　抽出法：水蒸気蒸留法
揮発度	ミドルノート
香り	香草系(非常にはっきりとした甘いハーブの香り)　香りの強さ：中
主な産地	エジプト、フランス、ヨーロッパ、アメリカ
主な成分	リナロール、オイゲノール、1.8シネオール、ゲルマクレンD、メチルカビコール、オイゲノール、酢酸ボルニル、メチルオイゲノール
使用上の注意	・皮膚感作性があるので多用に注意し、2%以下の濃度で使用 ・発がん性があるメチルカビコール、メチルオイゲノールを含むので、使用は少量に

SWEET MARJORAM

スィートマージョラム

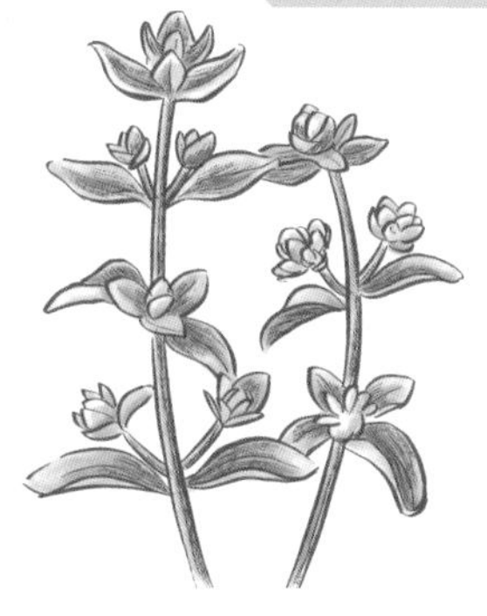

心と体を温めて安眠に

地中海地方原産で古代ギリシャ・ローマ時代から神の力が宿った薬草として使用されていました。ギリシャ語では「オロスガノス」と呼ばれ、「山の喜び」を意味します。中世の修道院では心を落ち着かせるハーブとして愛用され、精油にも同様に、緊張でこわばった心身を温めて和らげる高い効果があります。

心 HEART への働き

温かい気持ちにさせる

心優しく温かい気持ちにしてくれます。特にリラックスしているときに活発になる副交感神経を優位にし、安眠に導きます。

【主な作用】
強い副交感神経優位、神経系強壮、鎮静

【適用】
精神疲労、不安、パニック、興奮、不眠、緊張、イライラ、孤独感

体 BODY への働き

体の緊張をゆるめる

副交感神経を優位にし、体の緊張をゆるめ、ストレス性の痛みの影響を和らげます。また、循環器系を強くし、血行を促進させ、冷えや便秘にも効果的です。

【主な作用】
鎮痛、血管拡張、加温、血圧降下、消化促進、緩下、利尿、鎮痙(ちんけい)、抗痙攣(けいれん)

【適用】
ストレス性の腰痛、ストレス性の冷え、高血圧、頭痛、消化不良、便秘、ストレス性の胃腸の問題、月経痛、筋肉痛、関節痛

肌 SKIN への働き

ボディのスキンケアに

消毒作用があり、肌を清潔にします。ボディのスキンケアに役立ちます。

【主な作用】
抗真菌、抗菌、創傷治癒、消毒

【適用】
水虫、にきび、にきび痕

使用法

芳香浴　吸入
湿布　アロマバス
コスメ　香水
トリートメント

ブレンドアドバイス

柑橘系、花系、樹木系、香辛料系、ほかのシソ科の精油と合います。

DATA

原料植物	スィートマージョラム　**種類**：草本(多年草)
学名	*Origanum majorana* オリガヌム マヨラナ
科名	シソ科
抽出部位	葉　**抽出法**：水蒸気蒸留法
揮発度	ミドルノート
香り	**香草系**(甘くスパイシーですっきりとした香り)　**香りの強さ**：中
主な産地	フランス、エジプト、モロッコ、チュニジア、イタリア
主な成分	テルピネン-4-オール、酢酸リナリル、γ-テルピネン、α-テルピネオール、α-テルピネン、リナロール
使用上の注意	・長時間使用すると眠気を起こすため、集中したいときは使用を控える ・スパニッシュマージョラム(p.68)やワイルドマージョラム(オレガノ)と間違えやすいので注意

SPANISH MARJORAM
スパニッシュマージョラム

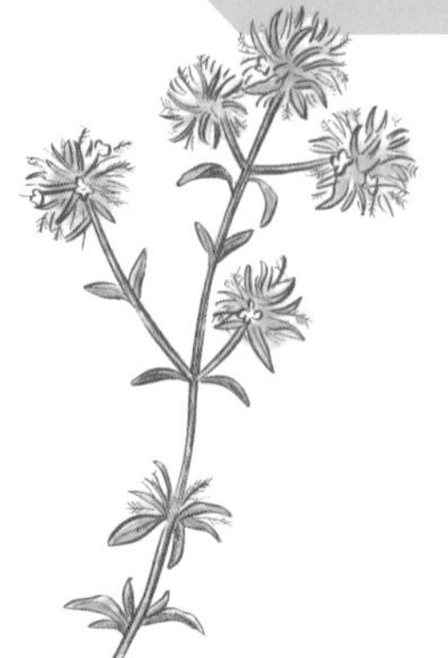

タイムの仲間のハーブ

スペインのイベリア半島に生育する固有種です。スィートマージョラム(p.67)やワイルドマージョラム(オレガノ)とは関係のない植物で、タイムの仲間です。ただ、ほかのタイムとは成分が異なり、1.8シネオールが主成分となるため、ユーカリプタス(p.88)のように風邪や咳、鼻水などに効果があります。

心 HEART への働き

気分転換したいときに

軽くリラックスしたいときなど、その爽やかな香りで気分転換できます。リフレッシュにも効果があります。

【主な作用】
鎮静

【適用】
精神疲労

体 BODY への働き

感染症対策に

タイムやユーカリプタスと似たような働きを持ち、感染症対策にも有効です。特に1.8シネオールを多く含み、去痰作用があるため、呼吸を楽にしてくれます。

【主な作用】
去痰、抗カタル、免疫系強壮、抗ウイルス、殺菌、鎮咳、加温、鎮痙(ちんけい)、鎮痛

【適用】
風邪、咳、喉の痛み、鼻水、副鼻腔炎、気管支炎、筋肉痛、関節痛、リウマチ

使用法

芳香浴 / 吸入 / 湿布 / アロマバス / コスメ / 香水 / トリートメント

ブレンドアドバイス

柑橘系、花系、樹木系、樹脂系、薬草系、香草系、香辛料系、ほかのシソ科の精油と合います。

DATA

原料植物	スパニッシュマージョラム　種類：草本(多年草)
学名	*Thymus mastichina* ティムス マスティキナ
科名	シソ科
抽出部位	花と葉　抽出法：水蒸気蒸留法
揮発度	ミドルノート
香り	**薬草系**(甘くハーブ調の爽やかな香り)　香りの強さ：中
主な産地	スペイン
主な成分	1.8シネオール、カンファー、α-ピネン、カンフェン、α-テルピネオール、リナロール、サビネン、d-リモネン
使用上の注意	1.8シネオールを多く含むので、乳幼児は使用を控える

THYME
タイム

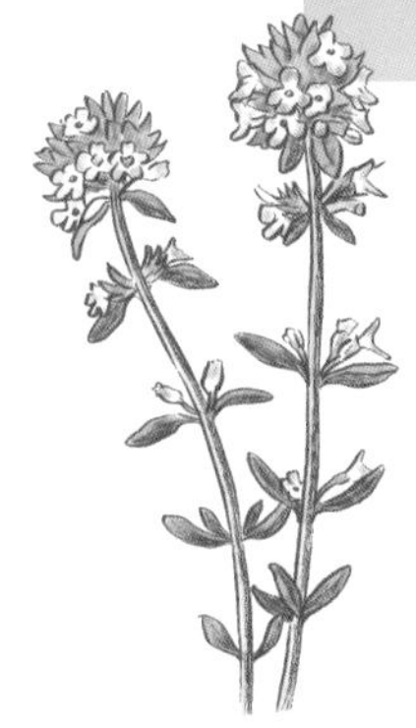

［タイム・リナロール、タイム・ツヤノール、タイム・チモール］

薬用ハーブとして重用

タイムは300種以上の種類があり、古くから薬用や料理に利用されてきました。精油は産地によって成分が異なり、多くのケモタイプ(p.22)が存在し、リナロール、ツヤノール、チモール、ボルネオール、カルバクロールなどがあります。治癒効果の高さから、医療現場でも薬用として用いられます。

心 HEART への働き

精神を強くする

疲労した気分を明るくさせます。また精神的な抵抗力を高めます。

【主な作用】
精神強壮、神経系強壮、鎮静*、抗不安*
*リナロールタイプのみが有する作用。

【適用】
精神疲労、無気力、活力不足、不安

体 BODY への働き

感染症対策におすすめ

免疫によい作用を及ぼすため疲労している体を強くします。呼吸器系の強壮剤としても働きます。チモールタイプが最も強い殺菌作用を有し、感染症対策に適しています。

【主な作用】
(**リナロール**)鎮痙(ちんけい)、心臓強壮
(**ツヤノール**)抗菌、免疫系刺激、鎮痛、抗リウマチ
(**チモール**)免疫系強壮、呼吸器系強壮、循環器系強壮、消化器系強壮、殺菌、抗ウイルス

【適用】
感染症予防、風邪、インフルエンザ、咳、喘息、消化不良、鼓腸、関節痛、筋肉痛、リウマチ

肌 SKIN への働き

リナロールタイプが◎

リナロールタイプが最も皮膚刺激性がないため、消毒におすすめです。

【主な作用】
抗菌、抗真菌、消毒

【適用】
皮膚炎、皮膚の感染症

使用法

芳香浴　吸入
湿布　アロマバス
コスメ*　香水*
トリートメント*

*リナロールタイプのみ適している。

ブレンドアドバイス

柑橘系、香草系、薬草系、ほかのシソ科の精油と合います。

DATA

原料植物	タイム　**種類**：低木
学名	*Thymus vulgaris* ティムス ウルガリス (CTリナロール、CTツヤノール、CTチモールなど、ケモタイプが数種ある)
科名	シソ科
抽出部位	全草　**抽出法**：水蒸気蒸留法
揮発度	トップ〜ミドルノート
香り	**薬草系**(ハーブの香り。リナロールはより強く、ツヤノールはより爽やか、チモールは薬品臭が強い)　**香りの強さ**：中
主な産地	フランス、スペイン
主な成分	(**リナロール**)リナロール、チモール、酢酸リナリル (**ツヤノール**)ツヤノール、酢酸ミルテニル (**チモール**)チモール、カルバクロール、1.8シネオール
使用上の注意	チモールタイプは最も強い作用があり、皮膚刺激があるので、1%以下の濃度で使用

SAGE

セージ

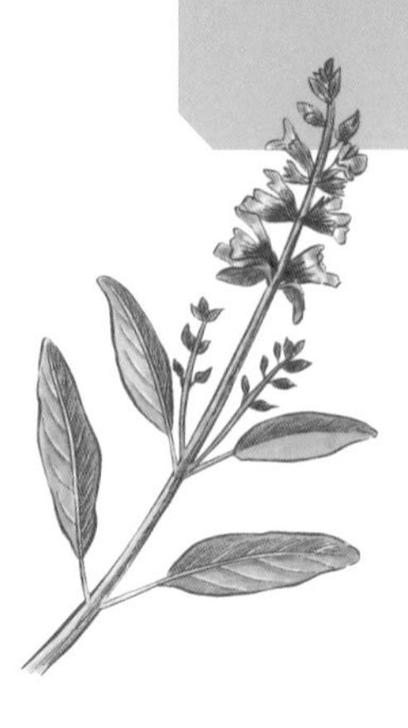

心身への強壮剤となる

たくさんの種類があり、一般的にセージというと *Salvia officinalis* を学名にもつものを指します。地中海地方が原産で、紫色のきれいな花を咲かせます。学名のSalviaはラテン語で「救う・癒やす」という意味で、古代から病気から救うという言葉通りに薬草として使用され、心身の強壮剤でした。

心 HEART への働き

精神疲労に

憂うつな状態や精神疲労によいです。他の精神的症状に作用する精油とブレンドするとさらに効果的です。

【主な作用】
神経系強壮

【適用】
精神疲労

体 BODY への働き

月経や女性の更年期ケアに

更年期障害や月経の不調など婦人科系に有用です。特に更年期の発汗しやすい症状も落ち着かせてくれます。また、消化作用を高め、食欲を増進します。

【主な作用】
血圧上昇、エストロゲン様、通経、浄血、消化促進、抗カタル、抗ウイルス

【適用】
低血圧、更年期による不調、月経の不調、食欲増進、風邪、気管支炎

肌 SKIN への働き

切り傷や炎症に

肌の収斂(れん)作用や消毒作用があるため、傷の治癒や炎症を落ち着かせます。

【主な作用】
瘢痕(はんこん)形成、消毒、収斂(れん)

【適用】
切り傷、皮膚炎、にきび

使用法

芳香浴　吸入　湿布　アロマバス　コスメ　香水　トリートメント

ブレンドアドバイス

柑橘系、花系、樹木系、樹脂系、薬草系、香草系、香辛料系、ほかのシソ科の精油と合い、強い薬草の印象になります。

DATA

原料植物	セージ　　種類：草本(多年草)
学名	*Salvia officinalis* サルウィア オフィキナリス
科名	シソ科
抽出部位	全草　　抽出法：水蒸気蒸留法
揮発度	トップノート
香り	**薬草系**(ハーブ調のすっきりとした香り)　　香りの強さ：強
主な産地	フランス、スペイン
主な成分	α-ツヨン、ボルネオール、1.8シネオール、カンファー、α-ピネン、カンフェン
使用上の注意	・ケトン類(α-ツヨン)を多く含み神経毒性があるので、0.4%以下の濃度で使用。使用するときは短期間にする ・妊婦、授乳中の人、てんかん患者、高血圧の人、乳幼児は使用しない

SPANISH SAGE

スパニッシュセージ

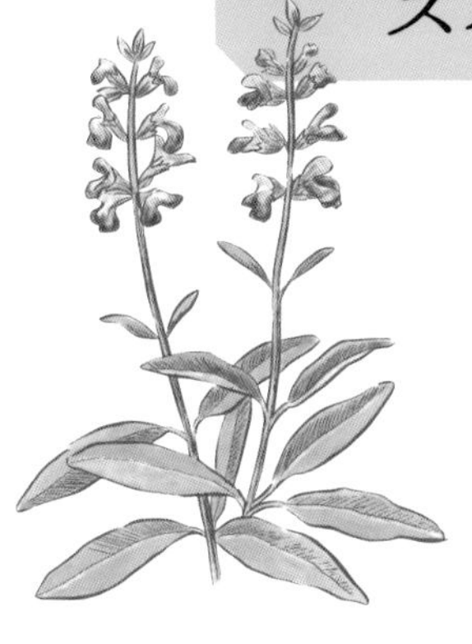

長寿によい薬草

スペインでは万能な薬草として使用されてきたハーブです。たくさんの青紫色の花を密につけ、別名「ラベンダーセージ」とも呼ばれています。香りも少しラベンダーを思わせます。昔から長寿によい薬草といわれてきました。中枢神経へ働きかけるため、認知症予防などにも効果があります。

心 HEART への働き

長期間のストレスに

長期にわたっての精神疲労やストレスに対して有効です。集中力も高め、認知症への効果も期待されます。

【主な作用】
神経系強壮（中枢神経への強力な強壮）、精神強壮、抗うつ、頭脳明晰

【適用】
精神疲労、長期間のストレス、抑うつ、集中力の低下、認知症予防

体 BODY への働き

体を活性化させる

血行を促進し、体を活性化させます。また去痰作用もあるため、呼吸器の問題を解決します。

【主な作用】
循環器系刺激、血圧上昇、消化器系強壮、駆風、浄血、去痰、抗菌、通経、鎮痙（ちんけい）、抗痙攣（けいれん）

【適用】
低血圧、冷え、むくみ、食欲不振、消化不良、風邪、咳、月経不順、筋肉痛、関節炎

肌 SKIN への働き

脂性肌のケアに

肌、毛穴を引き締めるため、脂性肌やヘアケアに向いています。

【主な作用】
収斂（れん）、抗炎症

【適用】
脂性肌、ヘアケア、皮膚炎

使用法

芳香浴　吸入
湿布　アロマバス
コスメ　香水
トリートメント

ブレンドアドバイス

柑橘系、花系、樹木系、樹脂系、薬草系、香草系、香辛料系、ほかのシソ科の精油と合います。

DATA

原料植物	スパニッシュセージ　　種類：低木
学名	*Salvia lavandufolia* サルウィア ラヴァンドゥフォリア
科名	シソ科
抽出部位	全草　　抽出法：水蒸気蒸留法
揮発度	ミドルノート
香り	**薬草系**（フレッシュさ、スパイシーさとともに清涼感のあるハーブの香り）　**香りの強さ**：中
主な産地	スペイン、フランス南部
主な成分	1.8シネオール、カンファー、リナロール、α-ピネン、カンフェン、β-ピネン、d-リモネン、酢酸サビニル、酢酸リナリル、酢酸ボルニル、サビネン、テルピネン-4-オール
使用上の注意	妊婦、授乳中の人、てんかん患者、高血圧の人、乳幼児は使用しない

Clary sage

クラリセージ

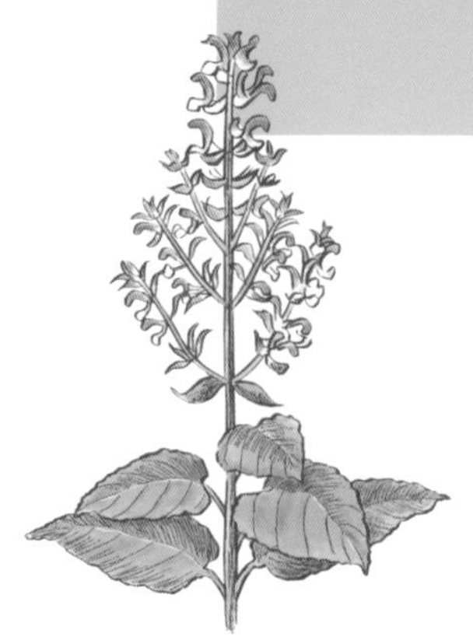

婦人科系と更年期のケアに

クラリセージは南ヨーロッパに自生しています。ワインの風味付けに香料として使用されています。古くから発汗抑制、鎮静、ホルモンバランスの調整など薬用ハーブとして用いられてきました。心を穏やかにし、幸福感をもたらします。女性ホルモンに対する刺激があるといわれ、月経痛などの婦人科系の症状を和らげます。

心 HEART への働き

自己肯定感を高める

心のバランスを整え、自己肯定感を高めます。幸福感を与え､気分を明るくします。

【主な作用】
神経系強壮、鎮静、抗うつ

【適用】
精神疲労、抑うつ、不安、緊張、落ち込み

体 BODY への働き

婦人科系症状と鎮痛に

月経痛、PMSなど婦人科系症状を緩和させます。鎮痛作用に優れているため、肩こりや腰痛のケアにも効きます。

【主な作用】
ホルモン調整、通経、生殖器系強壮、鎮痙(ちんけい)、鎮痛、抗痙攣(けいれん)、血圧降下、自律神経調整

【適用】
月経不順、月経痛、PMS、更年期の症状、筋肉痛、肩こり、腰痛、高血圧

肌 SKIN への働き

頭皮ケアと多汗の防止に

皮脂分泌を調整するため、脂性肌や脂っぽい頭皮のケアにおすすめです。また多汗の防止にも役立ちます。

【主な作用】
抗炎症、抗発汗、抗脂漏、消臭

【適用】
皮膚炎、多汗症、脂性肌、脂っぽい頭皮、体臭

使用法

- 芳香浴
- 吸入
- 湿布
- アロマバス
- コスメ
- 香水
- トリートメント

ブレンドアドバイス

柑橘系、花系、薬草系、香草系、樹木系、樹脂系、ほかのシソ科の精油と合います。

DATA

原料植物	クラリセージ　**種類**：草本(多年草)
学名	*Salvia sclarea* サルウィア スクラレア
科名	シソ科
抽出部位	花と葉　**抽出法**：水蒸気蒸留法
揮発度	ミドルノート
香り	**香草系**(マスカットのような香り)　**香りの強さ**：中
主な産地	フランス、モロッコ
主な成分	酢酸リナリル、リナロール、ゲルマクレンD、スクラレオール、α-テルピネオール、酢酸ネリル
使用上の注意	妊婦、授乳中の人は使用を控える(出産時の使用はOK)

ROSEMARY
ローズマリー

［ローズマリー・カンファー、ローズマリー・シネオール、ローズマリー・ベルベノン］

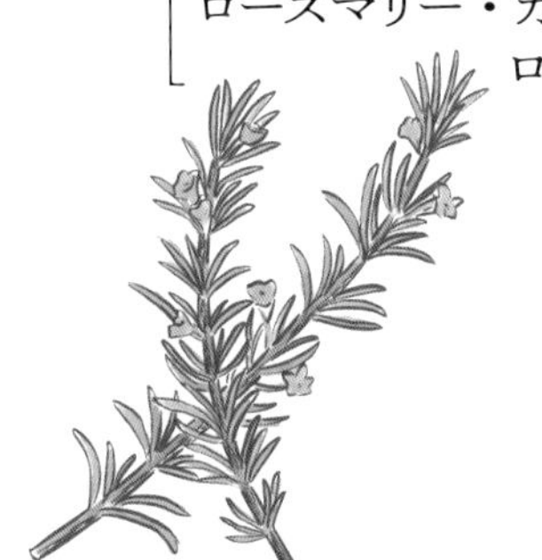

若返りと活性のハーブ

ローズマリーは地中海地方が原産で、食用から薬用、美容まで幅広く活用されています。薬効性が高く、脳を刺激し、心を活発にさせることから若返り効果があるといわれてきました。産地によって成分が異なり、ケモタイプ(p.22)としてカンファー、シネオール、ベルベノンなどが存在し、カンファーが多く流通しています。

心 HEART への働き

集中力を高める

心を元気にし、強めます。集中力を高め、頭脳を明晰にします。

【主な作用】
神経系刺激、刺激活性、頭脳明晰、精神刺激

【適用】
記憶力低下、集中低下、無気力

体 BODY への働き

体の機能を活性させる

体の機能全般を活性させ、各器官に対し広範囲に有用。心臓と肝臓の強壮剤、呼吸器の不調、筋肉痛や関節痛などの痛みの緩和など多岐に適用できます。

【主な作用】
血圧上昇、循環器系刺激、加温、利尿、強肝、胆汁分泌促進、消化促進、去痰、鎮痙(ちんけい)、鎮痛、抗痙攣(けいれん)、抗リウマチ

【適用】
冷え、低血圧、心臓疲労、動悸、むくみ、肝臓の不調、消化不良、下痢、呼吸器全般の不調、筋肉痛、関節痛、リウマチ

肌 SKIN への働き

脂性肌や抜け毛のケアに

収斂(れん)作用が強いため、皮膚、毛穴を引き締めます。脂性肌や抜け毛のケアにも。

【主な作用】
収斂(れん)、抗菌

【適用】
脂性肌、ヘアケア、ふけ、抜け毛

使用法

芳香浴　吸入
湿布　アロマバス
コスメ　香水
トリートメント

ブレンドアドバイス

柑橘系、花系、薬草系、香草系、樹木系、樹脂系、香辛料系、ほかのシソ科の精油と合います。

DATA

原料植物	ローズマリー　**種類**：低木
学名	*Rosmarinus officinalis* ロスマリヌス オフィキナリス (CTカンファー、CTシネオール、CTベルベノンなど、ケモタイプが数種ある)
科名	シソ科
抽出部位	全草　**抽出法**：水蒸気蒸留法
揮発度	トップノート
香り	**薬草系**(カンファーは爽快感のある香り。シネオールはユーカリに似たハーブ調、ベルベノンはグリーン調で落ち着いた香り)　**香りの強さ**：中
主な産地	フランス、スペイン、モロッコ
主な成分	(**カンファー**)カンファー、α-ピネン、リナロール、ボルネオール (**シネオール**)1.8シネオール、ボルネオール (**ベルベノン**)ベルベノン、カンファー、酢酸ボルニル
使用上の注意	てんかん患者、高血圧の人、妊婦や授乳中の人は使用を控える

HYSSOP DECUMBENS

ヒソップ・デキュンベンス

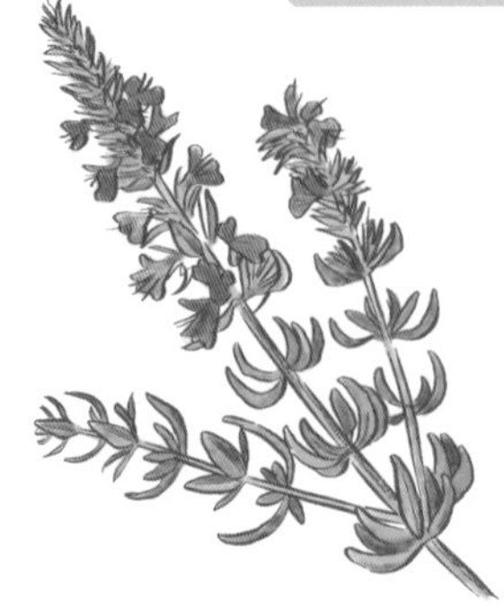

呼吸のための薬用ハーブ

南ヨーロッパやアジアの暖かい地方が原産。青紫の小さな花を咲かせ、強い芳香を放ちます。「聖なる薬草」を意味する古代ヘブライ語が語源です。疫病の予防や消毒で利用され、修道院の食事などにも出されました。薬用として非常に優秀で、特に呼吸器系症状に有効です。

心 HEART への働き

やる気を出したいときに

精神疲労が強く、やる気を失ったときに、元気を回復させてくれます。

【主な作用】
神経系強壮、刺激活性

【適用】
精神疲労、無気力、やる気を出したい、頭がすっきりしない

体 BODY への働き

咳や喘息のケアに

去痰作用と殺菌作用がとても強いため、感染症対策にもおすすめです。子どもの喘息予防にも役立ちます。

【主な作用】
去痰、抗カタル、抗ウイルス、免疫系刺激、抗喘息

【適用】
咳、風邪、インフルエンザ、気管支炎、喘息

使用法

芳香浴　吸入　湿布　アロマバス　コスメ　香水　トリートメント

ブレンドアドバイス

柑橘系、薬草系、香草系、樹木系、ほかのシソ科の精油と合います。

DATA

原料植物	ヒソップ・デキュンベンス　種類：低木
学名	*Hyssopus officinalis var.decumbens* ヒソップス オフィキナリス デュキュンベンス
科名	シソ科
抽出部位	全草　抽出法：水蒸気蒸留法
揮発度	ミドルノート
香り	**薬草系**（甘い爽やかな薬草の香り）　香りの強さ：中
主な産地	フランス、イタリア
主な成分	リナロール、1.8シネオール、d-リモネン、γ-ピネン、α-ピネン、カンフェン、β-ミルセン、サビネン
使用上の注意	ケモタイプのヒソップ・ピノカンフォン（*Hyssopus officinalis*）はケトン類を多く含み神経毒性が強いので、使用しない

PATCHOULI

パチュリ

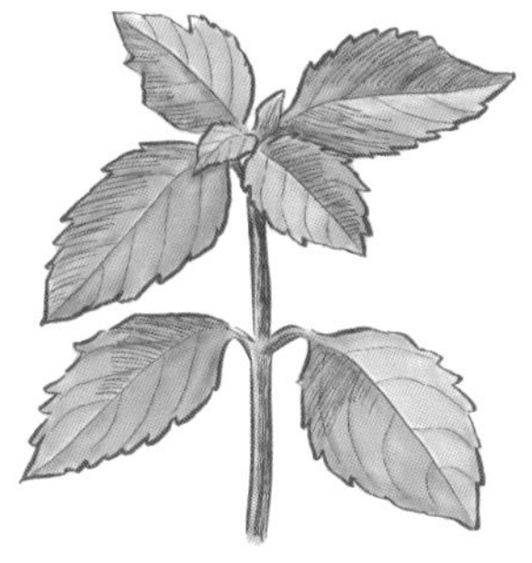

肌のエイジングケアに

パチュリはインド原産で耐寒性が弱く、暑い環境を好みます。語源はタミル語の「緑の葉」。アジアでは古くから虫よけに使用され、インドでは布地を虫食いから守るために使われるほか、線香にも用いられます。皮膚トラブルに有用で、再生力があるので加齢肌のエイジングケアに効果的です。

心 HEART への働き

心を落ち着け、安定させる

心を安定させ、持続させます。少量の使用で深く鎮静します。

【主な作用】
鎮静、神経系強壮、抗うつ、催淫、高揚

【適用】
ストレス、不安、抑うつ、性欲を高める

体 BODY への働き

リンパの流れをよくする

静脈やリンパの流れをよくするため、むくみに効果的です。

【主な作用】
うっ滞除去、静脈強壮、利尿、解熱

【適用】
静脈瘤、むくみ、冷え

肌 SKIN への働き

エイジングケアに最適

あらゆる皮膚トラブルとスキンケアに効果的です。皮膚を再生するため、特に乾燥した加齢肌のケアに適しています。

【主な作用】
抗炎症、収斂(れん)、瘢痕(はんこん)形成、創傷治癒、細胞成長促進、抗アレルギー、殺虫

【適用】
加齢肌、乾燥肌、しわ、裂傷、皮膚炎、アトピー性皮膚炎、傷痕、虫よけ

使用法

芳香浴 / 吸入 / 湿布 / アロマバス / コスメ / 香水 / トリートメント

ブレンドアドバイス

ほぼ全ての精油と合い、中でも甘い花系の香りと好相性です。ベースノートで香りが強いので使用は少量に。

DATA

原料植物	パチュリ　　**種類**：低木
学名	*Pogostemon cablin* ポゴステモン カブリン
科名	シソ科
抽出部位	葉(乾燥した葉)　　**抽出法**：水蒸気蒸留法
揮発度	ベースノート
香り	**大地系**(土の匂いや墨汁を感じさせつつ、オリエンタルで強く重い香り)　　**香りの強さ**：強
主な産地	インド、インドネシア、スリランカ
主な成分	パチュリアルコール、α-ブルネセン、α-パチュレン、β-パチュレン、β-カリオフィレン、ノルパチュレノール、ポゴストン
使用上の注意	安全性が高い

CHAMOMILE GERMAN

カモミールジャーマン

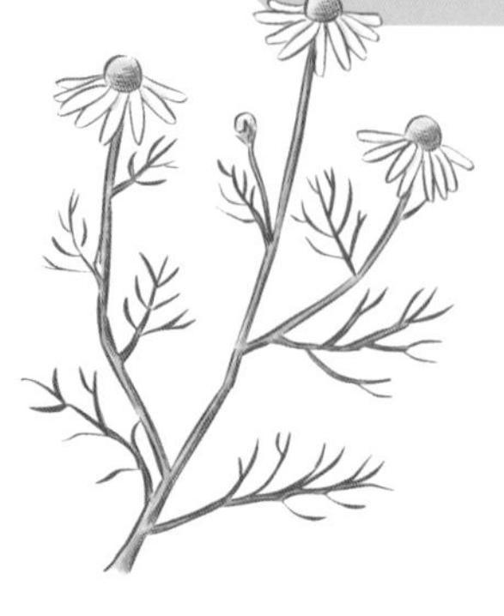

優れた抗炎症作用

地中海沿岸原産の1年草で60cmほどに伸び、デイジーのような直径2cmほどの白い花をつけ、成熟すると黄色い中心部が盛り上がり白い花弁が反り返った形になります。胃腸によいハーブティーの原料として世界中で利用されます。蒸留するとカマズレンという青色の成分を形成し、この成分に優れた抗炎症作用があります。

心 HEART への働き

ストレスやイライラを緩和

イライラした気持ちや怒りを落ち着かせます。心や精神面に働きかけるよりも肉体面に作用することのほうが多いです。

【主な作用】
鎮静

【適用】
ストレス、怒り、ヒステリー

体 BODY への働き

痛みや炎症を抑える

体全体の痛みや炎症などを伴う症状に効果があります。消化器系の問題、筋肉や関節などに痛みや炎症が起きている箇所への使用に適しています。

【主な作用】
鎮痛、抗炎症、鎮痙（ちんけい）、健胃、胆汁分泌促進、強肝、駆風、通経

【適用】
頭痛、坐骨神経痛、痛みを伴う消化不良、鼓腸、下痢、関節炎、リウマチ、筋肉疲労、肉体疲労、筋肉痛、PMS、月経痛

肌 SKIN への働き

アレルギーを落ち着かせる

アレルギー症状を落ち着かせるので、アレルギー反応が起きた肌、乾燥してかゆみのある肌や、敏感肌におすすめです。

【主な作用】
抗炎症、瘢痕（はんこん）形成、抗アレルギー、創傷治癒

【適用】
アトピー性皮膚炎、日焼け、傷、乾癬（かんせん）、床ずれ、肌のかぶれ

使用法

芳香浴　吸入　湿布　アロマバス　コスメ　香水　トリートメント

ブレンドアドバイス

柑橘系、花系、樹木系の精油と合います。薬草の香りが強く、ほかの香りを消すことがあるので、少量をブレンドします。

DATA

原料植物	ジャーマンカモミール　**種類**：草本
学名	*Matricaria recutita* マトリカリア レクティタ
科名	キク科
抽出部位	花　**抽出法**：水蒸気蒸留法
揮発度	ミドルノート
香り	**花系＆薬草系**（フルーティな香りとりんごのような甘さのある濃厚な薬草の香り）　**香りの強さ**：強
主な産地	イギリス、エジプト、ドイツ
主な成分	カマズレン、α-ビサボロール、α-ビサボロールオキサイドA、α-ビサボロールオキサイドB、α-ビサボロンオキサイド、β-ファルネセン
使用上の注意	キク科のアレルギーの人は使用を控える

CHAMOMILE ROMAN

カモミールローマン

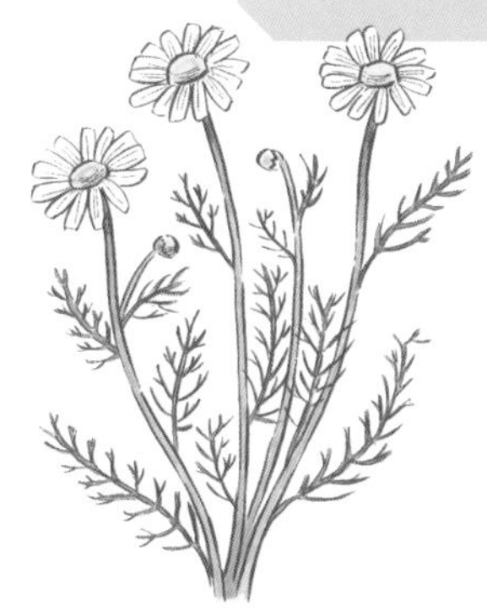

心と体を休ませる香り

地中海沿岸原産で草丈は20〜30cmで、花の時期以外は草丈が低く、カーペットのように横に広がります。白い花を咲かせますが、花だけでなく葉にもりんごの香りがあります。古くから薬草として用いられた歴史があり、神経系と消化器系によく作用し、心と体をリラックスさせ、スキンケアにも有用です。

心 HEART への働き

高い鎮静効果

エステル類を多く含むため、強い鎮静効果があり、神経の興奮状態を落ち着かせます。りんごのような香りが子どもに好まれるので、子どものケアに有益です。

【主な作用】
鎮静、神経系強壮、中枢神経抑制

【適用】
ストレス、不安、落ち着かない、興奮状態、抑うつ、不眠

体 BODY への働き

ストレス性症状の緩和に

神経性の身体症状に適しているため、ストレスで胃腸の調子が悪くなるときや頭痛があるときに有益です。

【主な作用】
消化器系強壮、健胃、胆汁分泌促進、強肝、解熱、鎮痛、鎮痙(ちんけい)、通経、抗炎症

【適用】
食欲不振、消化不良、過敏性腸症候群、下痢、PMS、月経の問題、頭痛、ストレス性の喘息

肌 SKIN への働き

敏感肌&乾燥肌に

敏感肌や乾燥肌のケアに適しており、アレルギー反応が起きた肌を落ち着かせます。

【主な作用】
創傷治癒、抗炎症、抗アレルギー

【適用】
乾燥肌、敏感肌、皮膚炎、乾癬(かんせん)、赤くなりやすい肌

使用法

芳香浴　吸入
湿布　アロマバス
コスメ　香水
トリートメント

ブレンドアドバイス

柑橘系、花系、香草系、樹木系の精油と合いますが、香りが強いのでブレンドするときは少量を使用します。

DATA

原料植物	ローマンカモミール　種類：草本(多年草)
学名	*Antemis nobilis* アンテミス ノビリス
科名	キク科
抽出部位	花　抽出法：水蒸気蒸留法
揮発度	ミドルノート
香り	**花系&香草系**(りんごのような甘くフルーティな香り。温かみのあるハーブの香り)　**香りの強さ**：強
主な産地	イギリス、イタリア、フランス
主な成分	アンゲリカ酸イソブチル、ブチルアンゲラート、イソアミルアンゲラート、α-ピネン、テルピノレン、カマズレン、ピノカルボン
使用上の注意	キク科のアレルギーの人は使用を控える

YARROW

ヤロー

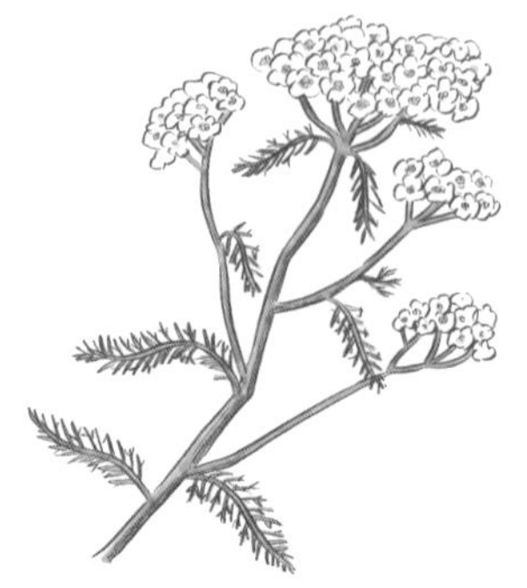

古代から傷薬として重用

ヨーロッパ原産で、北半球の温帯に広がり、高さは60cmほど。草は直立し、木のように硬くなります。古代から薬草として知られ、ギリシャ神話でアキレウスが傷を癒やすために使ったことから「兵士の傷薬」といわれていました。切り傷や痛みのケアに効果があります。

心 HEART への働き

少量の使用で鎮静させる

心や精神面に働きかけるよりも肉体面に作用することのほうが多いですが、少量の使用で鎮静させます。

【主な作用】
鎮静

【適用】
不眠、心の痛み、精神的疲労、ストレス

体 BODY への働き

痛みや炎症を抑える

カモミールジャーマン（p.76）同様にカマズレンが多く含まれるため、痛みや炎症を落ち着かせます。

【主な作用】
消化器系強壮、健胃、鎮痙（ちんけい）、血圧降下、鎮痛、抗炎症、抗リウマチ、抗ウイルス、去痰

【適用】
消化不良、便秘、月経痛、高血圧、静脈瘤、関節炎、捻挫、風邪、咳

肌 SKIN への働き

切り傷を癒やす

傷の治療に効果があります。アレルギー反応が出やすい肌や乾燥してかゆみのある肌、敏感肌におすすめです。

【主な作用】
収斂（れん）、抗炎症、創傷治癒、抗アレルギー

【適用】
やけど、切り傷、発疹、皮膚炎

使用法

芳香浴　吸入　湿布　アロマバス　コスメ　香水　トリートメント

ブレンドアドバイス

柑橘系、薬草系、香草系、樹木系の精油と合いますが、香りが強いので、ブレンドには少量を。主に薬用として使用します。

DATA

原料植物	ヤロー　　種類：草本(多年草)
学名	*Achillea millefolium* アキレア ミレフォリウム
科名	キク科
抽出部位	花と葉　　抽出法：水蒸気蒸留法
揮発度	ミドルノート
香り	**薬草系**(樟脳のような香りとグリーン調のハーブの香りをあわせ持つ)　　**香りの強さ**：中
主な産地	ハンガリー、フランス
主な成分	サビネン、カマズレン、β-ミルセン、β-ピネン、カンファー、ゲルマクレンD、テルピネン、ボルネオール、酢酸ボルニル、1.8シネオール、ツヨン
使用上の注意	・キク科のアレルギーの人は使用を控える ・ケトン類のα-ツヨンをわずかに含み神経毒性の可能性があるので、使用は少量に

IMMORTELLE
イモーテル

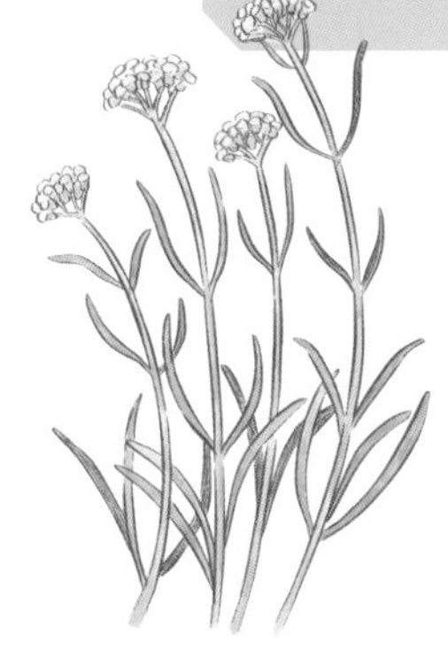

打ち身とあざを癒やす

地中海沿岸の乾燥した砂地の土地で育ち、野生種も多い低木の植物です。痩せた荒れ地でも育ち、鮮やかな黄色の花は、乾燥させても色や形をそのまま保つことから、フランス語のイモルテル(Immortelle＝不死)と名付けられました。打ち身やあざに効果的です。別名「ヘリクリサム」とも。

心 HEART への働き

心を軽くさせる

自分の感情を表に出せず、心が冷えて抑圧的になっているときのリリースに効果があります。

【主な作用】
鎮静、神経系強壮

【適用】
ストレス、抑うつ、神経過敏

体 BODY への働き

血腫を抑える

特に打撲の際、内出血を抑えてあざにならないようにします。血腫を抑制するので、介護などでのケアにも役立ちます。

【主な作用】
血腫抑制、抗凝血、浄化、静脈うっ滞除去、抗炎症、鎮痛、利尿、鎮咳、去痰

【適用】
打ち身、あざ、むくみ、静脈瘤、血栓防止、咳、副鼻腔炎、気管支炎

肌 SKIN への働き

かぶれや傷のケアに

炎症を落ち着かせ、肌を再生させるので、かぶれや傷などのケアに適しています。

【主な作用】
抗炎症、瘢痕(はんこん)形成、抗ヒスタミン、上皮形成

【適用】
やけど、アトピー性皮膚炎、湿疹

使用法

芳香浴 / 吸入 / 湿布 / アロマバス / コスメ / 香水 / トリートメント

ブレンドアドバイス

柑橘系、ほかのキク科、樹木系の精油と合います。主に薬用として使用します。

DATA

原料植物	イモーテル　種類：低木
学名	*Helichrysum italicum* ヘリクリサム イタリクム
科名	キク科
抽出部位	花　抽出法：水蒸気蒸留法
揮発度	ミドルノート
香り	**薬草系**(蜂蜜に似た甘い独特な香り)　香りの強さ：強
主な産地	フランス(コルシカ島)、イタリア
主な成分	酢酸ネリル、ネロール、プロピオン酸ネリル、α-ピネン、β-ピネン、d-リモネン、イタリジオン
使用上の注意	キク科のアレルギーの人は使用を控える

CITRONELLA

シトロネラ

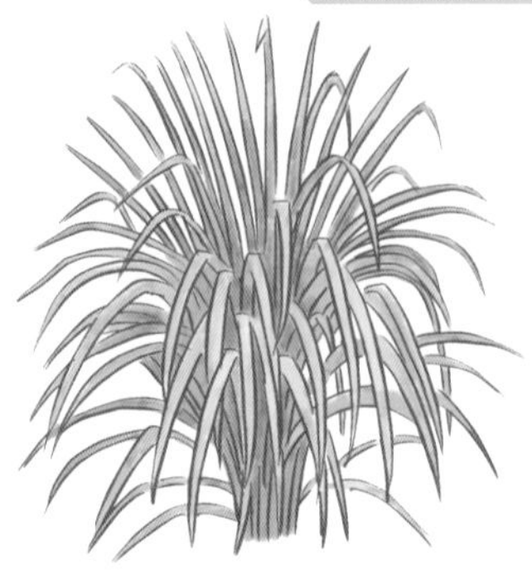

デオドラントと虫よけに

スリランカを中心に栽培されており、とても生命力が強く1mほどまで成長します。レモングラス(p.81)やパルマローザ(p.82)の近縁種で、スリランカやインドでは、切り傷や虫よけ、寄生虫の駆除に使用されてきました。栽培にはセイロン種とジャワ種の2種類があります。どちらも防虫効果が高く、虫よけに最適です。

心 HEART への働き

明るく元気にさせる

レモンのような爽やかな香りが、落ち込んだときに気分を明るく元気にさせてくれます。

【主な作用】
神経系強壮、鎮静、高揚、抗うつ

【適用】
抑うつ、落ち込み、精神疲労

体 BODY への働き

消化の促進に

筋肉疲労や肩こりや腰痛のケアに。消化促進や腸の寄生虫の駆虫剤としても役立ちます。

【主な作用】
鎮痙(ちんけい)、鎮痛、利尿、消化器系刺激、健胃、駆虫

【適用】
筋肉痛、肩こり、腰痛、消化不良、寄生虫

肌 SKIN への働き

夏の虫よけに

夏の虫よけと体臭のケアへの効果が優れています。

【主な作用】
消臭、昆虫忌避、殺虫、抗炎症

【適用】
体臭、多汗症、虫よけ、虫刺され

使用法

芳香浴　吸入　湿布　アロマバス　コスメ　香水　トリートメント

ブレンドアドバイス

柑橘系、薬草系、香草系、樹木系、香辛料系の精油と合います。香りの主張が強いため、少量を使用します。

DATA

原料植物	シトロネラ　**種類**：草本(多年草)
学名	(**セイロン種**) *Cymbopogon nardus* キンボポゴン ナルドゥス (**ジャワ種**) *Cymbopogon winterianus* キンボポゴン ウィンテリアヌス
科名	イネ科
抽出部位	葉　**抽出法**：水蒸気蒸留法
揮発度	ミドルノート
香り	**柑橘系**(爽やかなレモンのような香り)　**香りの強さ**：中
主な産地	スリランカ、インド、インドネシア
主な成分	シトロネラール、ゲラニオール、シトロネロール、d-リモネン、カンフェン、酢酸シトロネリル、酢酸ゲラニル、β-カリオフィレン
使用上の注意	弱い皮膚感作性がある

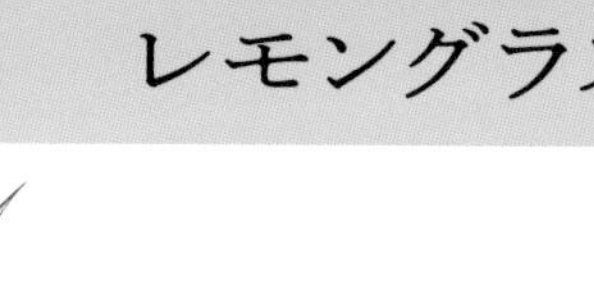

LEMONGRASS
レモングラス

精神疲労と筋肉疲労のケアに

東南アジアでは料理に欠かせないインド原産のハーブです。東インド種と西インド種があり、違いは特徴成分であるシトラールの含有量です。インドの伝統医学であるアーユルヴェーダでは伝染病や解熱剤、殺虫剤として用いられるほか、洗剤の香料として使われています。

心 HEART への働き

疲れた心を元気にさせる

気分を明るくし、疲れた心を元気にさせ集中力とエネルギーを与えます。

【主な作用】
精神刺激、神経系強壮、抗うつ、鎮静

【適用】
精神疲労、集中力散漫、抑うつ、神経疲労

体 BODY への働き

筋肉の疲労や痛みに

消化促進と胃腸を落ち着かせます。鎮痛作用にも優れるため、運動などによる筋肉疲労、けがや打ち身、捻挫、肩こり、腰痛、筋肉痛などのケアにおすすめです。

【主な作用】
消化促進、消化器系強壮、駆風、血管拡張、筋系強壮、鎮痛、解熱、殺虫、抗ウイルス

【適用】
消化不良、胃腸炎、食欲不振、鼓腸、筋肉疲労、筋肉のこわばり、筋肉痛、捻挫、打ち身、肩こり、腰痛、感染症予防

肌 SKIN への働き

加齢臭の対策に

デオドラント効果が期待され、特に加齢臭の対策に有益です。

【主な作用】
防虫、消臭、抗炎症、収斂、抗真菌

【適用】
虫よけ、加齢臭、にきび、脂性肌、水虫

使用法

芳香浴　吸入　湿布　アロマバス　コスメ　香水　トリートメント

ブレンドアドバイス

柑橘系、薬草系、香草系、樹木系、香辛料系の精油と合いますが、香りの主張が強いため、少量をブレンドします。

DATA

原料植物	レモングラス　**種類**：草本(多年草)
学名	**(東インド種)** *Cymbopogon flexuosus* キンボポゴン フレクスオスス **(西インド種)** *Cymbopogon citratus* キンボポゴン キトラトゥス
科名	イネ科
抽出部位	葉　**抽出法**：水蒸気蒸留法
揮発度	ミドルノート
香り	**柑橘系**(レモンよりも強い柑橘系の香り)　**香りの強さ**：強
主な産地	インド、インドネシア、スリランカ、ブータン、西インド諸島
主な成分	シトラール(ゲラニアール＋ネラール)、シトロネラール、ゲラニオール、リナロール、酢酸ゲラニル、ミルセン
使用上の注意	皮膚刺激及び皮膚感作性があるので濃度に注意し、1%以下の濃度で使用。2歳以下の乳幼児は使用を控える。

PALMAROSA

パルマローザ

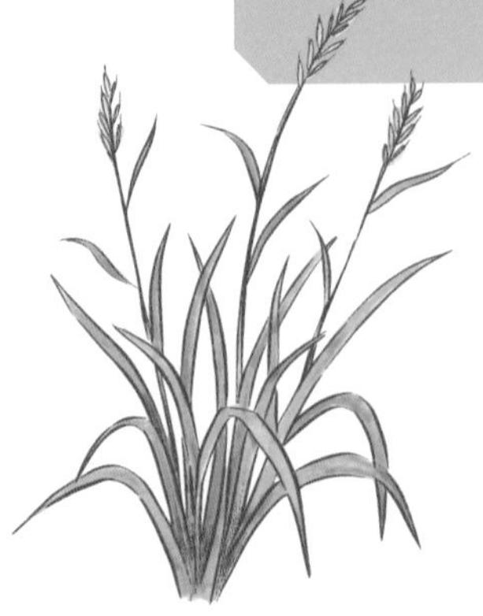

ローズに似たフローラルな香り

インド原産でヒマラヤ山脈周辺の湿地帯に自生し、レモングラス(p.81)やシトロネラ(p.80)の近縁種です。パルマローザの"ローザ"は、その香りがローズ(p.124)に似ていることに由来します。また、ゼラニウム(p.123)の香りにも似ていることから「インディアンゼラニウム」とも呼ばれます。

心 HEART への働き

心のバランスをとる

不安を和らげ心のバランスをとり、前向きな気持ちにさせます。

【主な作用】
鎮静、高揚、神経系強壮

【適用】
不安、ストレス、緊張、心配事、心を安定させバランスをとる

体 BODY への働き

食欲増進と免疫を刺激

食欲を刺激し増進させ、消化も促進させます。またウイルスや細菌からも体を守るので、風邪に限らず、膀胱炎などの感染症対策にも効果的です。

【主な作用】
消化器系強壮、抗ウイルス、殺菌、解熱、免疫系強壮、鎮痛

【適用】
食欲不振、消化不良、胃痛、膀胱炎、尿道炎、感染症予防

肌 SKIN への働き

スキンケアに万能

肌の皮脂バランスを整え、全ての肌タイプのスキンケアに効果的。皮膚の再生を促すため、乾燥した加齢肌にも役立ちます。

【主な作用】
細胞成長促進、皮脂バランス調整、殺菌、消毒、収斂(れん)

【適用】
加齢肌、乾燥肌、脂性肌、にきび、皮膚炎

使用法

芳香浴　吸入　湿布　アロマバス　コスメ　香水　トリートメント

ブレンドアドバイス

柑橘系、香草系、花系、樹木系、香辛料系と合います。ローズやゼラニウムとブレンドすると、ローズ感が増します。

DATA

原料植物	パルマローザ　　種類：草本(多年草)
学名	*Cymbopogon martinii* キンボポゴン マルティニ
科名	イネ科
抽出部位	葉　　抽出法：水蒸気蒸留法
揮発度	ミドルノート
香り	**花系**(ローズのような甘い草の香り)　　香りの強さ：中
主な産地	インド、ネパール、スリランカ、ベトナム、マダガスカル
主な成分	ゲラニオール、酢酸ゲラニル、リナロール、ゲラニアール、β-ミルセン
使用上の注意	弱い皮膚感作性があるため、希釈して使用する

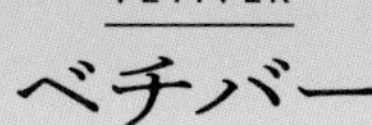

ベチバー

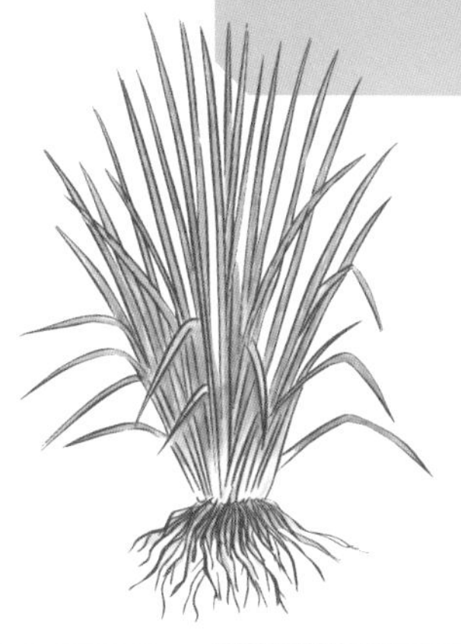

香水の原料として活躍

インドなどの熱帯地方が原産で、日当たりのよい肥沃な土地に、複数がまとまって大きな株を形成し、土壌を守ります。葉には芳香が少なく、根に強い香りがあり、精油は湿った土のような香りです。さまざまな精油と合い、香りを持続させるため、香水の原料として多くの香水ブランドに使用されています。

心 HEART への働き

緊張をとり、深い鎮静に

緊張をとり、深い鎮静を促します。広く根を張ることからも地に足をつけるように精神を安定させます。

【主な作用】
鎮静、神経系強壮

【適用】
緊張、強いプレッシャー、精神安定、精神疲労、精根尽き果てたとき

体 BODY への働き

女性ホルモンを調整する

穏やかに血行をよくします。また女性ホルモンを調整するため、更年期のケアやPMSなどのケアに。

【主な作用】
循環器系強壮、引赤、抗痙攣(けいれん)、通経、ホルモン調整

【適用】
肉体疲労、血行不良、肩こり、リウマチ、PMS、更年期のケア

肌 SKIN への働き

エイジングケアに

疲れて荒れた肌を癒やし、皮膚の再生を促します。特に乾燥肌のエイジングケアに適しています。

【主な作用】
細胞成長促進、皮脂バランス調整

【適用】
加齢肌、乾燥肌

使用法

芳香浴　吸入　湿布　アロマバス　コスメ　香水　トリートメント

ブレンドアドバイス

ほぼ全ての精油に調和します。香りを持続させる保留剤になりますが、香りが強いので使用は少量にします。

DATA

原料植物：ベチバー　種類：草本(多年草)
学名：*Vetiveria zizanioides* ベチベリア ジザニオイデス
科名：イネ科
抽出部位：根　抽出法：水蒸気蒸留法
揮発度：ベースノート
香り：**大地系**(スモーキーで湿った土のような重く、落ち着いた香り。やや甘さがある)　香りの強さ：強
主な産地：インド、インドネシア、スリランカ、ハイチ、マダガスカル、中国
主な成分：ベチベロール、α-ベチボン、β-ベチボン、クシモン
使用上の注意：安全性が高い

CAJUPUT

カユプテ

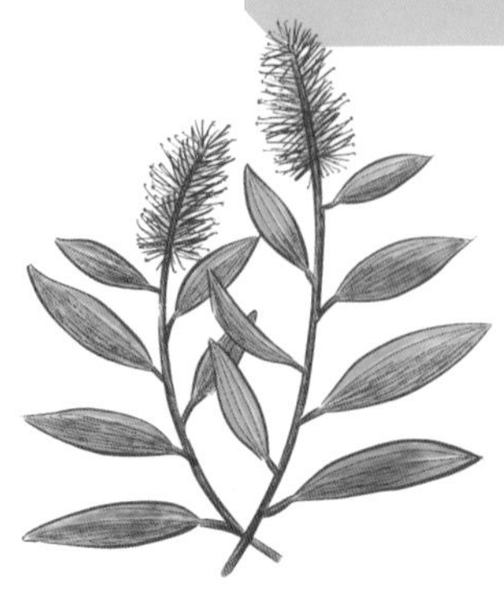

天然の抗生物質として利用

東南アジア原産の樹高30mにもなる熱帯の樹木です。樹皮が白く、「ホワイトティートリー」とも呼ばれ、ティートリー（p.87）と似た作用があります。東南アジアや中国では、古くから薬として、感染症予防や消毒剤、痛み止め、さらにはコレラの治療にも利用されました。17世紀の初めにオランダ人がヨーロッパへ持ち込みました。

心 HEART への働き

やる気を起こさせる

気持ちを前向きにさせ、やる気を起こさせます。

【主な作用】
神経系強壮

【適用】
無気力、だるさ

体 BODY への働き

感染症対策に

殺菌消毒作用があり、感染症対策に役立ちます。呼吸の不調にもよく、副鼻腔炎や気管支炎の予防にも効果があるほか、鎮痛作用も高いので筋肉や関節などの痛みの緩和にも働きます。

【主な作用】
呼吸器系強壮、免疫系刺激、抗ウイルス、殺菌、鎮痛、発汗、解熱、去痰、抗カタル、抗痙攣（けいれん）、鎮痙（ちんけい）、抗寄生虫

【適用】
風邪のひきはじめ、インフルエンザ、咳、喘息、気管支炎、鼻水、副鼻腔炎、月経痛、膀胱炎、関節炎、筋肉痛、腸内寄生虫

肌 SKIN への働き

虫刺されのかゆみに

皮膚の感染症や虫刺されによるかゆみを落ち着かせます。

【主な作用】
殺菌、消毒、防虫、発汗、抗真菌、放射線治療における皮膚保護

【適用】
皮膚の感染症、虫刺され、脂性肌、にきび

使用法

芳香浴 / 吸入 / 湿布 / アロマバス / コスメ / 香水 / トリートメント

ブレンドアドバイス

柑橘系、ローズマリー（p.73）、タイム（p.69）などの薬草系、香草系、樹木系、同じフトモモ科の精油と合います。

DATA

原料植物	カユプテ　**種類**：木本
学名	*Melaleuca cajuputi* メラレウカ カユプティ
科名	フトモモ科
抽出部位	葉と小枝　**抽出法**：水蒸気蒸留法
揮発度	トップノート
香り	**樹木系**（爽やかなすっきりとした樟脳の香り。ユーカリやティートリーよりもマイルド）　**香りの強さ**：中
主な産地	インドネシア、フィリピン、オーストラリア
主な成分	1.8シネオール、α-テルピネオール、酢酸テルピニル、α-ピネン、d-リモネン、リナロール、テルピネン-4-オール
使用上の注意	1.8シネオールを多く含むので、乳幼児は使用を控える

MYRTLE

マートル

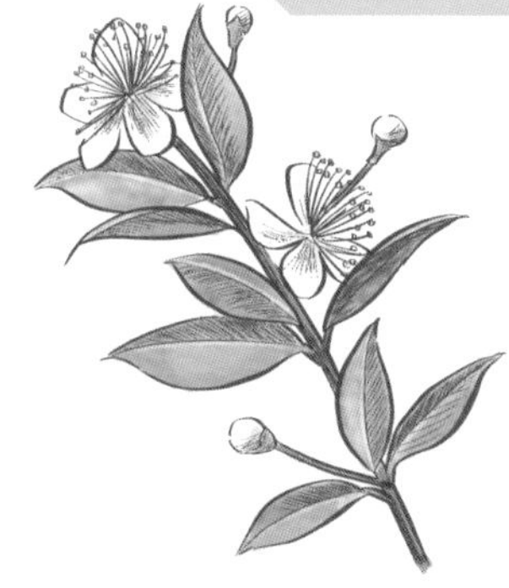

穏やかに作用する精油

地中海沿岸地域が原産で、梅に似た白い花を咲かせることから「銀梅花(ギンバイカ)」とも呼ばれます。古くから愛され、アンデス山脈の高地でも育ちます。マートルは産地により香りがかなり異なります。ユーカリプタス(p.88)のように、刺激がなく穏やかに作用するためリラックス効果が高いというのが最大の特徴です。

心 HEART への働き

安眠に導く

不安を和らげ、怒りを鎮めます。リラックスさせ、安眠へ導きます。

【主な作用】
鎮静、高揚、浄化

【適用】
不安、怒り、安眠

体 BODY への働き

子どもへの感染症対策に

ユーカリプタスのように、刺激を与えずに穏やかに作用するため、子どもにも安心して使用できます。薬臭くない香りで感染対策をしながらリラックスもできます。

【主な作用】
抗感染、去痰、抗カタル、抗菌、殺菌、鎮痛、加温

【適用】
感染症対策、風邪の予防、気管支炎、咳、副鼻腔炎、鼻水、喘息、膀胱炎

肌 SKIN への働き

脂性肌のスキンケアに

肌を浄化し引き締めるので、毛穴の開いた肌や脂性肌のケアに効果があります。

【主な作用】
消毒、殺菌、収斂(れん)、皮膚再生

【適用】
にきび、脂性肌、敏感肌

使用法

芳香浴　吸入
湿布　アロマバス
コスメ　香水
トリートメント

ブレンドアドバイス

特にラベンダー (p.58)、柑橘系の精油と相性がよく、同じフトモモ科の精油、樹木系、香辛料系とも合います。

DATA

原料植物	マートル(ギンバイカ)　種類：木本
学名	*Myrtus communis* ミルトゥス コンムニス
科名	フトモモ科
抽出部位	葉と小枝(地域により花も)　抽出法：水蒸気蒸留法
揮発度	トップ〜ミドルノート
香り	**樹木系**(甘いハーブ調とユーカリ・ラジアータに似た樟脳のような優しい香り)　**香りの強さ：**中
主な産地	チュニジア、モロッコ、フランス、ペルー
主な成分	α-ピネン、1.8シネオール、酢酸ミルテニル、d-リモネン、ゲラニオール、リナロール、酢酸ゲラニル
使用上の注意	安全性が高い

Clove

クローブ

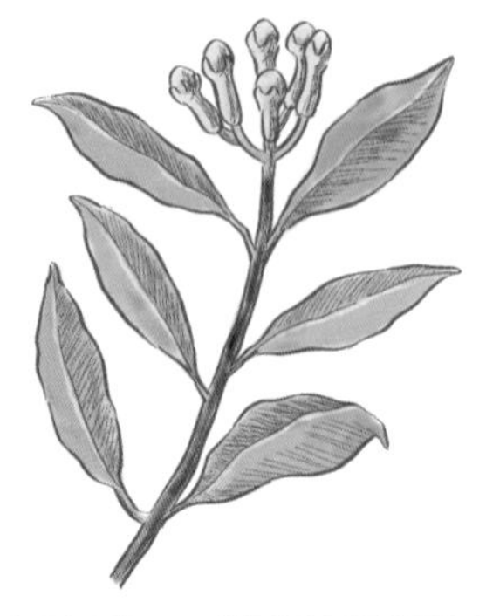

古くから歯の治療の鎮痛剤

インドネシア原産で、樹齢は150年近くになります。スパイスとして料理や菓子などに利用されてきました。紀元前から消化器官の治療や感染症予防に、また口腔内の麻酔と痛み止めとして歯科治療に用いられてきました。シナモン(p.119)やミルラ(p.104)、オレンジ(p.48)とともにクリスマスアロマに使われます。別名「丁子(ちょうじ)」。

心 HEART への働き

心を強くする

刺激のある香りが心を元気にします。

【主な作用】
精神刺激、神経系刺激、催淫

【適用】
精神疲労、衰弱、トラウマ、性欲を高める

体 BODY への働き

麻酔作用があり鎮痛に

消毒作用が強いため、口腔内の感染症予防に。また麻酔作用や鎮痛作用に優れるため、痛みの緩和に対して効果的です。

【主な作用】
消毒、抗ウイルス、麻酔、抗神経痛、鎮痛、駆虫、健胃、駆風、鎮痙(ちんけい)、加温

【適用】
感染症予防、歯の痛み、食中毒、消化不良、吐き気、鼓腸、神経痛、関節炎、冷え

肌 SKIN への働き

水虫のケアに

水虫や白癬(はくせん)などの真菌による症状に効果的です。皮膚、粘膜への刺激が強いため、希釈して少量使用に。

【主な作用】
抗真菌、消毒

【適用】
水虫、虫刺され、白癬(はくせん)

使用法

芳香浴　吸入　湿布　アロマバス　コスメ　香水　トリートメント

ブレンドアドバイス

柑橘系、花系、薬草系、樹木系、樹脂系、香辛料系の精油と合います。特にオレンジと好相性です。

DATA

原料植物	クローブ　　種類：木本
学名	*Eugenia caryophyllata* エウゲニア カリョフィラタ
科名	フトモモ科
抽出部位	花蕾　　抽出法：水蒸気蒸留法
揮発度	トップ〜ミドルノート
香り	**香辛料系**(強くスパイシーで刺激的な香り)　**香りの強さ**：強
主な産地	マダガスカル、インドネシア、スリランカ
主な成分	オイゲノール、β-カリオフィレン、酢酸オイゲニル、カリオフィレンオキサイド
使用上の注意	・皮膚と粘膜への刺激が強いため、敏感肌の人や乳幼児、子ども、妊婦は使用を控える ・外用で毒性はないが、トリートメントやオイル塗布では1%以下の濃度で使用

TEA TREE

ティートリー

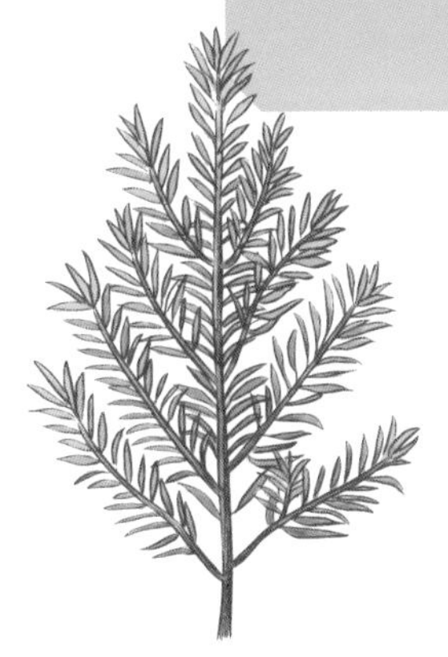

汎用性の高い天然薬

オーストラリアに自生する常緑樹です。日光のよく当たる場所に生育します。オーストラリアの先住民アボリジニが万能薬としてユーカリプタス(p.88)とともに愛用していたとされています。とても生命力が強く、成長が早い植物です。広範囲にわたり、天然の薬剤として万能に使用できる精油です。

心 HEART への働き

意欲を取り戻させる

頭をすっきりさせ、意欲を取り戻させ、やる気を起こさせます。

【主な作用】
頭脳明晰、神経系強壮

【適用】
精神疲労、やる気を出したい、頭がすっきりしない、無気力

体 BODY への働き

感染症や花粉症対策に

優れた抗菌作用があり、免疫も刺激することから、呼吸器系の感染症対策や花粉症のケアに有効です。病気の予防や病後回復期の免疫力向上に役立ちます。

【主な作用】
抗菌、抗ウイルス、去痰、免疫系刺激

【適用】
風邪、気管支炎、咳、帯状疱疹、単純ヘルペス、喘息、副鼻腔炎、膀胱炎、カンジダ症

肌 SKIN への働き

にきびのケアに

肌に対する浄化力が高く、肌の感染症対策にも効果的です。にきびや頭皮のケアにも有効です。

【主な作用】
抗菌、殺菌、抗真菌、殺虫、瘢痕(はんこん)形成、放射線治療における皮膚保護

【適用】
水虫、白癬(はくせん)、にきび、虫刺され、かゆみ、皮膚炎、やけど、ふけ

使用法

芳香浴　吸入　湿布　アロマバス　コスメ　香水　トリートメント

ブレンドアドバイス

柑橘系、同じフトモモ科の精油やラベンダー(p.58)、ローズマリー(p.73)などと合います。

DATA

原料植物	ティートリー　種類：木本
学名	*Melaleuca alternifolia* メラレウカ アルテルニフォリア
科名	フトモモ科
抽出部位	葉　抽出法：水蒸気蒸留法
揮発度	トップノート
香り	樹木系(爽やかなフレッシュでシャープな香り)　香りの強さ：中
主な産地	オーストラリア、南アフリカ
主な成分	テルピネン-4-オール、γ-テルピネン、α-テルピネン、1.8シネオール、α-テルピネオール、リナロール、α-ピネン、d-リモネン
使用上の注意	酸化しやすいので、保管に注意。酸化した場合は皮膚刺激が高まる

EUCALYPTUS

ユーカリプタス

［ユーカリ・グロブルス、ユーカリ・ラジアータ、
ユーカリ・スミス、ユーカリ・レモン］

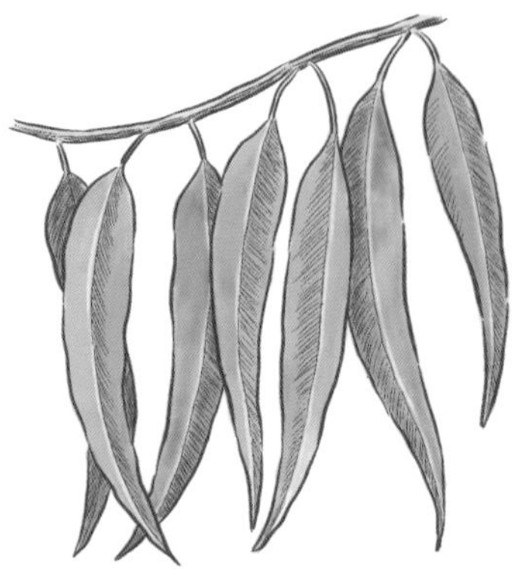

イラストは
ユーカリ・グロブルス

呼吸をしやすくする爽快感のある香り

オーストラリア、タスマニア島などが原産地で、700種以上の種類があるとされています。成長が早く、70mを超える高木となるものもあります。オーストラリアの森林の大部分は、ユーカリの木となっています。オーストラリア先住民のアボリジニは、傷を癒やすのにユーカリの葉を利用しました。

ユーカリの中で精油として主に流通しているものが4種あり、その中で最も流通し、利用されてきたのがユーカリ・グロブルスです。消毒作用と去痰作用に最も優れています。マイルドな香りのユーカリ・ラジアータは穏やかな作用のため、子どもに適しています。ユーカリ・スミスは、すっきりとした香りで南アフリカで多く栽培されています。ユーカリ・レモンはレモン様の香りが強く、主に抗炎症作用があるため、筋肉疲労などにおすすめです。

心 HEART への働き

リフレッシュ効果が

精神的にも息がつまりそうなときに、憂うつな気分をリフレッシュし、やる気を起こさせます。

【主な作用】
神経系強壮、頭脳明晰

【適用】
やる気の低下、無気力、集中力の低下

体 BODY への働き

痰のある咳のケアに

呼吸器機能を高めるため、風邪のひき始めや痰のある咳が出るときのケアに。ユーカリ・レモンは1.8シネオールが少ないため、呼吸器系ではなく局所の鎮痛に有効です。

【主な作用】
去痰、鎮咳、解熱、抗ウイルス、抗カタル、鎮痛、加温、免疫系強壮、抗炎症

【適用】
（**グロブルス、ラジアータ、スミス**）風邪、インフルエンザ、咳、鼻水、副鼻腔炎、花粉症、気管支炎、関節炎、筋肉疲労
（**レモン**）筋肉痛、肩こり、関節炎

肌 SKIN への働き

切り傷ややけどに

切り傷ややけどの治療に効果があるほか、虫よけ効果もあります。

【主な作用】
（**グロブルス、ラジアータ、スミス**）創傷治癒、瘢痕(はんこん)形成、抗炎症
（**レモン**）防虫、抗真菌、抗炎症

【適用】
傷、やけど、切り傷、虫刺され、虫よけ

COLUMN

1

コアラにとって完全栄養食のユーカリ

コアラはユーカリの葉を主食とし、水も飲まないようです。ユーカリの中でも、あまり香りが強くない数種類のユーカリの若い葉を食べます。水分だけでなく、たんぱく質などの栄養もユーカリの葉から得ており、ユーカリはコアラにとって完全栄養食といわれています。

COLUMN

耐久性に優れる木材資源のユーカリ

ユーカリは早く育つ樹木であり、精油以外でも燃料などの商業資源となるため、大規模栽培も行われています。現在、南アフリカやエチオピアの森林の多くがユーカリの木となっています。その中でも、重く、堅く耐久性に優れる種は、木材資源として利用されます。

使用法

芳香浴 / 吸入 / 湿布 / アロマバス / コスメ / 香水 / トリートメント

ブレンドアドバイス

柑橘系、香辛料系、樹脂系、ほかのフトモモ科の精油と合います。ユーカリ・レモンは香りが強いので、使用するときは少量に。よい香りにしたいときには、ユーカリ・ラジアータをブレンドするのがおすすめです。

DATA

原料植物	ユーカリ・グロブルス、ユーカリ・ラジアータ、ユーカリ・スミス、ユーカリ・レモン
種類	木本
学名	**(ユーカリ・グロブルス)** *Eucalyptus globulus* エウカリプトゥス グロブルス **(ユーカリ・ラジアータ)** *Eucalyptus radiata* エウカリプトゥス ラディアタ **(ユーカリ・スミス)** *Eucalyptus smithii* エウカリプトゥス スミティ **(ユーカリ・レモン)** *Eucalyptus citriodora* エウカリプトゥス キトリオドラ
科名	フトモモ科
抽出部位	葉　　**抽出法**：水蒸気蒸留法
揮発度	トップノート
香り	**(グロブルス、ラジアータ、スミス)** **樹木系**(グロブルス、スミスは薬のようなシャープな香り、ラジアータはマイルドで心地よい樟脳の香り) **(レモン)** **樹木系&柑橘系**(レモンのような香りと刺激のあるグリーンの香り)
香りの強さ	**(グロブルス、レモン)**強 **(ラジアータ、スミス)**中
主な産地	オーストラリア、スペイン、ポルトガル、南アフリカ、ブラジル、中国、インドネシア
主な成分	**(グロブルス)**1.8シネオール、グロブロール、α-ピネン **(ラジアータ)**α-ピネン、1.8シネオール、d-リモネン **(スミス)**d-リモネン、カルボン、1.8シネオール **(レモン)**：シトロネラール、シトロネロール、ゲラニオール、メントン
使用上の注意	乳幼児、妊婦は使用を控える

NIAOULI

ニアウリ

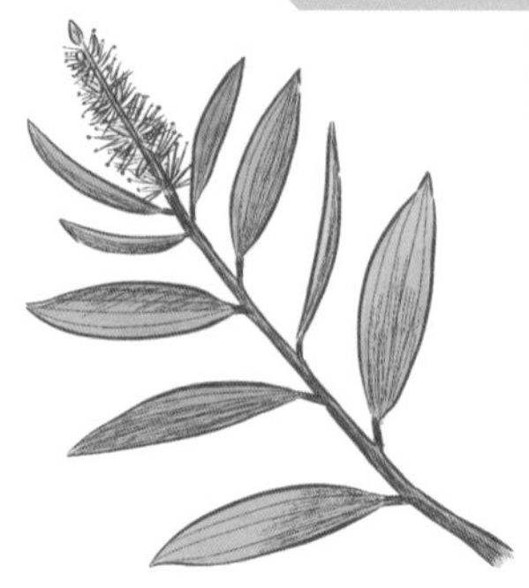

［ニアウリ・シネオール、ニアウリ・ネロリドール］

ティートリー同様の天然薬

原産地はニューカレドニアで20〜30mの高さにもなる常緑樹です。オーストラリアに生育する種はやや小さめです。どちらも湿地帯を好み、日当たりがよいところで生育します。シオネールとネロリドールなどのケモタイプ(p.22)があります。ティートリー(p.87)やカユプテ(p.84)と同じように使用でき、空気を浄化し、感染症対策や呼吸器のケアに向いています。

心 HEART への働き

リフレッシュさせる

気持ちをリフレッシュさせ、集中力も高めます。

【主な作用】
神経系強壮

【適用】
ストレス、集中力低下

体 BODY への働き

感染症対策に

ティートリーと同様に優れた抗菌、殺菌作用があります。免疫も刺激することから、呼吸器系の感染症対策などにも有効です。

【主な作用】
去痰、抗カタル、抗ウイルス、抗菌、免疫系強壮、抗痙攣（けいれん）、抗リウマチ、ホルモン様*
*CTネロリドールが有する作用。

【適用】
咳、帯状疱疹、単純ヘルペス、膀胱炎、感染症予防、リウマチ、関節炎、筋肉疲労

肌 SKIN への働き

やけどやにきびのケアに

皮膚刺激がないため、軽度の傷や皮膚の清浄に適しています。にきびなどのケアにも効果があります。

【主な作用】
創傷治癒、抗炎症、殺菌、放射線治療における皮膚保護

【適用】
傷、湿疹、にきび、おでき、頭皮ケア

使用法

芳香浴　吸入　湿布　アロマバス　コスメ　香水　トリートメント

ブレンドアドバイス

柑橘系、薬草系、樹木系、香辛料系などの精油やティートリー(p.87)とよく合います。

DATA

原料植物	ニアウリ　　種類：木本
学名	*Melaleuca quinquenervia* メラレウカ クウィンクエネルウィア（CTシネオール、CTネロリドールなど、ケモタイプが数種ある）
科名	フトモモ科
抽出部位	葉　　抽出法：水蒸気蒸留法
揮発度	トップノート
香り	**樹木系**（爽やかな樟脳の香り。シオネールはよりすっきりとし、ネロリドールはより甘い）　**香りの強さ**：弱
主な産地	ニューカレドニア、オーストラリア、マダガスカル
主な成分	**（シネオール）**1.8シネオール、α-テルピネオール **（ネロリドール）**ネロリドール、リナロール、ビリジフロロール
使用上の注意	比較的安全性が高いが、妊婦、乳幼児は使用を控える

MANUKA

マヌカ

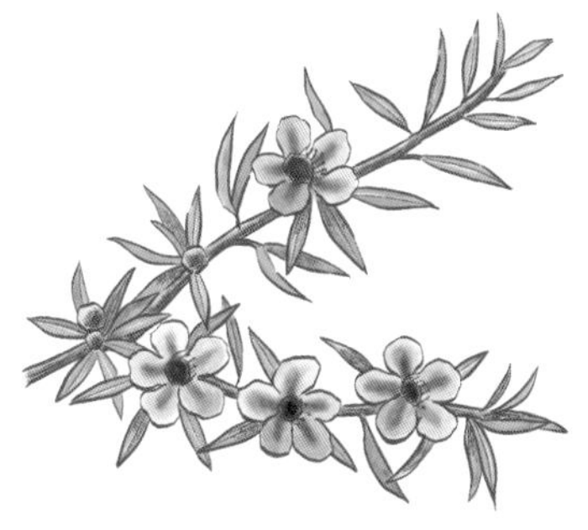

ティートリーに負けない殺菌力

ニュージーランド原産の常緑樹で、先住民であるマオリ族が古くから、傷の治療や解熱などの薬草として使用し、マヌカはマオリ語で「癒やし」を意味します。マヌカの花から採れるマヌカハニーは胃腸によいとされています。ティートリー（p.87）より強力な殺菌力があるといわれ、広範囲に効く天然の抗生剤として用いられます。

心 HEART への働き

憂うつな気分を和らげる

精神疲労を癒やし、憂うつな気分を和らげ、精神バランスをとります。

【主な作用】
神経系強壮、精神強壮

【適用】
精神疲労、ショック、怒り

体 BODY への働き

呼吸を楽にさせる

感染症対策に適しており、呼吸を楽にするとともに、免疫も強化します。痛みや体の緊張などを和らげます。

【主な作用】
強力な殺菌、去痰、抗ウイルス、鎮痛、抗ヒスタミン、抗炎症

【適用】
感染症予防、風邪、花粉症、帯状疱疹、頭痛、アレルギー性鼻炎、胃痛、筋肉痛

肌 SKIN への働き

肌を清潔にする

炎症を落ち着かせ、皮膚再生を促します。また優れた殺菌力により肌を清潔に保ちます。化粧品の原料としても注目されています。

【主な作用】
抗真菌、殺菌、抗炎症、抗ヒスタミン、皮膚再生

【適用】
水虫、湿疹、疥癬（かいせん）、床ずれ、にきび、かゆみ

使用法

芳香浴　吸入
湿布　アロマバス
コスメ　香水
トリートメント

ブレンドアドバイス

柑橘系、薬草系、樹木系、香辛料系、同じフトモモ科の精油と合います。

DATA

原料植物	マヌカ　　種類：木本
学名	*Leptospermum scoparium* レプトスペルムム スコパリウム
科名	フトモモ科
抽出部位	葉　　抽出法：水蒸気蒸留法
揮発度	トップ〜ミドルノート
香り	**樹木系**（軽い甘い薬のような香り）　　香りの強さ：中
主な産地	ニュージーランド
主な成分	レプトスペルモン、トランス-カラメネン、β-カリオフィレン、フラベゾン、トリケトン
使用上の注意	安全性が高い

ANISE SEED

アニスシード

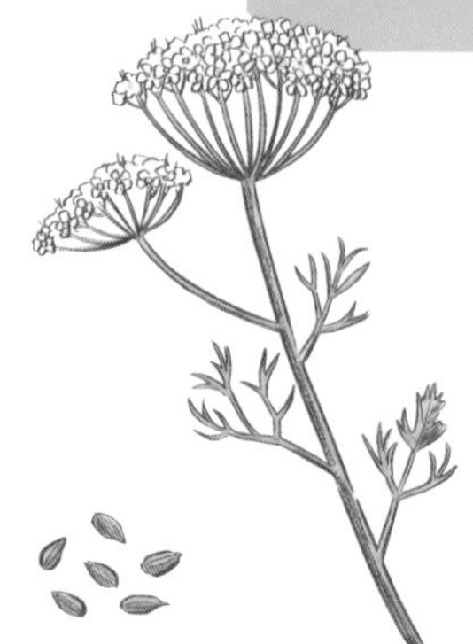

婦人科系の不調のケアに

フランスやスペインなどで栽培され、種子はスパイスとしてお菓子やリキュールの香り付けに使われています。古代エジプトでは薬用としても利用されました。精油の約90%を占める成分トランス-アネトールには鎮静作用やエストロゲンに似た作用があるため、月経痛や更年期の不調など、婦人科系の症状を緩和します。

心 HEART への働き

緊張を緩和する

緊張を和らげ、落ち着かせます。強い鎮静作用があるため、使用は1滴で十分です。

【主な作用】
強い鎮静、神経系強壮、精神強壮

【適用】
ストレス、緊張、不眠、不安

体 BODY への働き

月経や更年期の症状に

女性ホルモンのエストロゲンに似た作用があるため、女性特有の症状である月経痛やホットフラッシュなど更年期の問題に役立ちます。また消化促進に役立ち、呼吸器の症状にもよいです。

【主な作用】
エストロゲン様、催乳、消化促進、駆風、去痰

【適用】
月経痛、更年期に関わる症状、消化不良、鼓腸、咳、気管支炎

使用法

芳香浴　吸入　湿布　アロマバス　コスメ　香水　トリートメント

ブレンドアドバイス

柑橘系、香辛料系、樹木系、ほかのセリ科の精油と合います。

DATA

原料植物	アニス　　種類：草本
学名	*Pimpinella anisum* ピンピネラ アニスム
科名	セリ科
抽出部位	種子　　抽出法：水蒸気蒸留法
揮発度	ミドルノート
香り	**香辛料系&薬草系**（甘くスパイシーで、ぴりっと刺激を感じる爽やかな香り）　**香りの強さ**：中
主な産地	フランス、スペイン、イタリア
主な成分	トランス-アネトール、メチルカビコール、アニソール、リナロール、アニスアルデヒド、γ-ヒマカレン
使用上の注意	・発がん性があるメチルカビコールを含むので、使用は少量に ・トランス-アネトールを含むので、エストロゲンの影響を受ける子宮筋腫などの疾病患者、妊婦や授乳中の人は使用しない ・乳幼児は使用しない

ANGELICA
アンゼリカ

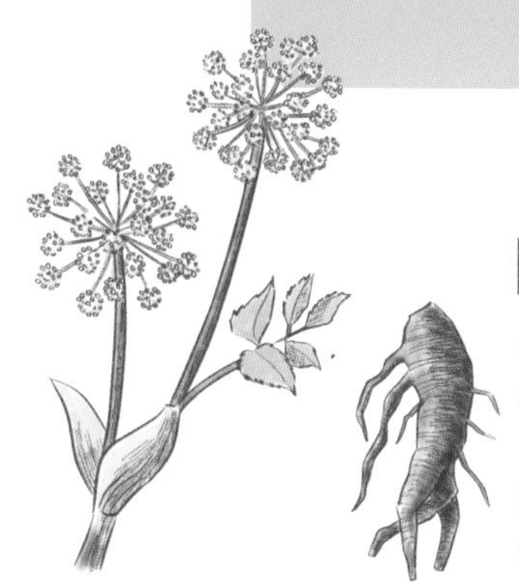

［アンゼリカシード、アンゼリカルート］

天使の薬草と呼ばれる

二年草の植物で、大きな根があります。白い花を咲かせ、その後、種ができます。精油は種子と根それぞれから抽出します。アンゼリカの名前の由来は大天使ミカエルです。ミカエルは悪と戦う守護天使としての役割を持ち、ヨーロッパではその名の通り悪魔を退け病気を治すための薬として用いられてきました。

心 HEART への働き

精神安定剤のように働く

強い鎮静作用があり、精神安定剤のような役割を果たします。気持ちが落ち着かないときなどにおすすめです。

【主な作用】
神経系強壮、精神安定、強い鎮静、浄化

【適用】
精神不安定、抑うつ、不眠、ストレス

体 BODY への働き

胃腸全般のケアに

消化器系のよい強壮剤になり、ガスがたまっているときや消化不良に役立ちます。特にアンゼリカシードは消化促進に働き、呼吸器系の不調の緩和にも効果が期待できます。

【主な作用】
駆風、健胃、消化促進、去痰、鎮咳、うっ滞除去、利尿

【適用】
鼓腸、消化不良、咳、気管支炎、解毒

使用法

芳香浴 / 吸入 / 湿布 / アロマバス / コスメ / 香水 / トリートメント

ブレンドアドバイス

薬草系、香草系、柑橘系、樹脂系の精油と相性がよいです。香りが強いのでブレンドには少量を使用します。

DATA

原料植物：アンゼリカ　**種類**：草本(二年草)

学名：*Angelica archangelica* アンゲリカ アルカンゲリカ

科名：セリ科

抽出部位：(**シード**)種子、(**ルート**)根　**抽出法**：水蒸気蒸留法

揮発度：(**シード**)ミドルノート、(**ルート**)ベースノート

香り：(**シード**)**薬草系**(甘みのあるハーブ調と土の香り)
(**ルート**)**大地系&薬草系**(ムスクのような重さと土を感じさせる香り)

香りの強さ：強

主な産地：フランス、ベルギー、ドイツ

主な成分：(**シード**)β-フェランドレン、d-リモネン、α-ピネン、α-フェランドレン、β-ミルセン
(**ルート**)β-フェランドレン、α-ピネン、α-フェランドレン、d-リモネン、酢酸ボルニル、トランス-酢酸ベルベニル、ベルガプテン

使用上の注意：アンゼリカルートには光毒性があるので、0.8%以下の濃度で使用

GALBANUM

ガルバナム

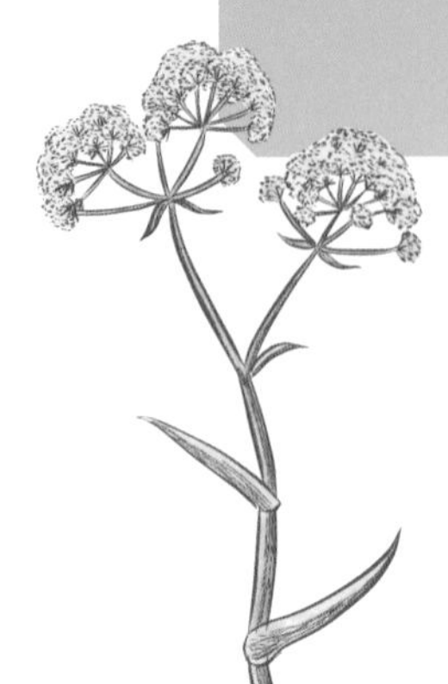

母の樹脂の聖なる香り

中東・西アジアが原産で古くから薬用植物として使用され、精油は根茎から出てくる乾燥した樹脂を蒸留します。古代エジプトでは聖なる香りとしてフランキンセンス(p.103)とともに利用され、ペルシャでは「母の樹脂」と呼ばれ、婦人科系の不調に用いられていました。

心 HEART への働き

精神統一や瞑想に

気持ちがたかぶり、執着してしまうときなどに落ち着かせます。浄化作用があり、精神統一するための瞑想にも役立ちます。

【主な作用】
鎮静、神経系強壮、浄化

【適用】
瞑想、緊張、興奮、不眠

体 BODY への働き

月経痛やPMSに

中東では古くから婦人科系の不調に用いられてきました。また痛みのケアにもよいとされています。

【主な作用】
鎮痛、鎮痙(ちんけい)、通経、去痰

【適用】
月経痛、PMS、咳、筋肉痛、更年期の不調

肌 SKIN への働き

エイジングケアに効果

しわやたるんだ肌へのエイジングケアに効果的です。

【主な作用】
抗炎症、上皮形成

【適用】
加齢肌、しわとたるんだ肌のケア

使用法

芳香浴 / 吸入 / 湿布 / アロマバス / コスメ / 香水 / トリートメント

ブレンドアドバイス

柑橘系、花系、薬草系、樹木系の精油と合います。香りにインパクトがあるので入れすぎないようにします。

DATA

原料植物	ガルバナム(楓子香)　**種類**：低木
学名	*Ferula galbaniflua* フェルラ ガルバニフルア
科名	セリ科
抽出部位	樹脂　**抽出法**：水蒸気蒸留法
揮発度	ミドルノート
香り	**樹脂系&大地系**(グリーン調の青臭さと、大地の土っぽさを感じさせる香り)　**香りの強さ**：強
主な産地	イラン、トルコ、イスラエル
主な成分	β-ピネン、α-ピネン、d-リモネン、ミルセン、サビネン、グアイオール、酢酸テルピニル
使用上の注意	モノテルペン類を多く含み酸化しやすいので、保管や使用期限に注意

CARROT SEED
キャロットシード

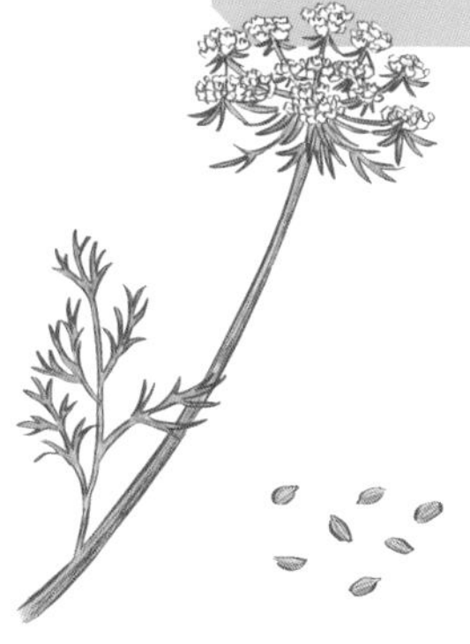

解毒と浄血で若返りを

原料植物のワイルドキャロットはヨーロッパ、アジア、北米が原産です。夏に白い小花が集団で咲き、白い花がレースに見えるため「アン女王のレース」といわれています。にんじんの原種ですが、食用ではありません。土臭く独特の香りで、解毒と浄血作用で体の中をきれいにし、エイジングケアに役立ちます。

心 HEART への働き

ストレスの緩和に

ストレスを和らげ、疲労感を軽減し、心を若返らせます。

【主な作用】
神経系強壮

【適用】
精神疲労

体 BODY への働き

肝臓と腎臓のケアに

肝細胞を再生し強化するとされており、肝臓のケアに。また腎臓の浄化にも役立つため、デトックスしたいときに最適です。

【主な作用】
肝細胞再生、利尿、浄血、駆風、血圧降下

【適用】
軽度の肝機能不全、軽度の腎機能不全、むくみ、高血圧

肌 SKIN への働き

しわ、くすみやたるみに

乾燥肌の改善や若返りに役立つとされており、しわ、くすみ、たるみなどのケアに効果的です。

【主な作用】
皮膚再生、浄血

【適用】
乾燥肌、加齢肌、しわ、エイジングケア

使用法

芳香浴 / 吸入 / 湿布 / アロマバス / コスメ / 香水 / トリートメント

ブレンドアドバイス

柑橘系、樹脂系、薬草系、樹木系の精油と合います。独特で強い香りなので、使用量に注意します。

DATA

原料植物	ワイルドキャロット（ノラニンジン）　種類：草本
学名	*Daucus carota* ダウクス カロタ
科名	セリ科
抽出部位	種子　抽出法：水蒸気蒸留法
揮発度	ミドルノート
香り	**薬草系＆大地系**（ドライで漢方薬のような土とハーブのすっきりとした独特な香り）　**香りの強さ**：強
主な産地	フランス、オランダ、ハンガリー
主な成分	カロトール、α-ピネン、ダウカ-4,8-ジエン、β-カリオフィレン、カリオフィレンオキサイド、酢酸ゲラニル
使用上の注意	妊婦、授乳中の人は使用を控える

Coriander

コリアンダー

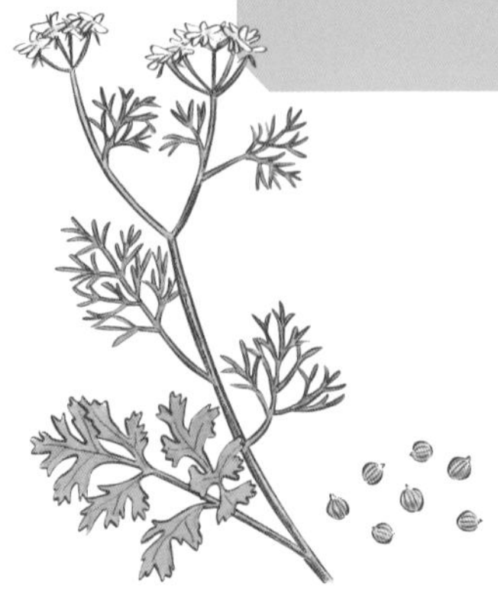

心身を強く活動的にする

地中海沿岸が原産で、古代ギリシャでは紀元前2000年頃から栽培されていました。草丈は30〜60cmになり、パクチーやシャンツァイの名で香味野菜として、乾燥させた種子はスパイスとして使われます。精油はパクチーよりも優しい香りです。消化器系全般や筋肉痛やリウマチの症状に役立ち、心身を強くします。

心 HEART への働き

活動的な気持ちに

心を強くし、不安を和らげ、活動的な気持ちにさせます。

【主な作用】
神経系強壮

【適用】
消耗した心、無気力、不安

体 BODY への働き

消化器系や筋肉疲労に

腹痛や消化不良など胃腸の問題に役立ちます。血行を促進し、筋肉のこわばりを取るため、肉体疲労時の回復にも効果があります。

【主な作用】
消化促進、消化器系強壮、鎮痙(ちんけい)、駆風、健胃、加温、鎮痛、抗痙攣(けいれん)、抗リウマチ

【適用】
消化不良、下痢、腹痛、鼓腸、食欲不振、疲労回復、筋肉疲労、冷え、関節炎、筋肉痛、リウマチ

使用法

芳香浴 / 吸入 / 温湿布 / アロマバス / コスメ / 香水 / トリートメント

ブレンドアドバイス

柑橘系、花系、香草系、香辛料系、ほかのセリ科の精油と合います。

DATA

原料植物	コリアンダー　　種類：草本
学名	*Coriandrum sativum* コリアンドルム サティウム
科名	セリ科
抽出部位	種子　　抽出法：水蒸気蒸留法
揮発度	トップノート
香り	**香辛料系＆薬草系**（フレッシュで甘くスパイシー。精油は野菜のパクチーよりも優しい香り）　**香りの強さ**：中
主な産地	モロッコ、フランス、ロシア、ベトナム
主な成分	リナロール、γ-テルピネン、α-ピネン、ゲラニオール、カンファー、酢酸ゲラニル、酢酸リナリル、d-リモネン
使用上の注意	安全性が高い

FENNEL

フェンネル

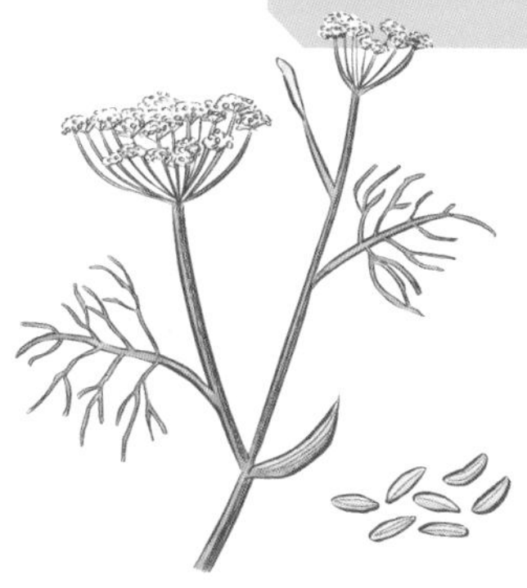

［ビターフェンネル、スィートフェンネル］

優れた胃腸薬の働き

地中海沿岸地域が原産の多年草で、古代エジプト・ローマ、中国では料理や薬用に使用されてきました。生薬では「茴香(ウイキョウ)」として胃腸薬に配合されています。精油はビターとスィートの2種類があり、どちらも効能は同じです。ビターのほうが毒性と刺激が強く、一般的に多く流通しているのはスィートです。

心 HEART への働き

イライラする気持ちに

月経前や更年期の特にイライラした気持ちを落ち着かせます。

【主な作用】
エストロゲン様、神経系強壮

【適用】
イライラ、不安

体 BODY への働き

消化や更年期のケアに

胃腸の調子を整え、便秘などの消化器系の症状に役立ちます。エストロゲン様作用があり、月経不順や更年期ケアによいです。

【主な作用】
消化器系刺激、健胃、駆風、緩下、エストロゲン様、利尿、浄化

【適用】
膨満感、便秘、下痢、鼓腸、消化不良、月経の問題、PMS、更年期、むくみ、ダイエット

肌 SKIN への働き

脂性肌のケアに

皮膚をきれいにし、脂性肌のケアに役立ちます。

【主な作用】
浄化、抗炎症

【適用】
吹き出物、脂性肌

使用法

芳香浴　吸入
湿布(温)　アロマバス
コスメ　香水
トリートメント

ブレンドアドバイス

柑橘系、花系、香草系、樹木系、香辛料系の精油に合います。

DATA

原料植物：フェンネル(茴香)　**種類**：草本(多年草)

学名：(**ビターフェンネル**)
Foeniculum vulgare var.amara フォエニクルム ウルガレ アマラ
(**スィートフェンネル**)
Foeniculum vulgare var.dulce フォエニクルム ウルガレ ドゥルチェ

科名：セリ科

抽出部位：種子　**抽出法**：水蒸気蒸留法

揮発度：ミドルノート

香り：**薬草系**(アニスに似たスパイシーで甘いハーブの香り。スィートは甘く軽め、ビターは濃く、重たい印象)　**香りの強さ**：強

主な産地：フランス、スペイン、インド、中国

主な成分：トランス-アネトール、フェンコン、メチルカビコール、α-ピネン、ミルセン、d-リモネン、アニスアルデヒド

使用上の注意：
・発がん性があるメチルカビコールを含むので、使用は少量に
・トランス-アネトールを含むので、エストロゲンの影響を受ける子宮筋腫などの疾病患者、妊婦や授乳中の人は使用を控える

CARDAMON
カルダモン

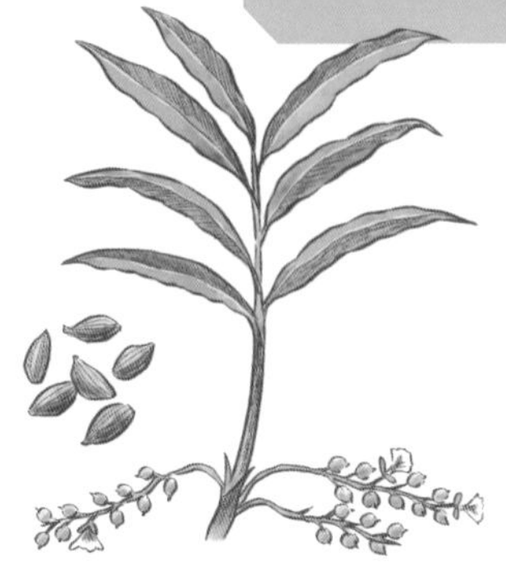

爽やかで上品な香りのスパイスの女王

インドとスリランカが原産で、地下茎から茎をたくさん出し、草丈は2〜4mにもなります。熱帯、亜熱帯アジアの多湿で常緑の森林地帯に自生します。種子は古代から使用されていたスパイスで、薬としても利用されていました。爽やかで上品な香りから「スパイスの女王」と呼ばれ、チャイやカレー、お菓子に利用されます。

心 HEART への働き

心を温め、元気に

心を温めて、優しい気持ちにさせます。また脳を刺激し、元気にさせます。

【主な作用】
神経系強壮、頭脳明晰、催淫

【適用】
精神疲労、緊張、抑うつ

体 BODY への働き

胃腸の調子を整える

体を温めて活性化させるとともに、消化を促進し、胃腸の調子を整えます。特におなかの張りやガスを出すのに役立ちます。1.8シネオールを含むため、痰が絡む咳の症状や免疫にも作用します。また、体臭や口臭などのにおいをカバーし、マスキングします。

【主な作用】
加温、消化器系強壮、健胃、消化促進、駆風、去痰、抗カタル、抗ウイルス、免疫系強壮、鎮痙（ちんけい）、利尿、抗菌

【適用】
冷え、消化不良、鼓腸、腹痛、下痢、気管支炎、風邪、肩こり、筋肉痛、口臭や体臭の軽減や予防

使用法

芳香浴　吸入　湿布　アロマバス　コスメ　香水　トリートメント

ブレンドアドバイス

柑橘系、薬草系、香草系、花系、樹木系、香辛料系の精油と合います。

DATA

原料植物	カルダモン　種類：草本(多年草)
学名	*Elettaria cardamomum* エレッタリア カルダモムム
科名	ショウガ科
抽出部位	(乾燥した)種子　抽出法：水蒸気蒸留法
揮発度	トップ〜ミドルノート
香り	**香辛料系**(スパイシーで柑橘を思わせる香り)　香りの強さ：中
主な産地	インド、スリランカ、グアテマラ
主な成分	1.8シネオール、酢酸テルピニル、酢酸リナリル、d-リモネン、リナロール、α-テルピネオール、サビネン、テルピネン-4-オール、ゲラニオール
使用上の注意	乳幼児、妊婦は使用を控える

GINGER
ジンジャー

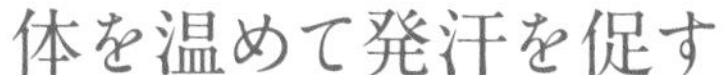

体を温めて発汗を促す

熱帯アジア原産で、1～2mまで成長します。地下に横たわる根茎は多肉で、淡黄色をしており、辛みと独特な香りがあります。根茎部分は香辛料として食材に利用されています。中国の伝統医学では風邪や冷えのときに、体を温めて発汗を促す生薬として利用されました。

心 HEART への働き

精神力を回復する

疲れて消耗した精神力の回復に役立ちます。

【主な作用】
神経系強壮

【適用】
精神的な消耗、精神疲労

体 BODY への働き

体を芯から温め、活性化

体を芯から温めます。冷えに関連した症状全般によいので、冷え性で肩こりや筋肉のこわばり、腰痛がある方のケアに。消化器系を活性化させ、消化促進にも。風邪のとき、体力を消耗したときの体力回復にも効果があります。

【主な作用】
加温、引赤、循環器系強壮、消化器系強壮、健胃、駆風、緩下、抗痙攣、鎮痛、解熱、発汗、去痰

【適用】
血行不良、心臓疲労、冷え、消化不良、鼓腸、膨満感、吐き気、下痢、咳、喉の痛み、気管支炎、関節炎、筋肉痛、腰痛、肩こり、リウマチ

使用法

芳香浴　吸入
湿布　アロマバス
コスメ　香水
トリートメント

ブレンドアドバイス

柑橘系、花系、薬草系、樹木系、香辛料系の精油と調和します。香りが強いので、少量を使用します。

DATA

原料植物	ジンジャー(生姜)　種類：草本(多年草)
学名	*Zingiber officinale* ジンギベル オフィキナレ
科名	ショウガ科
抽出部位	根茎　抽出法：水蒸気蒸留法、超臨界流体抽出法
揮発度	ミドルノート
香り	**香辛料系**(ぴりっと刺激性のある甘みと、スパイシーなジンジャーの温かみを感じる香り)　**香りの強さ**：強
主な産地	マダガスカル、インド、中国、インドネシア
主な成分	ジンギベレン、ar-クルクメン、β-セスキフェランドレン、カンフェン、β-ビサボレン、α-ピネン
使用上の注意	超臨界流体抽出法で得た精油は、皮膚刺激がある

コショウ科

Black pepper
ブラックペッパー

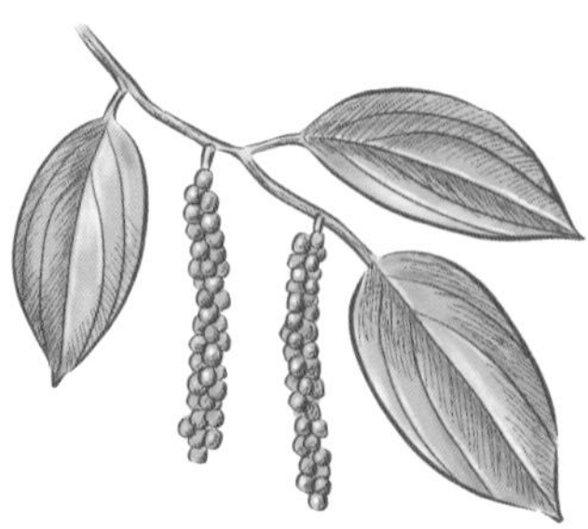

体の芯を温める最古のスパイス

インド原産の4〜6mの長さになる、多年生のつる性の植物です。熱帯地域の高温多湿なところでよく生育します。熟す前の果実を収穫後に乾燥させたものがブラックペッパーになります。体を温め消化を促進するので、4000年以上前からスパイスや薬用として利用されてきました。

心 HEART への働き

エネルギーを取り戻す

冷めた気持ちを温め、情熱とエネルギーを取り戻させます。

【主な作用】
神経系強壮

【適用】
ストレス、緊張、エネルギーの枯渇

体 BODY への働き

循環を刺激し、消化を促進

体を温めて刺激し、循環をよくします。また消化を促進し、胃腸の調子を整えます。関節や筋肉のこわばりをほぐすので、スポーツマッサージなどのケアにも効きます。

【主な作用】
消化促進、消化器系刺激、食欲増進、鎮痙（ちんけい）、健胃、駆風、緩下、加温、循環器系刺激、引赤、解熱、利尿、抗痙攣（けいれん）

【適用】
消化不良、便秘、食欲不振、下痢、鼓腸、血行不良、冷え、しもやけ、悪寒、風邪、リウマチ、打ち身、筋肉痛、肩こり、腰痛、こむら返り

使用法

芳香浴 / 吸入 / 湿布 / アロマバス / コスメ / 香水 / トリートメント

ブレンドアドバイス

柑橘系、樹木系、香辛料系、樹脂系の精油と合います。

DATA

原料植物	ペッパー　　種類：木本
学名	*Piper nigrum* ピペル ニグルム
科名	コショウ科
抽出部位	果実　　抽出法：水蒸気蒸留法
揮発度	トップノート
香り	**香辛料系**（フレッシュでスパイシーな鋭い香り）　　香りの強さ：中
主な産地	インド、スリランカ、マダガスカル
主な成分	β-カリオフィレン、d-リモネン、α-ピネン、β-ピネン、サビネン、α-コパエン
使用上の注意	モノテルペン類を多く含み酸化しやすいので、保管や使用期限に注意

LEMON VERBENA

レモンバーベナ

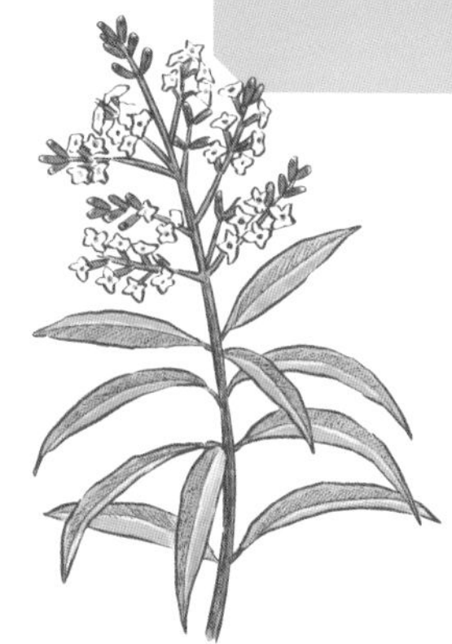

安眠へ導くハーブ

南米原産の落葉低木で、夏に小さな白い花を咲かせます。和名では「こうすいぼく(香水木)」と呼ばれます。ヨーロッパでは18世紀頃から肉や魚料理のにおい消しやハーブティーとして使われ、フランスでは「ベルベーヌ」の名前で親しまれています。安眠と消化促進に役立ちます。

心 HEART への働き

安眠へ導く

深いリラクゼーションと安眠へ導きます。一方でリフレッシュもさせます。

【主な作用】
抗うつ、抗不安、強い鎮静、刺激活性

【適用】
抑うつ、悲しみ、不眠、ストレス、集中力の低下

体 BODY への働き

胃腸の調子を整える

神経性やストレス性の消化不良によく、リラックスするときに活発になる副交感神経を優位にして胃腸の調子を整えます。

【主な作用】
消化促進、健胃、解熱、駆風、鎮痙(ちんけい)

【適用】
消化不良、便秘、食欲不振、下痢、鼓腸

使用法

芳香浴 / 吸入 / 湿布 / アロマバス / コスメ / 香水 / トリートメント

ブレンドアドバイス

花系、薬草系、樹木系、香辛料系の精油と合います。香りが強めで表に出てくるので少量をブレンドします。

DATA

原料植物	レモンバーベナ　種類：低木
学名	*Aloysiatripylla* アロイシア トリフィラ
科名	クマツヅラ科
抽出部位	葉　抽出法：水蒸気蒸留法
揮発度	ミドルノート
香り	**柑橘系&薬草系**(レモンを感じるフレッシュさとメリッサに似た優しいハーブの香り)　**香りの強さ**：中
主な産地	フランス、モロッコ、チリ、アルゼンチン
主な成分	ゲラニアール、ネラール、d-リモネン、ゲラニオール、シトロネロール、カリオフィレンオキサイド
使用上の注意	・皮膚感作性があるので、1%以下の濃度で使用 ・妊婦、敏感肌の人や乳幼児は使用しない ・レモングラス(p.81)やシトロネラ(p.80)を混ぜた偽和に注意

ELEMI

エレミ

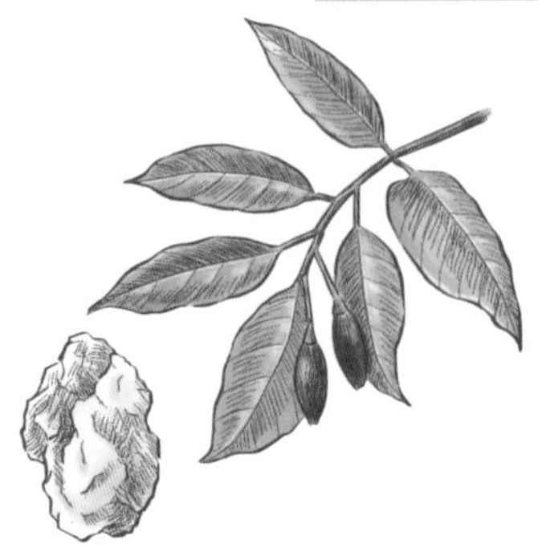

呼吸を深めて肌を健やかに

フィリピン原産で樹高30mまで成長する熱帯樹木です。新芽が出る時期に樹皮に切り込みを入れると樹脂がしみ出します。この樹脂を蒸留し、精油を抽出します。エレミは古代エジプトでは防腐剤として、15世紀のヨーロッパでは傷に塗る軟膏として使われていました。フランキンセンス(p.103)と同じように作用します。

心 HEART への働き

リラックスに導く

心を落ち着かせてリラックスに導きます。

【主な作用】
鎮静、神経系強壮

【適用】
ストレス、精神疲労

体 BODY への働き

呼吸器系のケアに

呼吸器系の症状に効果があり、鼻水や咳なども落ち着かせます。

【主な作用】
去痰、抗ウイルス、抗カタル、鎮痛、うっ滞除去、健胃

【適用】
喘息、気管支炎、咳、風邪、静脈瘤

肌 SKIN への働き

肌荒れや傷痕に

傷痕を癒やし、肌荒れを落ち着かせます。エイジングケアにも効果的です。

【主な作用】
創傷治癒、皮膚再生、抗炎症、抗菌、収斂

【適用】
傷痕、肌荒れ、加齢肌

使用法

芳香浴 / 吸入 / 湿布 / アロマバス / コスメ / 香水 / トリートメント

ブレンドアドバイス

柑橘系、花系、薬草系、樹木系、香辛料系の精油と合い、特にレモン(p.55)やコリアンダー(p.96)などと好相性です。

DATA

原料植物	エレミ　　種類：木本
学名	*Canarium luzonicum* カナリウム ルゾニクム
科名	カンラン科
抽出部位	樹脂　　抽出法：水蒸気蒸留法
揮発度	トップノート
香り	**樹脂系**(かすかにレモンを感じさせる香りの中に爽やかなペッパーの香り)　**香りの強さ**：中
主な産地	フィリピン、マレーシア、インドネシア
主な成分	d-リモネン、エレモール、α-フェランドレン、エレミシン、α-ピネン、サビネン
使用上の注意	モノテルペン類を多く含み酸化しやすいので、保管や使用期限に注意

FRANKINCENSE

フランキンセンス

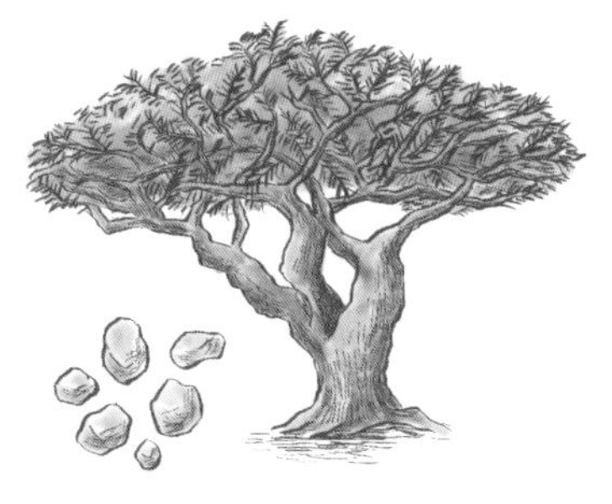

心の傷を深く癒やす

中東やアフリカが原産の樹木で、木の皮を削り、傷をつけて樹脂を得ます。古代エジプトでは、この樹脂は神様に捧げる香りとして重用され、「乳香（にゅうこう）」ともいいます。最も流通しているソマリア種はスモーキーな香り、オマーン種は濃厚な香り、インド種は軽やかな香りです。産地に関わらず、心の傷を癒やす作用があります。

心 HEART への働き

心の傷を癒やす

心の傷を癒やします。エネルギーの流れをよくし、精神を強化していきます。

【主な作用】
鎮静、神経系強壮、抗うつ

【適用】
心の傷、ショック、不安、緊張、ストレス、抑うつ、瞑想

体 BODY への働き

呼吸を深める

呼吸を整え、心理面、肉体面を落ち着かせます。ストレスからくる心身症にも効果的です。

【主な作用】
呼吸器系強壮、去痰、免疫系強壮、抗カタル

【適用】
過呼吸、風邪、インフルエンザ、気管支炎、喘息、咳

肌 SKIN への働き

エイジングケアに

若返りの精油といわれ、肌を活性化させ、エイジングケアに適しています。

【主な作用】
創傷治癒、抗炎症、収斂（れん）、細胞成長促進、消毒

【適用】
乾燥肌、加齢肌、しわ、傷、傷痕、やけど

使用法

芳香浴　吸入
湿布　アロマバス
コスメ　香水
トリートメント

ブレンドアドバイス

柑橘系、花系、樹木系、香辛料系の精油と合い、特にサンダルウッド（p.130）やシダーウッド（p.105）などと好相性です。

DATA

原料植物	フランキンセンス　　種類：木本
学名	**(オマーン種)***Boswellia sacra* ボスウェリア サクラ **(ソマリア種)***Boswellia carterii* ボスウェリア カルテリ **(インド種)***Boswellia serrata* ボスウェリア セラータ
科名	カンラン科
抽出部位	樹脂　　**抽出法**：水蒸気蒸留法、超臨界流体抽出法
揮発度	トップ〜ミドルノート
香り	**樹脂系**(甘くスモーキーな香り。オマーン種はよりフレッシュでスパイシー、ソマリア種はスモーキーさが際立ち、インド種はより軽やかでスパイシー)　　**香りの強さ**：中
主な産地	オマーン、ソマリア、インド
主な成分	α-ピネン、d-リモネン、サビネン、β-カリオフィレン、テルピネン-4-オール、リナロール、1.8シネオール、カリオフィレンオキサイド
使用上の注意	モノテルペン類を多く含み酸化しやすいので、保管や使用期限に注意

カンラン科

MYRRH
ミルラ

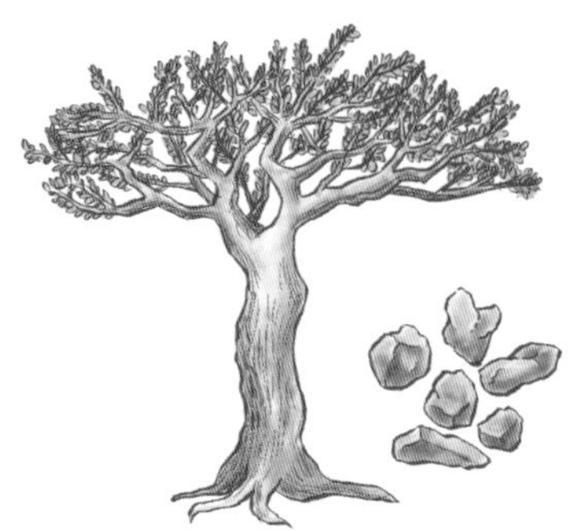

最古の薫香として焚かれた香り

北アフリカ、アジア、ソマリアが原産の常緑樹です。香りのある葉をつけ、白い花を咲かせます。古代エジプトでは、太陽神ラーへの捧げる香りとして儀式の際に焚かれ、最古の薫香といわれています。また、ミイラを作る際の防腐剤として利用されていました。防腐作用に優れているので、加齢肌のケアに役立ちます。

心 HEART への働き

心を穏やかにする

心を穏やかにさせ、考えすぎや不安を取り除き、静寂をもたらします。

【主な作用】
鎮静、神経系強壮

【適用】
不安、瞑想

体 BODY への働き

口腔内を健やかに

咳や気管支炎を落ち着かせ、口の中や喉の炎症を抑えるので口腔ケアにも適しています。消化器の粘膜も保護します。スペアミント(p.62)と合わせて歯磨き粉やマウスウォッシュなどに利用されています。

【主な作用】
去痰、抗カタル、抗菌、消化器系強壮、健胃、消化促進

【適用】
咳、気管支炎、風邪、歯周病、口内炎、消化不良

肌 SKIN への働き

エイジングケアに

老化を防ぐ作用があり、加齢肌のケアに。しわを防ぎ、瘢痕(はんこん)形成を促します。皮膚の炎症を抑え、かゆみを和らげます。

【主な作用】
創傷治癒、抗炎症、収斂(れん)、細胞成長促進、消毒、瘢痕(はんこん)形成

【適用】
肌荒れ、加齢肌、しわ、傷、傷痕、やけど、湿疹

使用法

芳香浴　吸入　湿布　アロマバス　コスメ　香水　トリートメント

ブレンドアドバイス

柑橘系、花系、薬草系、樹脂系、樹木系、香辛料系の精油と合います。

DATA

原料植物	ミルラ　種類：木本
学名	*Commiphora myrrha* コンミフォラ ミルラ
科名	カンラン科
抽出部位	樹脂　抽出法：水蒸気蒸留法
揮発度	ベースノート
香り	**樹脂系**(スパイシーでスモーキーな樹脂の香り)　香りの強さ：中
主な産地	エチオピア、インド、ソマリア
主な成分	フラノオイデスマ-1,3ジエン、フラノジエン、リンデストレン、β-エレメン、ゲルマクレンB、ゲルマクレンD
使用上の注意	妊婦、授乳中の人は使用を控える

CEDARWOOD

シダーウッド

［シダーウッドアトラス、
シダーウッドヒマラヤ］

強く生きる神聖なる木

レバノンや地中海のキプロス島に自生するレバノンシダーウッドの亜種。 樹齢1000年以上にもなる強さの象徴の木です。濃厚な香りのアトラス産は、防虫効果が高く古代エジプトから建築用木材として使われてきました。白檀のような香りのヒマラヤ産は、インドのアーユルヴェーダでは肺の治療に用いられてきました。

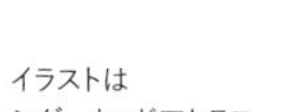

イラストは
シダーウッドアトラス

心 HEART への働き

精神的な緊張を癒やす

長期にわたる悩みや心配事、精神的な緊張があるときにエネルギーを強化し、精神を安定させます。

【主な作用】
強い鎮静、精神強壮、神経系強壮

【適用】
精神疲労、不安、精神的緊張、悲観、精神安定

体 BODY への働き

むくみのケアに

リンパの流れをよくし、循環を促進するため、むくみによいです。同時に呼吸を深め、咳を鎮めます。

【主な作用】
循環促進、利尿、リンパ系強壮、鎮痙、呼吸器系強壮、去痰、鎮咳、抗カタル、殺菌

【適用】
むくみ、静脈瘤、冷え、気管支炎、咳、膀胱炎などの尿路感染症

肌 SKIN への働き

スキンケアやヘアケアに

肌に対しての再生作用があるのでスキンケアに役立ち、ヘアケアや抜け毛にも効果があります。

【主な作用】
収斂、皮膚再生、抗菌、抗真菌

【適用】
しわ、ふけ、抜け毛、にきび、加齢肌

使用法

芳香浴　吸入
湿布　アロマバス
コスメ　香水
トリートメント

ブレンドアドバイス

柑橘系、薬草系、花系、ほかの樹木系の精油と合います。ブレンド時、香りを持続させる保留剤として少量の使用がおすすめです。

DATA

原料植物	アトラスシダーウッド、ヒマラヤスギ　**種類**：木本
学名	**(アトラス)** *Cedrus atlantica* ケドルス アトランティカ **(ヒマラヤ)** *Cedrus deodara* ケドルス デオダラ
科名	マツ科
抽出部位	木部　**抽出法**：水蒸気蒸留法
揮発度	ベースノート
香り	**樹木系**(甘く樹脂のような香り。アトラスは香りが濃厚でやや甘く、ヒマラヤはよりウッディで少しサンダルウッドを思わせる香り)　**香りの強さ**：強
主な産地	アルジェリア、モロッコ、インド、ネパール
主な成分	β-ヒマカレン、α-ヒマカレン、α-アトラントン、ヒマカロール
使用上の注意	安全性が高い

PINE

パイン

［スコッチパイン、ブラックパイン、
プミリオパイン、スイスパイン］

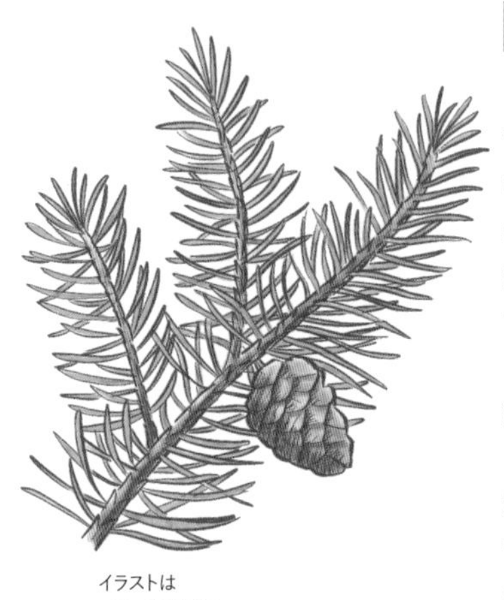
イラストは
スコッチパイン

肺などの呼吸器系を強くする

マツ科の中でもマツ属に属するパインは、北半球の各地域に生育し、針葉樹で針のような形態の葉と松かさ(松ぼっくり)がある球果植物です。約1〜7万年前の最後の氷河期時代に登場したとされています。古代からパインの針葉は肺によいとされ、煎じて風邪薬や咳止めなどとして薬用に使用されていました。樹齢が1000年以上にもなることから、強いエネルギーを感じさせます。

精油は､常緑の針葉を蒸留して採取します｡一般的にパインの精油というと、フレッシュなマツの香りを感じるスコッチパインのことで、最も多く流通しています。ブラックパインは地中海沿岸地域やフランスのコルシカ島に自生し、爽やかな木の香りがします。プミリオパインは樹高２mの低木で、ハイマツとも呼ばれており、フレッシュで強さのあるマツの香りです。スイスパインはアルプス山脈に自生し、自然保護対象の樹木となっており、濃厚なマツの香りです。いずれの精油も肺を強くし、呼吸を深めます。

心 HEART への働き

心を強くする

樹齢1000年以上という生命力の強さがエネルギーを高めます。心を強くする働きがあります。

【主な作用】
鎮静、神経系強壮、抗うつ、浄化

【適用】
抑うつ、ストレス、不安、精神疲労、責任感の強さへのサポート、忍耐

体 BODY への働き

呼吸器系の症状に

呼吸器系の機能を高めるため、呼吸の障害（咳、喘息、気管支炎）に役立ちます。感染症対策や肺炎の予防にも効果的です。鎮痛作用もあることから、関節の痛みや筋肉の痛みの緩和にもおすすめです。

【主な作用】
呼吸器系強壮、去痰、鎮咳、粘液溶解、気道の血行促進、殺菌、抗リウマチ、鎮痛

【適用】
感染症予防、風邪、咳、喘息、気管支炎、鼻炎、副鼻腔炎、衰弱、肺炎予防、リウマチ、関節痛、筋肉痛

肌 SKIN への働き

炎症を落ち着かせる

切り傷や肌の炎症を落ち着かせます。

【主な作用】
抗菌、抗炎症

【適用】
切り傷、皮膚の炎症、日焼け

COLUMN 1

健康によい建築資材として注目されるスイスパイン

スイスパインは、健康によい建築資材としても注目されています。人体に有害な物質を含まず、抗菌作用や消臭作用が優れているため、人間にも環境にも優しい木材として、オーストリアのビオホテル※では客室の建築資材として使用されています。

※ビオホテルとは、環境や、宿泊者や従業員の健康などに配慮したホテルのこと。

COLUMN 2

森林浴に欧米が着目!

日本人にはなじみのある「森林浴」は実は日本発祥。近年、欧米でも着目され、アメリカでは新しいフィットネスの形としても広まっています。また、室内にいながら樹木の香りの芳香浴で森林浴をすると、心身の健康を増進することがわかっています。

使用法

芳香浴 吸入
湿布 アロマバス
コスメ 香水
トリートメント(BODY)

ブレンドアドバイス

柑橘系、薬草系、樹脂、ほかの樹木系の精油と合います。樹木系同士でブレンドすると森林浴の効果が得られます。

DATA

原料植物	スコッチパイン(ヨーロッパアカマツ)、ブラックパイン(ヨーロッパクロマツ)、プミリオパイン(ハイマツ、マウンテンパイン)、スイスパイン(高山マツ)
種類	木本
学名	(**スコッチパイン**)*Pinus sylvestris* ピヌス シルウェストリス (**ブラックパイン**)*Pinus nigra ssp.laricio* ピヌス ニガ ラリシオ (**プミリオパイン**)*Pinus mugo var.pumilio* ピヌス ムゴ バー プミリオ (**スイスパイン**)*Pinus cembra* ピヌス センブラ
科名	マツ科
抽出部位	枝と針葉　**抽出法**:水蒸気蒸留法
揮発度	ミドルノート
香り	**樹木系**(森林の松の香り。スコッチはよりフレッシュさがある。ブラックは海を感じさせ、プミリオは甘く、スイスは針葉の香りが強い)　**香りの強さ**:中
主な産地	スコットランド、フランス(コルシカ島)、オーストリア、イタリア
主な成分	α-ピネン、β-ピネン、d-リモネン、β-フェランドレン、β-ミルセン、酢酸ボルニル
使用上の注意	・モノテルペン類を多く含み酸化しやすいので、保管や使用期限に注意 ・プミリオパイン(ハイマツ)は皮膚刺激がある

FIR

ファー

［シルバーファー、シベリアファー、グランドファー］

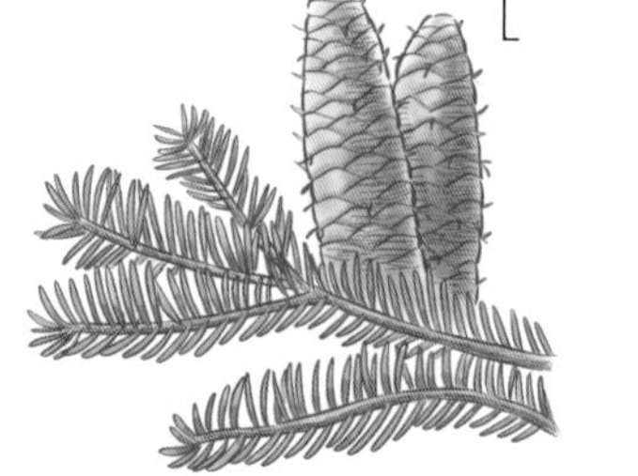
イラストはシルバーファー

空間を浄化しやすく

ファー（モミ）は北半球の寒冷地から温帯にかけて、約50種類が分布し、樹高が高くクリスマスツリーのような形になることが多いです。耐久性があり、建築資材として使用されています。原料植物の違いにより、主に3つの精油が流通しており、いずれも呼吸を深めて神経バランスを調整する働きがあります。

心 HEART への働き

心をクリアにさせる

森の中にいるような気分にさせるため、心の浄化と深いリラックスに役立ち、神経バランスを整えます。

【主な作用】
鎮静、抗うつ、抗不安、神経系強壮

【適用】
不眠、抑うつ、ストレス、不安、精神安定

体 BODY への働き

呼吸器系の症状に

パイン（p.106）と同様に呼吸器系全般によく、気管支炎や鼻炎に効果的です。気道をきれいにするため、呼吸も楽にします。鎮痛作用もあるため、関節痛や筋肉痛にもおすすめです。

【主な作用】
呼吸器系強壮、去痰、抗カタル、免疫系刺激、鎮痛

【適用】
気管支炎、鼻炎、喘息、副鼻腔炎、衰弱、風邪、インフルエンザ、喉の痛み、関節痛

使用法

芳香浴　吸入　湿布　アロマバス　コスメ　香水　トリートメント（BODY）

ブレンドアドバイス

柑橘系、薬草系、花系、樹脂系、ほかの樹木系の精油と合います。樹木系同士でブレンドすると森林浴の効果が得られます。特に寒い季節に。

DATA

原料植物：シルバーファー（ヨーロッパモミ）、シベリアファー（シベリアモミ）、グランドファー（グランディスモミ）
種類：木本

学名：**（シルバーファー）***Abies alba* アビエス アルバ
（シベリアファー）*Abies sibirica* アビエス シビリカ
（グランドファー）*Abies grandis* アビエス グランディス

科名：マツ科

抽出部位：枝と針葉　抽出法：水蒸気蒸留法

揮発度：ミドルノート

香り：**樹木系**（すっきりとした針葉の香り。シベリアファーとグランドファーはほのかに柑橘を感じる）　**香りの強さ**：中

主な産地：フランス、オーストリア、ロシア、カナダ、アメリカ

主な成分：α-ピネン、d-リモネン、酢酸ボルニル、カンフェン、ボルネオール

使用上の注意：モノテルペン類を多く含み酸化しやすいので、保管や使用期限に注意

DOUGLAS FIR

ダグラスファー

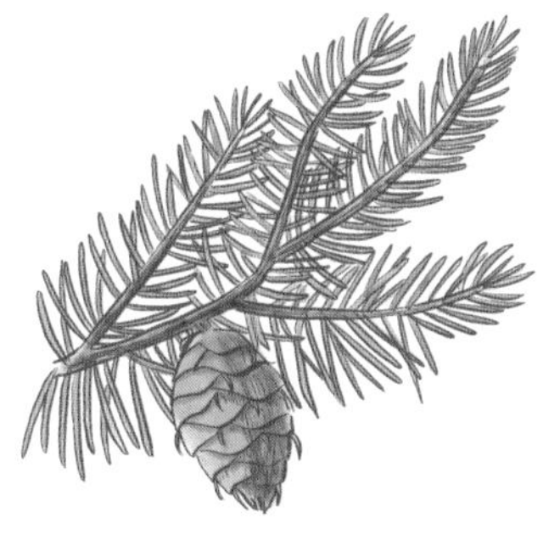

深呼吸でポジティブに

原産地はアメリカ北西部で、樹高100mにもなる常緑針葉樹です。500年以上も生きるものもある長寿の大木です。建築資材としても使用されます。この樹を最初にイギリスに紹介した植物学者デビッド・ダグラス氏の名前から「ダグラスファー」といわれています。その爽やかな香りが深呼吸に導きます。

心 HEART への働き

ポジティブマインドに

少し柑橘を感じさせる木の香りが深呼吸へと誘います。ポジティブな気持ちにさせ、自信を強め、困難な状況に立ち向かう力をもたらします。

【主な作用】
神経系強壮、鎮静、抗不安

【適用】
ストレス、緊張、不安、自信のなさ、リフレッシュ

体 BODY への働き

冬の寒い時期のケアに

神経性の不調に働き、呼吸器系の不調にも効果があります。体液の循環も促進し、冬の寒い季節の風邪や呼吸器のケアに向いています。

【主な作用】
呼吸器系強壮、去痰、粘液溶解、循環器系強壮

【適用】
気管支炎、鼻炎、喘息、副鼻腔炎、衰弱、冷え

使用法

芳香浴　吸入
湿布　アロマバス
コスメ　香水
トリートメント(BODY)

ブレンドアドバイス

柑橘系、薬草系、花系、樹脂系、香辛料系、ほかの樹木系の精油と幅広く合います。柑橘系の香りがある爽やかなブレンドになります。

DATA

原料植物	米松(ベイマツ)　**種類**：木本
学名	*Pseudotsuga menziesii* プセウドツガ メンジエシ
科名	マツ科
抽出部位	枝と針葉　**抽出法**：水蒸気蒸留法
揮発度	ミドルノート
香り	**樹木系**(かすかにレモンの香りがする、フレッシュな針葉樹の香り)　**香りの強さ**：中
主な産地	フランス、イタリア、アメリカ、カナダ
主な成分	α-ピネン、β-ピネン、カンフェン、酢酸ボルニル、酢酸シトロネリル、テルピネン-4-オール
使用上の注意	モノテルペン類を多く含み酸化しやすいので、保管や使用期限に注意

SPRUCE

スプルース

［ブラックスプルース、
レッドスプルース］

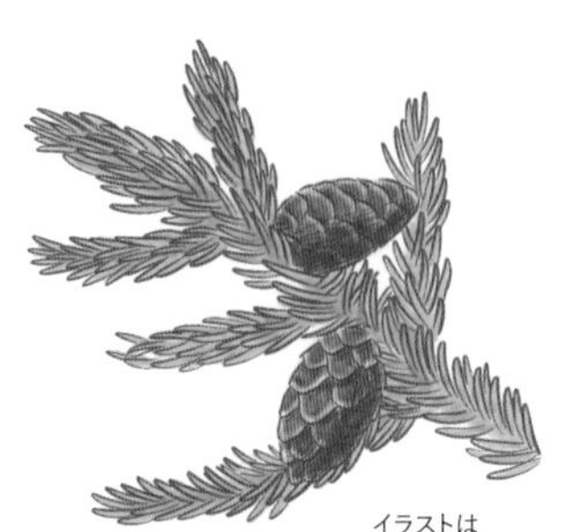
イラストは
ブラックスプルース

忍耐強さを象徴する針葉樹

スプルース（トウヒ）はクリスマスツリーのような形の針葉樹で、松かさは下に向かって垂れ下がります。北米産のものが多く、極限の寒冷地でゆっくりと忍耐強く成長し、強い木質を形成します。ブラックは寿命が長く1000年以上生きるといわれ、レッドは樹皮が赤褐色です。どちらも深い木の香りで、効能も同じです。

心 HEART への働き

ストレスからの解放

強いストレス状態に置かれている環境の心をゆったりと休めます。

【主な作用】
鎮静、神経系強壮

【適用】
ストレス、精神疲労

体 BODY への働き

免疫機能を強める

呼吸器系の強壮と体液の循環を促進し、免疫を調整します。風邪の症状に効果があります。

【主な作用】
呼吸器系強壮、去痰、鎮咳、抗炎症、コーチゾン様、免疫系強壮

【適用】
風邪、気管支炎、鼻炎、喘息、副鼻腔炎、衰弱、肺炎予防

使用法

芳香浴 / 吸入 / 湿布 / アロマバス / コスメ / 香水 / トリートメント（BODY）

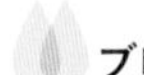
ブレンドアドバイス

柑橘系、薬草系、花系、樹脂系、ほかの樹木系の精油と合います。

DATA

原料植物： 種類：	ブラックスプルース（クロトウヒ）、レッドスプルース（アカトウヒ） 木本
学名：	（**ブラックスプルース**）*Picea mariana* ピケア マリアナ （**レッドスプルース**）*Picea rubens* ピケア ルベンス
科名：	マツ科
抽出部位：	針葉　**抽出法**：水蒸気蒸留法
揮発度：	ミドルノート
香り：	**樹木系**（深い樹の香り。ブラックスプルースは温かみがあり、レッドスプルースはパインよりも深い）　**香りの強さ**：中
主な産地：	アメリカ（アラスカ）、カナダ
主な成分：	酢酸ボルニル、α-ピネン、δ-3-カレン、d-リモネン、β-ミルセン
使用上の注意：	モノテルペン類を多く含み酸化しやすいので、保管や使用期限に注意

LARCH ラーチ

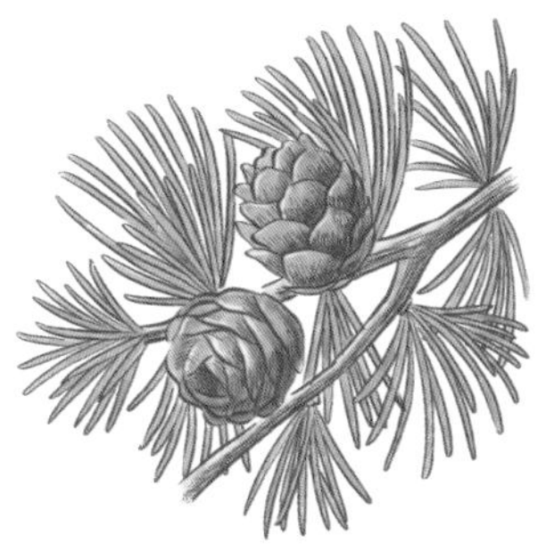

穏やかな作用のマツ

カラマツ属の別名「ヨーロッパカラマツ」と呼ばれ、冬に針葉を落下させる落葉樹です。ヨーロッパを中心に生育し、耐寒性に優れ、観賞用に公園や庭で栽培されています。耐久性があることから、建築資材にも利用されています。精油は、マイルドな優しいマツの香りで、刺激が少なく、子どもでも安心して使用できます。

心 HEART への働き

自信と希望を与える

視野を広げ、新しいことをスタートするときに役立ちます。内気で恥ずかしがり屋の人に自信と希望を与えます。

【主な作用】
神経系強壮、鎮静、抗うつ

【適用】
内気、ストレス、不安、自信のなさ

体 BODY への働き

子どもや高齢者のケアに

気道を浄化します。敏感な気管支に適しているため、子どもや高齢者への呼吸器系のケアに役立ちます。

【主な作用】
呼吸器系強壮、去痰、鎮咳、抗炎症、コーチゾン様、免疫系強壮

【適用】
子どもの気管支炎、鼻炎、喘息、副鼻腔炎、衰弱、肺炎予防

肌 SKIN への働き

肌の浄化に

肌を清潔にし、落ち着かせます。

【主な作用】
抗炎症、殺菌

【適用】
すり傷、皮膚炎、肌の浄化

使用法

芳香浴、吸入、湿布、アロマバス、コスメ、香水、トリートメント(BODY)

ブレンドアドバイス

柑橘系、薬草系、花系、樹脂系、香辛料系、ほかの樹木系の精油と合います。香りがマイルドでブレンドしやすいです。

DATA

原料植物	カラマツ　種類：木本
学名	*Larix decidua* ラリックスデシドゥア
科名	マツ科
抽出部位	枝と針葉　抽出法：水蒸気蒸留法
揮発度	ミドルノート
香り	**樹木系**(穏やかで優しい松の香り)　香りの強さ：弱
主な産地	フランス、イタリア
主な成分	α-ピネン、β-ピネン、d-リモネン、酢酸ボルニル、αテルピネオール
使用上の注意	モノテルペン類を多く含み酸化しやすいので、保管や使用期限に注意

JUNIPER

ジュニパー

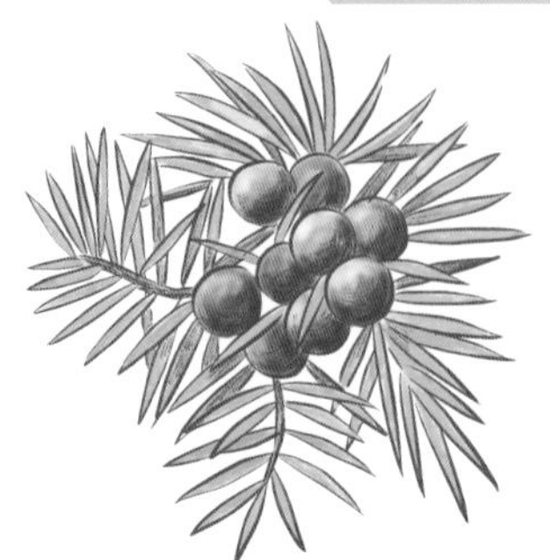

［ジュニパーブランチ、ジュニパーベリー］

心身の浄化に働くパワフルな精油

北半球の温帯から寒帯の広い範囲に分布する常緑の針葉樹。直径6〜9mmの小さな実は3年で熟し、黒くなります。蒸留酒ジンの香り付けや肉の臭み消しのスパイスとして、また利尿剤としても利用されてきました。ブランチは葉と小枝、ベリーは実と抽出部位が異なり、ブランチのほうがより解毒効果が高いです。

心 HEART への働き

ネガティブな感情の浄化

ネガティブな感情やわだかまりを浄化する力があり、清らかな心になり、冷静な思考力を得ることができます。

【主な作用】
鎮静、精神強壮、神経系強壮、浄化

【適用】
ストレス、精神疲労、神経疲労、否定的な感情、自己否定

体 BODY への働き

身体の解毒と浄化

精油の中で最も利尿作用と解毒作用があるといわれ、体内の毒素排出に役立ち、むくみに効果的です。また、体を刺激して温めます。筋肉と関節のケアにも役立ちます。

【主な作用】
泌尿器系刺激、利尿、浄化、加温、引赤、健胃、鎮痙（ちんけい）、抗リウマチ、抗炎症、鎮痛

【適用】
むくみ、解毒、冷え、膀胱炎、腎盂炎、尿路結石、関節炎、リウマチ、筋肉疲労、肉体疲労、筋肉痛、捻挫

肌 SKIN への働き

脂性肌のケアに

肌にも浄化作用があり、脂性肌の皮脂抑制をし、にきびの予防、炎症を抑える効果があります。

【主な作用】
創傷治癒、収斂（れん）、発汗

【適用】
脂性肌、にきび、くすんだ肌

使用法

芳香浴　吸入　湿布　アロマバス　コスメ　香水　トリートメント

ブレンドアドバイス

柑橘系、薬草系、花系、香草系同じ樹木系の精油と合います。樹木系同士で合わせると、森林浴の効果が得られます。

DATA

原料植物	ジュニパー　　種類：木本
学名	*Juniperus communis* ユニペルス コンムニス
科名	ヒノキ科
抽出部位 抽出法	(**ジュニパー**)葉と小枝　(**ジュニパーベリー**)果実 水蒸気蒸留法
揮発度	トップ〜ミドルノート
香り	**樹木系**(フレッシュで森林の香り。ブランチは針葉樹の爽やかさを、ベリーは果実を感じる)　**香りの強さ**：中
主な産地	フランス、アルバニア、クロアチア
主な成分	α-ピネン、サビネン、β-ミルセン、テルピネン-4-オール、d-リモネン
使用上の注意	・α-ピネンを多く含み酸化しやすいので、保管や使用期限に注意 ・ジュニパーブランチは刺激が強い

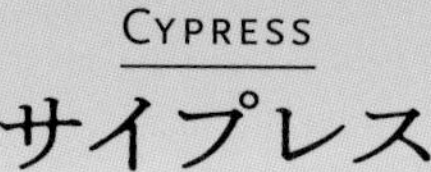

CYPRESS

サイプレス

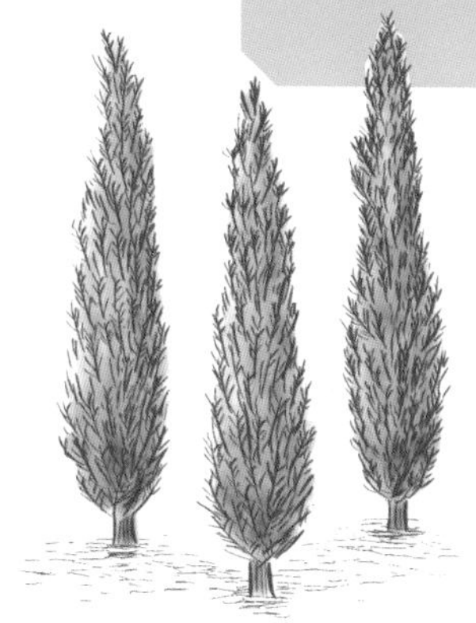

別れを慰める神聖な木

原産は地中海沿岸地方です。常緑の高木針葉樹で、茶色の球形の実がなる円錐の樹形です。古代エジプトでは神聖な木とされ、古代ギリシャ人は冥府の神に捧げていました。天に向かって指をさしているように見える樹形のため、死の世界と人間界をつなぐ植物として、地中海沿岸の墓地に植林されています。

心 HEART への働き

気持ちを引き締める

変化に対して不安になりがちな気持ちを安定させます。たるんだ気持ちも引き締めるほか、別れを慰め、気持ちを切り替えるサポートをします。

【主な作用】
鎮静、神経系強壮

【適用】
ストレス、不安、落ち着かない、抑うつ、別れ、無気力

体 BODY への働き

むくみや静脈瘤に

静脈のうっ滞除去に優れているので、老廃物の排出やむくみに効果的です。ダイエットにも役立ちます。また月経不順や更年期のケアに有効です。

【主な作用】
うっ滞除去、利尿、止血、強肝、鎮痙、鎮痛、血圧降下、収斂、通経、生殖器系強壮

【適用】
むくみ、冷え、解毒、ダイエット、静脈瘤、月経痛、月経過多、月経困難、ホットフラッシュ

肌 SKIN への働き

毛穴を引き締め、制汗に

皮膚の引き締めや制汗作用などに優れ、脂性肌やにきびのケアに期待できます。

【主な作用】
収斂、抗炎症、消毒、抗炎症

【適用】
脂性肌、にきび、多汗症

使用法

芳香浴　吸入
湿布　アロマバス
コスメ　香水
トリートメント

ブレンドアドバイス

柑橘系、薬草系、香草系、花系、同じ樹木系の精油と合い、爽やかな木の香りを演出します。

DATA

原料植物	サイプレス　**種類**：木本
学名	*Cupressus sempervirens*　クプレッスス センペルウィレンス
科名	ヒノキ科
抽出部位	葉と小枝　**抽出法**：水蒸気蒸留法
揮発度	トップ〜ミドルノート
香り	**樹木系**（繊細でフレッシュな木の香りと、松を思わせる甘く樹脂も感じる香り）　**香りの強さ**：中
主な産地	フランス、イタリア、スペイン
主な成分	α-ピネン、δ-3-カレン、セドロール、酢酸テルピニル、d-リモネン
使用上の注意	α-ピネンを多く含み酸化しやすいので、保管や使用期限に注意

HIBA

ヒバ

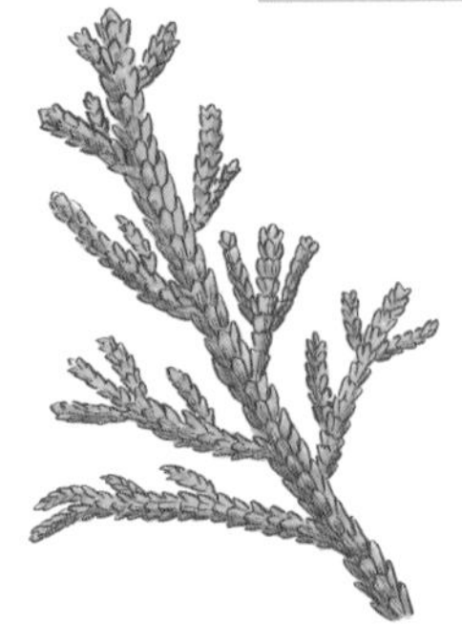

強い防虫効果を持つ

原産地は日本の青森県、北海道で、日本の固有種です。特に青森県のヒバは日本の天然三大美林のひとつです。ヒノキの近縁種で、ヒノキよりも葉が幅広く、防虫・抗菌作用に優れているので腐食やシロアリを防ぐことから、耐久性に優れた建築資材として利用されています。その建材の廃材を中心に精油を採取しています。

心 HEART への働き

自分を見つめたいときに

ストレスを緩和し、安眠へ導きます。瞑想に向いているため、ゆっくりと自分と向き合うときの助けになります。

【主な作用】
鎮静、神経系強壮

【適用】
ストレス、不眠

体 BODY への働き

冷え性のケアに役立つ

血行促進作用があり、冷えに役立つので、冷えが原因の筋肉のこわばりにもおすすめです。抗菌作用に優れるため感染症対策にも有益です。

【主な作用】
血行促進、うっ滞除去、循環器系強壮、抗菌、抗炎症

【適用】
冷え、筋肉のこわばり、むくみ

肌 SKIN への働き

炎症を落ち着かせる

優れた抗菌力で皮膚を清潔にし、抗炎症作用で肌を落ち着かせます。

【主な作用】
抗炎症、抗菌、抗真菌、消臭、防虫、昆虫忌避

【適用】
アトピー性皮膚炎、体臭、虫よけ

使用法

芳香浴 / 吸入 / 湿布 / アロマバス / コスメ / 香水 / トリートメント

ブレンドアドバイス

柑橘系、薬草系、花系、同じ樹木系の精油と合います。ユズ(p.57)やヒノキ(p.115)などの和精油と好相性です。

DATA

原料植物	ヒバ　　種類：木本
学名	*Thujopsis dolabrata* ツヨプシス ドラブラタ
科名	ヒノキ科
抽出部位	木部　　抽出法：水蒸気蒸留法
揮発度	ミドル〜ベースノート
香り	**樹木系**(リフレッシュ感のある、松のようなすっきりとした森林の香り)　**香りの強さ**：中
主な産地	日本
主な成分	ツヨプセン、ヒノキチオール、セドロール
使用上の注意	妊婦、授乳中の人は使用を控える

HINOKI
ヒノキ

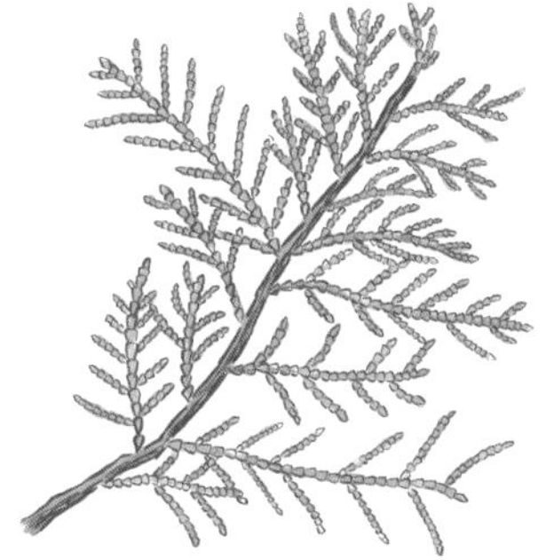

日本を感じ、心安らげる香り

日本の歴史と深く関わるヒノキは、日本原産の針葉樹。湿気に強く、古くから神社仏閣などの建材に利用されています。古代から高級建築資材で、その香りはリラックス作用と加温作用が高く、ヒノキ風呂はまさにその効果を発揮します。明治時代より植林されていますが、絶滅の恐れがあるとされています。

心 HEART への働き

心を安定させる

高いリラックス効果があり、心の安定を図ります。

【主な作用】
鎮静、神経系強壮

【適用】
精神疲労、無気力

体 BODY への働き

温めて疲労回復に

血行促進作用があり、むくみや疲労にも効果的です。抗菌、防ダニ効果に優れているため、アレルギー性の鼻炎や気管支喘息などの予防にもなります。

【主な作用】
血行促進、うっ滞除去、鎮痛、抗ウイルス、防ダニ、抗炎症

【適用】
冷え、むくみ、アレルギー性鼻炎、アレルギー性気管支喘息、関節痛、筋肉痛

肌 SKIN への働き

肌を清潔に保つ

抗菌性があるため、肌を清潔に保ちます。高齢者の肌のケアにも。

【主な作用】
抗菌、防ダニ、消臭、収斂（れん）

【適用】
肌の清浄、頭皮ケア、体臭、加齢肌

使用法

芳香浴 / 吸入 / 湿布 / アロマバス / コスメ / 香水 / トリートメント

ブレンドアドバイス

柑橘系、薬草系、花系、同じ樹木系の精油と合います。ユズ(p.57)やヒバ(p.114)などの和精油と好相性です。

DATA

原料植物	ヒノキ　　種類：木本
学名	*Chamaecyparis obtusa* カマエキパリス オブトゥサ
科名	ヒノキ科
抽出部位	木部、枝葉　　抽出法：水蒸気蒸留法
揮発度	ミドルノート
香り	**樹木系**(森林とヒノキ風呂を連想させる香り)　　香りの強さ：中
主な産地	日本
主な成分	木部：α-カジノール、α-ピネン、カジネン、サビネン、α-ムウロレン 枝葉：d-リモネン、サビネン、酢酸ボルニル
使用上の注意	安全性が高い(ヒノキアレルギーは、花粉に反応するものであり、精油には基本的に反応しない)

ヒノキ科 / クスノキ科 / バンレイシ科 / フウロソウ科 / バラ科 / モクセイ科 / マメ科 / ビャクダン科 / エゴノキ科 / ラン科 / オミナエシ科

CAMPHOR

カンファー

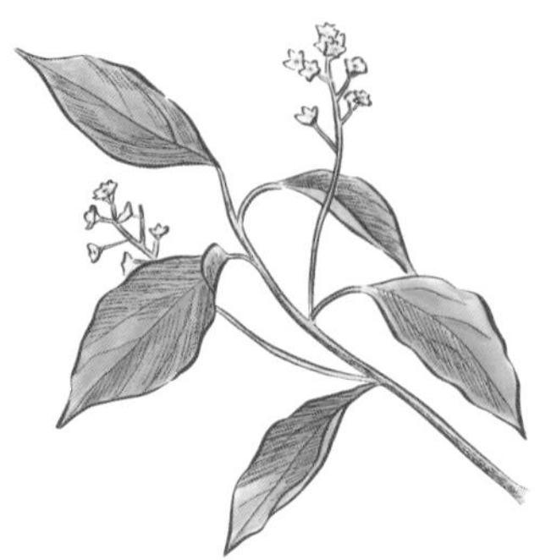

昔ながらの樟脳(しょうのう)の香り

樹高30mほどに成長する常緑樹で、日本では古くから「樟脳」として衣類の防虫剤に使われてきました。樹齢が1000年に達することもある長寿の木です。ろ過により樟脳の結晶を取り除いた後に分留され、得られる4つの精油のうち、ホワイトカンファーのみが流通しています。

心 HEART への働き

集中したいときに

覚醒することで、気分がリフレッシュ。頭がすっきりし、集中力を高めます。

【主な作用】
神経系強壮、抗うつ、覚醒

【適用】
集中力の低下

体 BODY への働き

筋肉と関節のケアに

カンフル剤の語源となったように体の強壮剤として、疲労回復に役立ちます。筋肉や関節の痛みにも有効です。すっきりとした香りが鼻通りをよくします。

【主な作用】
解熱、刺激、抗ウイルス、鎮痙(ちんけい)、利尿、鎮痛

【適用】
発熱、鼻づまり、花粉症、咳、風邪、筋肉痛、頭痛

使用法

芳香浴　吸入
湿布　アロマバス
コスメ　香水
トリートメント(BODY)

ブレンドアドバイス

柑橘系、薬草系、同じ樹木系の精油と合います。

DATA

原料植物	クスノキ　　**種類**：木本
学名	*Cinnamomum camphora* キンナモムム カンフォラ
科名	クスノキ科
抽出部位	木部　　**抽出法**：水蒸気蒸留法
揮発度	ミドルノート
香り	**樹木系**(すっきりとした樟脳の香り)　　**香りの強さ**：中
主な産地	インドネシア、日本、中国、台湾
主な成分	d-リモネン、パラシメン、α-ピネン、1.8シネオール、サビネン、カンフェン、カンファー
使用上の注意	ケトン類のカンファーを多く含み毒性が強いので、てんかん患者、乳幼児、妊婦、授乳中の人は使用を控える

RAVINTSARA

ラヴィンツァラ

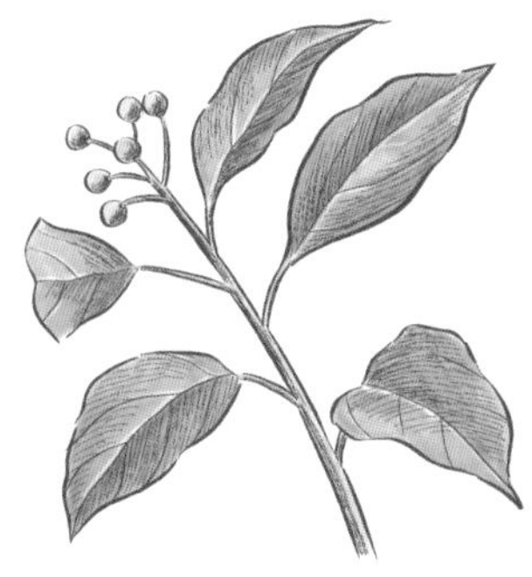

呼吸をしやすくする

原産地はマダガスカルに自生するクスノキの亜変種です。ラヴィンツァラは現地の言葉で「よい葉」という意味で、湿布薬などで治療に用いられています。ホーリーフ(p.118)のケモタイプで、1.8シネオールを多く含み、ユーカリプタス(p.88)に似た爽やかな香りで、呼吸をしやすくします。別名「ホーリーフ・シネオール」。

心 HEART への働き

緊張を緩和する

清涼感のある香りが、緊張を解きほぐし、気持ちを落ち着かせます。

【主な作用】
神経系強壮

【適用】
緊張、不安

体 BODY への働き

呼吸器へのケアに

呼吸器に働きかけるため、咳などの風邪の症状に効果的です。優れた抗菌・抗ウイルス作用と免疫を調整するため、感染症対策にもおすすめです。また、筋肉や関節の痛みのケアにも効果が発揮されます。

【主な作用】
抗ウイルス、免疫系強壮、鎮咳、去痰、鎮痛、抗カタル

【適用】
感染症予防、風邪、インフルエンザ、気管支炎、喘息、筋肉痛、関節痛

使用法

芳香浴　吸入
温湿布　アロマバス
コスメ　香水
トリートメント(BODY)

ブレンドアドバイス

柑橘系、薬草系、花系、樹脂系、香辛料系、同じ樹木系の精油と合います。

DATA

原料植物	ラヴィンツァラ　種類：木本
学名	*Cinnamomum camphora ct.cineole* キンナモムム カンフォラ シネオール
科名	クスノキ科
抽出部位	枝と葉　抽出法：水蒸気蒸留法
揮発度	トップ〜ミドルノート
香り	樹木系(ユーカリ・グロブルスに似たすっきりとしたクールな香り)　香りの強さ：中
主な産地	マダガスカル
主な成分	1.8シネオール、サビネン、β-ピネン、α-テルピネオール、テルピネン-4-オール、β-カリオフィレン
使用上の注意	妊婦、授乳中の人、乳幼児は使用を控える

RAVENTSARA
ラベンサラ

マダガスカルの固有種で、同じクスノキ科の植物であることから「ラヴィンツァラ(p.117)」と混同されていましたが、成分が異なるため現在は区別されています。

心 不安や疲れた心を癒やし、憂うつな気分を和らげます。
【主な作用】神経系強壮、抗うつ、鎮静
【適用】不眠、抑うつ、不安

体 消化を助け、胃腸の調子も整えます。呼吸器系のケアによく、感染症対策に効果があります。
【主な作用】消化促進、抗ウイルス、去痰、免疫系強壮
【適用】消化不良、気管支炎、咳

肌 肌を清潔に保ち、皮膚の感染症予防に向いています。
【主な作用】抗菌、消毒、抗真菌
【適用】水虫、にきび

DATA

原料植物：ラベンサラ　**種類**：木本
学名：*Ravensara aromatica* ラベンサラ アロマティカ
科名：クスノキ科
抽出部位：葉　**抽出法**：水蒸気蒸留法
揮発度：トップ〜ミドルノート
香り：**樹木系**(すっきりとした爽やかさの中に、甘さも感じられる香り)　**香りの強さ**：中
主な産地：マダガスカル
主な成分：d-リモネン、サビネン、メチルカビコール、β-カリオフィレン、テルピネン-4-オール、リナロール、1.8シネオール
使用上の注意：・d-リモネンを多く含み酸化しやすいので、保管や使用期限に注意
・発がん性があるメチルカビコールを含むので、使用は少量に

使用法　芳香浴　吸入　湿布　アロマバス　トリートメント

ブレンドアドバイス　柑橘系、薬草系、花系、樹脂系、香辛料系、同じ樹木系の精油と合います。

HO LEAF
ホーリーフ

和名「芳樟(ホウショウ)」と呼ばれる、クスノキの亜種の常緑樹です。産地により近縁種が多いのが特徴です。ケモタイプにラヴィンツァラ(p.117)があります。

心 ストレスを緩和し、精神を安定させ、リラックスにもリフレッシュにも利用できます。
【主な作用】神経系強壮、鎮静、抗うつ、抗不安
【適用】抑うつ、ストレス、緊張、不安

体 感染症の予防や呼吸器系のケアに役立ちます。ストレスからくる肩こりや腰痛にも。
【主な作用】抗ウイルス、抗菌、鎮痛
【適用】風邪、肩こり、腰痛

肌 ストレスに関連している皮膚の炎症やかゆみを落ち着かせます。
【主な作用】抗炎症、殺菌、抗真菌
【適用】やけど、切り傷、水虫、乾燥肌、ストレスによる肌荒れ

DATA

原料植物：ホウショウ(芳樟)　**種類**：木本
学名：*Cinnamomum camphora var.glaucescens* キンナモムム カンフォラ グラウケスセンス
科名：クスノキ科
抽出部位：葉　**抽出法**：水蒸気蒸留法
揮発度：ミドルノート
香り：**樹木系**(フレッシュで甘く、ローズウッドに似たフローラルな香り)　**香りの強さ**：中
主な産地：台湾、中国
主な成分：リナロール、1.8シネオール、カンファー、サビネン
使用上の注意：安全性が高い

使用法　芳香浴　吸入　湿布　アロマバス　コスメ　香水　トリートメント

ブレンドアドバイス　柑橘系、薬草系、花系、樹脂系、香辛料系、同じ樹木系の精油と合い、幅広く相性がよい香りです。

CINNAMON シナモン

［シナモンリーフ、シナモンバーク］

葉の多い常緑樹で、生薬や香道では「桂皮（けいひ）」と呼ばれます。アロマテラピーではセイロンシナモンが一般的です。リーフは刺激のある香りで、お茶やケーキに使われるあの有名な香りはバークの香りです。

心 生きる活力を与え、元気にさせます。

【主な作用】神経系刺激、催淫
【適用】慢性的なストレス、精神疲労

体 消化器系のトラブルによく、胃腸を整えます。衰弱し疲労した場合や風邪をひいた際、体を温め回復作用がある強壮刺激剤になります。

【主な作用】消化器系強壮、健胃、駆風、内分泌系刺激、消毒、殺菌、加温、鎮痙（ちんけい）、通経、防虫
【適用】消化不良、下痢、嘔吐、腹部のガス、疲労、感染症、風邪、冷え、便秘、下痢

DATA

原料植物：セイロンシナモン　種類：木本
学名：*Cinnamomum zeylanicum* キンナモムム ゼイラニクム
科名：クスノキ科
抽出部位：（**リーフ**）葉、（**バーク**）樹皮　抽出法：水蒸気蒸留法
揮発度：ミドル～ベースノート
香り：**香辛料系**（スパイシーなシナモンの香り。リーフはより刺激が強く、バークは温かみがある香り）　**香りの強さ**：強

主な産地：スリランカ、インドネシア、マダガスカル
主な成分：（**リーフ**）オイゲノール、安息香酸ベンジル、酢酸オイゲニル、リナロール、酢酸シンナミル（**バーク**）シンナムアルデヒド、オイゲノール、酢酸シンナミル、リナロール
使用上の注意：皮膚感作性、刺激があるので、乳幼児、妊婦、授乳中の人は使用を控える。皮膚に使用する場合はリーフのみとし、0.6%以下の濃度で使用

使用法　芳香浴　吸入　香水　トリートメント

ブレンドアドバイス　柑橘系、花系、薬草系、香辛料系の精油と合いますが、少量をブレンドします。

LAUREL ローレル

原産地は地中海沿岸地域で、常緑樹です。ローリエでおなじみの「月桂樹」です。寒さによく耐えることから世界中で栽培されています。精油は葉を乾燥させたローリエよりもスパイシーな香りです。

心 直感力を高め、自己評価の低さや自信のなさを緩和します。頭をすっきりさせ、集中力を高めます。

【主な作用】神経系強壮
【適用】自信喪失、エネルギーの枯渇

体 消化器系症状をケアし、感染症予防や去痰剤として呼吸器に役立ちます。病後の回復のサポートにも。

【主な作用】消化促進、抗ウイルス、去痰、鎮痛
【適用】消化不良、食欲不振、感染症、風邪、頭痛、関節痛

肌 にきびや肌のかゆみを落ち着かせます。発毛を促進し、ふけを抑えるためヘアケアに。

【主な作用】殺菌、抗真菌
【適用】にきび、水虫、かゆみ、ヘアケア

DATA

原料植物：ローレル（月桂樹）　種類：木本
学名：*Laurus nobilis* ラウルス ノビリス
科名：クスノキ科
抽出部位：葉　抽出法：水蒸気蒸留法
揮発度：ミドルノート
香り：**樹木系＆香辛料系**（スパイシーさと柑橘を感じる甘さのある香り）　**香りの強さ**：中

主な産地：フランス、モロッコ、スペイン
主な成分：1.8シネオール、α-ピネン、リナロール、酢酸テルピニル、オイゲノール、メチルオイゲノール、
使用上の注意：・発がん性があるメチルオイゲノールを含むので、使用は少量に
・皮膚感作性、刺激があるので、0.5%以下の濃度で使用。とくに敏感肌の人は注意し、妊婦、授乳中の人、乳幼児は使用を控える

使用法　芳香浴　吸入　湿布　トリートメント

ブレンドアドバイス　柑橘系、花系、薬草系、樹木系、香辛料系の精油との相性がよく、深みのあるブレンドになります。

ROSEWOOD ローズウッド

南米ギアナ、ブラジルに自生する樹高20〜30mの常緑樹です。主産地のブラジルでは、絶滅が危惧され、政府の伐採規制により、現在は植林した木からしか精油を採ることができません。

心	精神バランスをとるのに非常に有益です。気持ちを明るくさせ、元気づけます。	【主な作用】鎮静、抗うつ、神経系強壮、頭脳明晰 【適用】精神疲労、不安、ストレス、無気力、落ち込み
体	免疫機能をよくするため、感染症の予防におすすめです。ストレス性の頭痛や肩こりにも役立ちます。	【主な作用】鎮痛、抗ウイルス、免疫系強壮 【適用】感染症予防、肩こり、頭痛
肌	全ての肌タイプにおすすめです。皮膚刺激なく使用できるためスキンケアに最適です。	【主な作用】細胞成長促進、皮膚軟化、抗真菌 【適用】加齢肌、乾燥、しわ、しみ、にきび、湿疹

DATA

- **原料植物**：ローズウッド　**種類**：木本
- **学名**：*Aniba rosaeodora* アニバ ロサエオドラ
- **科名**：クスノキ科
- **抽出部位**：木部、葉　**抽出法**：水蒸気蒸留法
- **揮発度**：ミドルノート
- **香り**：**樹木系**(樹木の爽やかさとフローラルな香り)　**香りの強さ**：中
- **主な産地**：ブラジル
- **主な成分**：リナロール、α-テルピネオール、d-リモネン、ゲラニオール、1.8シオネオール
- **使用上の注意**：安全性が高い

使用法　芳香浴　吸入　アロマバス　コスメ　香水　トリートメント

ブレンドアドバイス　柑橘系、花系、薬草系、樹木系、樹脂系、香辛料系などの精油と合います。

LITSEA CUBEBA リツェアクベバ

アジア原産の樹高10mくらいまでの常緑樹で、和名は「アオモジ」です。中国では古くから果実を中華料理の風味付けや消化促進のため利用してきました。中国では「メイチャン」と呼ばれています。

心	気分を明るく高める作用があると同時に、リラックスさせ落ち着かせる作用もあります。	【主な作用】精神刺激、高揚、抗うつ、鎮静 【適用】ストレス、抑うつ、不安、不眠、精神疲労
体	抗菌、抗ウイルス作用が強いため風邪の季節や感染症の予防として使うと効果的です。心疾患や高血圧の人にも使用できます。	【主な作用】抗ウイルス、抗菌、呼吸器系強壮、鎮痛、心臓強壮、血圧降下、消化促進 【適用】感染症予防、花粉症、気管支炎、喘息、高血圧、消化不良
肌	脂性肌、にきびのケアによく、肌を引き締めます。デオドラント効果もあるため体臭予防にもなります。	【主な作用】収斂(れん)、抗炎症、消臭、抗菌、昆虫忌避、抗ヒスタミン 【適用】にきび、脂性肌、体臭、虫よけ

DATA

- **原料植物**：リツェアクベバ　**種類**：木本
- **学名**：*Litsea cubeba* リツェア クベバ
- **科名**：クスノキ科
- **抽出部位**：果実　**抽出法**：水蒸気蒸留法
- **揮発度**：トップ〜ミドルノート
- **香り**：**柑橘系**(レモンやレモングラスに似たフレッシュで爽やかな香り)　**香りの強さ**：中
- **主な産地**：中国、マレーシア、インドネシア
- **主な成分**：ゲラニアール、ネラール、d-リモネン、リナロール、ゲラニオール
- **使用上の注意**：・皮膚感作性があり、0.8%以下の濃度で使用。敏感肌の人や乳幼児は特に注意
  ・合成シトラールが添加されている可能性があるので注意

使用法　芳香浴　吸入　アロマバス　香水　トリートメント

ブレンドアドバイス　柑橘系、花系、薬草系、香草系、樹脂系、樹木系の精油と合います。柑橘系の香りの保留剤に。

KUROMOJI

クロモジ

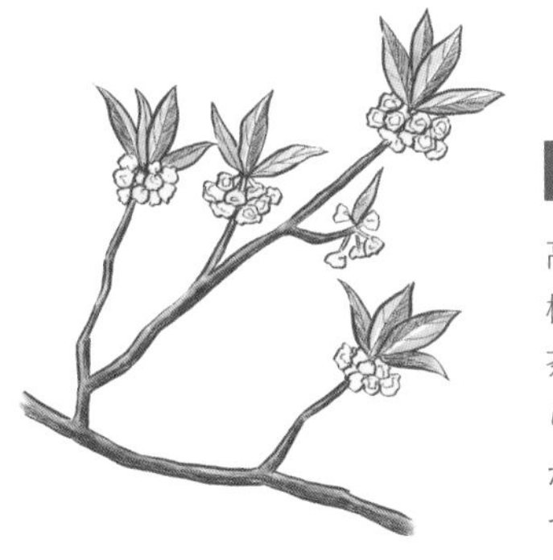

日本人に寄り添う香り

高さは2〜5mの落葉低木で、日本に古くから生育し、枝は高級楊枝や箸に加工されています。抗ウイルス作用が高く、葉を含めて茶外茶(クロモジ茶)にも使われています。精油は明治時代から作られていますが、大量に作れず、希少価値の高いものです。香りがローズウッド(p.120)に似ていることでも、とても人気の精油です。

心 HEART への働き

イライラを落ち着かせる

不安や緊張、イライラした気持ちを落ち着かせ、精神を安定させて穏やかで優しい気持ちにさせます。

【主な作用】
神経系強壮、鎮静、抗不安

【適用】
抑うつ、ストレス、緊張、不眠、不安

体 BODY への働き

筋肉の緊張をゆるめる

呼吸を深めて体をリラックスさせるため、体も温まり、筋肉の緊張やこわばりをほぐします。

【主な作用】
血行促進、鎮痛、呼吸器系強壮、鎮痙(ちんけい)、免疫系刺激、抗ウイルス

【適用】
冷え、筋肉痛、肩こり、腰痛、月経痛、風邪の予防

肌 SKIN への働き

肌を再生させる

皮膚の炎症やかゆみを落ち着かせ、肌の再生を促します。エイジングケアにも効果があります。

【主な作用】
抗炎症、抗菌、皮膚再生

【適用】
湿疹、切り傷、虫刺され、加齢肌、しわ

使用法

芳香浴　吸入
湿布　アロマバス
コスメ　香水
トリートメント

ブレンドアドバイス

柑橘系、薬草系、花系、樹脂系、香辛料系、同じ樹木系の精油と合います。

DATA

原料植物	クロモジ(黒文字)　種類：低木
学名	*Lindera umbellata* リンデラ ウンベラタ
科名	クスノキ科
抽出部位	枝葉　抽出法：水蒸気蒸留法
揮発度	ミドルノート
香り	**樹木系**(ローズウッドのような優しい木の香り)　香りの強さ：中
主な産地	日本
主な成分	リナロール、1.8シネオール、d-リモネン、α-ピネン、ゲラニオール、酢酸ゲラニル、カルボン、α-テルピネオール
使用上の注意	安全性が高い

YLANG YLANG

イランイラン

［イランイラン・エクストラ、
イランイラン・コンプリート］

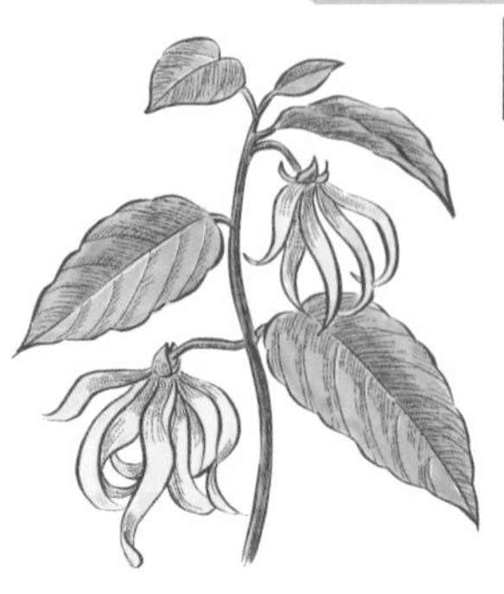

心と肌のケアに働くエキゾチックな香り

熱帯アジア原産の常緑樹木で、精油は蒸留段階により5段階に分けられ、エクストラとコンプリートが流通しています。最初の2時間以内に抽出されるエクストラは少量しか採れない最高級品質で、主に香水に用いられ、心のケアにおすすめです。コンプリートは20時間以上かけて完全蒸留され、体のケアに向いています。

心 HEART への働き

落ち込んだ気分を解消

過度の緊張や不安、落ち込みなど心理的な不快感や憂うつ感を解消し、リラックスさせます。

【主な作用】
抗うつ、鎮静、精神強壮、神経系強壮、催淫

【適用】
ストレス、イライラ、不安、落ち込み、過度な緊張、性欲を高める

体 BODY への働き

血圧を下げてリラックス

血圧を下げて過呼吸や動悸、頻脈などを鎮めます。月経痛やPMSなどにも効果的です。

【主な作用】
血圧降下、神経系強壮、生殖器系強壮、鎮痙（ちんけい）、鎮痛

【適用】
高血圧、動悸、頻脈、PMS、更年期、月経痛

肌 SKIN への働き

スキンケア&頭皮ケアに

皮脂分泌のバランスを整えることから、どの肌タイプにも合います。また頭皮のケアにも役立ちます。

【主な作用】
皮脂バランス調整、皮膚軟化、抗炎症

【適用】
乾燥肌、脂性肌、ヘアケア

使用法

芳香浴 / 吸入 / 湿布 / アロマバス / コスメ / 香水 / トリートメント

ブレンドアドバイス

柑橘系、花系、樹脂系の精油と合います。ブレンドするとオリエンタルで豪華な雰囲気を演出します。

DATA

原料植物	イランイランノキ　　種類：木本
学名	*Cananga odorata* カナンガ オドラタ
科名	バンレイシ科
抽出部位	花　　抽出法：水蒸気蒸留法
揮発度	ミドルノート
香り	花系（エクストラはエキゾチックで官能的な花の香り。コンプリートはより弱く落ち着いた香り）　　香りの強さ：強
主な産地	マダガスカル、フランス領レユニオン島、フィリピン、インドネシア
主な成分	ゲルマクレンD、α-ファルネセン、β-カリオフィレン、リナロール、酢酸ゲラニル、安息香酸ベンジル、酢酸ベンジル、ファルネソール
使用上の注意	皮膚感作性があるため、0.8%以下の濃度で使用

GERANIUM

ゼラニウム

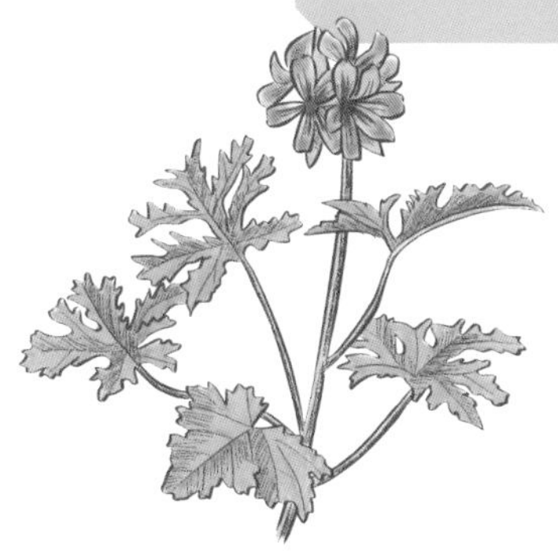

調整に役立つ万能な精油

南アフリカ原産で、園芸品種も多い植物です。葉に芳香を持つゼラニウムは、「センテッド・ゼラニウム（和名：ニオイテンジクアオイ）」と呼ばれています。精油はローズと似ていることから、香料として広く利用されています。アロマテラピーではラベンダー（p.58）同様に非常に幅広く使用できる万能な精油です。

心 HEART への働き

心のバランスをとる

精神面でバランスをとります。リラックスさせるとともに気持ちを明るくします。

【主な作用】
鎮静、抗うつ、高揚、神経系強壮

【適用】
ストレス、過緊張、抑うつ、不安、落ち込み、心を安定させバランスをとる

体 BODY への働き

ホルモンバランスの調整

ホルモンバランスを整えるため、PMSや更年期などの婦人科系の症状に役立ちます。むくみも緩和させ、静脈瘤の予防にもよいです。

【主な作用】
内分泌系強壮、ホルモン調整、リンパ系強壮、利尿

【適用】
更年期、月経の問題、PMS、むくみ、静脈瘤、解毒

肌 SKIN への働き

皮脂のバランスを整える

スキンケアに非常に優れます。皮脂分泌のバランスを整え、どの肌タイプのケアにも有用で、健やかにさせます。

【主な作用】
抗炎症、創傷治癒、細胞成長促進、瘢痕（はんこん）形成、収斂（れん）、消毒、昆虫忌避、皮脂バランス調整

【適用】
アトピー性皮膚炎、切り傷、やけど痕、にきび、虫よけ、全ての肌タイプのスキンケア

使用法

芳香浴　吸入
湿布　アロマバス
コスメ　香水
トリートメント

ブレンドアドバイス

柑橘系、樹木系、花系、薬草系、香辛料系、樹脂系などの精油と幅広く合いますが、香りが強く出るため、少量をブレンドするのがおすすめです。

DATA

原料植物：ゼラニウム　**種類**：草本

学名：*Pelargonium roseum* ペラルゴニウム ロゼウム
Pelargonium graveolens ペラルゴニウム グラウェオレンス

科名：フウロソウ科

抽出部位：葉　**抽出法**：水蒸気蒸留法

揮発度：ミドルノート

香り：**花系**（ローズを思わせる香りの中にグリーン調の青臭さを感じさせる香り）　**香りの強さ**：強

主な産地：エジプト、フランス、マダガスカル、フランス領レユニオン島

主な成分：シトロネロール、ゲラニオール、リナロール、ネロール、イソメントン、蟻酸シトロネリル、蟻酸ゲラニル、酢酸ゲラニル

使用上の注意：弱い皮膚感作性がある

ROSE

ローズ

［ローズ・オットー、ローズ・ガリカ、ローズ・アルバ、ローズ・アブソリュート］

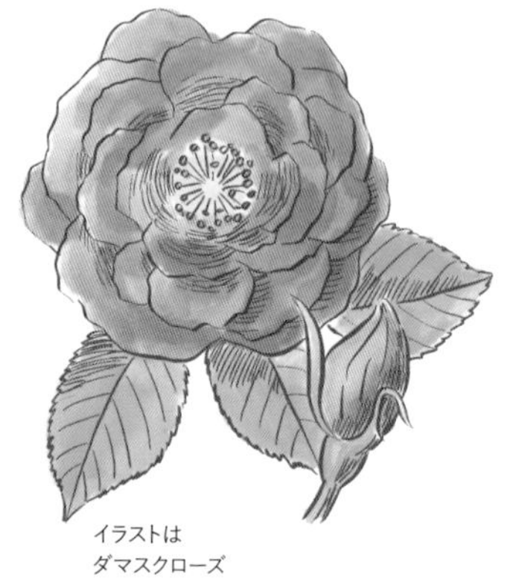

イラストはダマスクローズ

美と愛と幸福の香り

美と愛の象徴として人気が高く、品種改良が進み、世界に存在するバラの品種は園芸用も入れると、2万種類以上ともいわれています。バラは3000万年前にはすでに北半球の各地に分布していました。

精油の原料植物となるのは、赤バラ・ガリカローズ、白バラのアルバローズ、ピンクのダマスクローズとケンティフォリアローズの4種類です。原料植物と抽出法の違いにより、4種類の精油が流通しています。

ローズ精油で最も濃厚なバラの香りがするのは、ダマスクローズを原料としたローズ・アブソリュートです。熱による影響を受けずに抽出しているため、香りが濃厚なのです。

ローズは高級化粧品や香水などに用いられることが多いですが、いずれのローズ精油も成分に複雑性があるため、心身に対してさまざまな薬理作用があり万能薬といえます。

心 HEART への働き

悲しみを慰めてくれる

愛と思いやり、幸福感を与え、そして悲しみを慰めます。人生における別れをサポートしてくれます。終末期では、関わる人に対しての助けになります。

【主な作用】
鎮静、抗うつ、高揚、多幸、精神強壮、催淫、神経系強壮

【適用】
悲しみ、別れ、心の痛み、イライラ、怒り、絶望、不安、不満、性欲を高める

体 BODY への働き

心臓を強くする

全ての体の機能に対して有効に作用します。心臓に対しての強壮作用があり、不整脈や動悸にも効果があります。また、婦人科系の症状に役立ちます。

【主な作用】
心臓強壮、強肝、子宮強壮、浄血、止血、鎮痙、鎮痛、抗ウイルス、殺菌

【適用】
不整脈、動悸、PMS、更年期、月経痛、月経不順、不妊

肌 SKIN への働き

トラブル肌や加齢肌に

全ての肌タイプによく、特にトラブルを抱えた皮膚や乾燥した加齢肌のスキンケアに役立ちます。

【主な作用】
抗菌、細胞成長促進、瘢痕形成、皮膚軟化、収斂、抗炎症

【適用】
全ての肌タイプのスキンケア、しわ、くすみ、湿疹、加齢肌

COLUMN

魅惑の香り「ローズ・アター」

ローズ精油を得るインドの伝統的な製法に「アター蒸留」があります。サンダルウッド精油で満たされた銅製の容器にダマスクローズを水蒸気蒸留していく製法です。上品な甘美な香りがします。

COLUMN

2

ヒポクラテスのバラの浸出油

古代ギリシャでは、バラは薬用植物として利用されてきました。医師であるヒポクラテスは、バラの浸出油を作り、婦人科系の症状に対し、処方していたとされています。

使用法

芳香浴　吸入
湿布　アロマバス
コスメ　香水
トリートメント

ブレンドアドバイス

柑橘系、花系、樹木系、樹脂系の精油と合います。ゼラニウム(p.123)とパルマローザ(p.82)に合わせるとバラらしさと華やかさが増します。また、ローズは、単体ですでに完成された香水としての華やかさがあるため、シングルでの使用もおすすめです。

DATA

原料植物	ダマスクローズ、ガリカローズ、 アルバローズ、ケンティフォリアローズ
種類	低木
学名	(**ローズ・オットー**)*Rosa damascena* ロサ ダマスケナ (**ローズ・ガリカ**)*Rosa gallica* ロサ ガリカ (**ローズ・アルバ**)*Rosa alba* ロサ アルバ (**ローズ・アブソリュート**)※以下のように原料植物によって異なる ・ダマスクローズ：*Rosa damascena* ロサ ダマスケナ ・ケンティフォリアローズ：*Rosa centifolia* ロサ ケンティフォリア
科名	バラ科
抽出部位	花
抽出法	(**オットー、ガリカ、アルバ**)水蒸気蒸留法 (**アブソリュート**)揮発性有機溶剤抽出法
揮発度	(**オットー、ガリカ、アルバ**)：ミドル〜ベースノート (**アブソリュート**)：ベースノート
香り	**花系**(優美なバラの香り。オットーは深みがあり、ガリカは優しく、アルバは軽やかで上品。アブソリュートは原料植物によって香りも異なり、ダマスクローズはより豪華で深みのある香り、ケンティフォリアローズはエレガントな甘さを持つ)
香りの強さ	(**オットー、ガリカ、アルバ**)中 (**アブソリュート**)強
主な産地	ブルガリア、トルコ、モロッコ、アゼルバイジャン、モルドバ、エジプト、フランス、インド
主な成分	(**オットー、ガリカ、アルバ**) シトロネロール、ゲラニオール、ネロール、リナロール、酢酸シトロネリル、酢酸ゲラニル、メチルオイゲノール (**アブソリュート**) フェニルエチルアルコール、シトロネロール、ゲラニオール、ネロール、酢酸シトロネリル、酢酸ゲラニル、オイゲノール、メチルオイゲノール
使用上の注意	・発がん性があるメチルオイゲノールの含有の可能性に注意。使用する場合は少量に ・子宮を収縮させる働きがあるため、妊婦は使用を控える(出産時の使用はOK) ・偽和の精油が多く流通しているので注意

JASMINE

ジャスミン

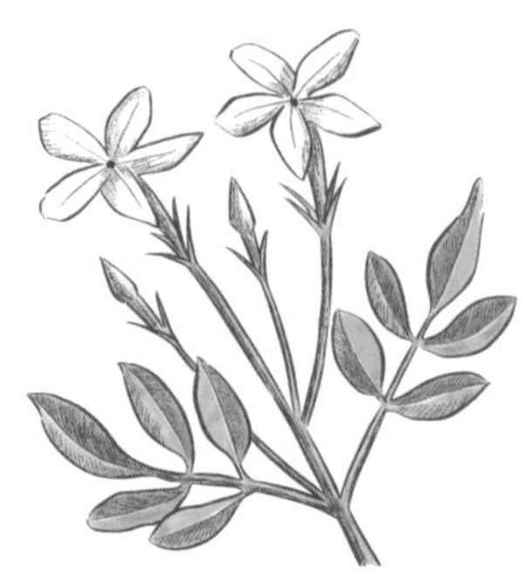

美しくする官能的な媚薬

常緑またはつる性低木で、世界中に300種類以上あります。北インドやペルシャ、中国が原産です。ヨーロッパや北アフリカに生育するものをスペインジャスミンといいます。エキゾチックな香りで古くから媚薬として用いられていました。人を美しく魅惑的にする香りのひとつです。

心 HEART への働き

幸福感をもたらす

高揚作用があり、気分を晴れやかに変える力が強く、楽観的にします。自信を失ったときによい香りで幸福感をもたらします。

【主な作用】
鎮静、抗うつ、高揚、催淫

【適用】
自信喪失、悲しみ、無気力、落ち込み、性欲を高める

体 BODY への働き

婦人科系のケアに

特に婦人科系の症状に働きかけ、月経トラブルに役立ちます。また、出産時には分娩を促進します。

【主な作用】
子宮強壮、分娩促進、通経、鎮痙（ちんけい）、鎮痛

【適用】
PMS、更年期、月経痛、月経不順

肌 SKIN への働き

加齢肌のスキンケアに

乾燥した加齢肌のスキンケアに役立ちます。

【主な作用】
抗菌、細胞成長促進、抗炎症

【適用】
しわ、くすみ、加齢肌

使用法

芳香浴 / 吸入 / 湿布 / アロマバス / コスメ / 香水 / トリートメント

ブレンドアドバイス

柑橘系、花系、樹脂系の精油と合います。オリエンタルな香りを演出できます。

DATA

原料植物	ジャスミン(スペインジャスミン)　種類：低木
学名	*Jasminum grandiflorum* ジャスミヌム グランディフロルム
科名	モクセイ科
抽出部位	花　抽出法：揮発性有機溶剤抽出法
揮発度	ミドル～ベースノート
香り	**花系**(豪華でエキゾチックな甘い花の香り)　香りの強さ：強
主な産地	モロッコ、エジプト、フランス
主な成分	酢酸ベンジル、酢酸フィチル、酢酸リナリル、安息香酸ベンジル、ジャスモン酸メチル、cis-ジャスモン、オイゲノール、インドール
使用上の注意	・皮膚感作性があるので、0.7%以下の濃度で使用 ・子宮を収縮させる働きがあるため、妊婦は使用を控える(出産時の使用はOK) ・偽和の精油が多く流通しているので注意

JASMINE SAMBAC

ジャスミン・サンバック

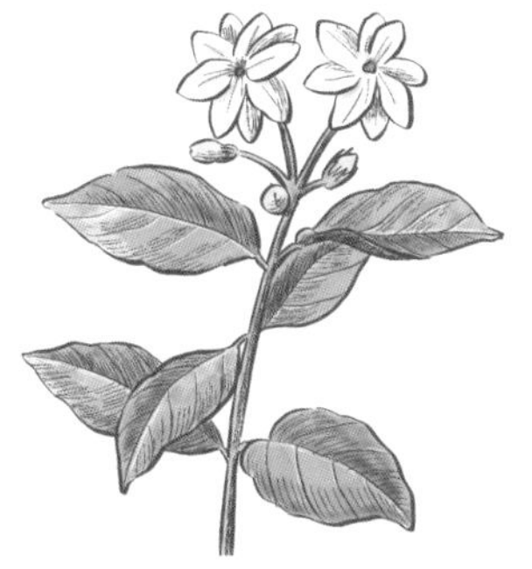

もうひとつの穏やかなジャスミン

夏に八重のきれいな白い花を咲かせる低木植物です。茉莉花(まつりか)とも呼ばれ、インドやインドネシア、フィリピンでは儀式や結婚式などで使用されてきました。中国ではジャスミンティーとして親しまれています。体温とともに香り立つため香水の原料に用いられます。香りが軽やかで穏やかです。

心 HEART への働き

自信をもたらす

官能的な花の香りが気持ちを明るくさせ、幸福感と自信をもたらします。

【主な作用】
鎮静、抗うつ、高揚、催淫

【適用】
自信喪失、無気力、落ち込み、性欲を高める

体 BODY への働き

婦人科系のケアに

ジャスミン(p.126)同様に婦人科系の症状に働きかけ、月経トラブルに役立ちます。

【主な作用】
子宮強壮、分娩促進、通経、鎮痙(ちんけい)、鎮痛

【適用】
PMS、更年期、月経痛、月経不順

肌 SKIN への働き

加齢肌のスキンケアに

乾燥した加齢肌のスキンケアに役立ちます。

【主な作用】
抗菌、細胞成長促進、抗炎症

【適用】
しわ、くすみ、加齢肌

使用法

芳香浴　吸入　湿布　アロマバス　コスメ　香水　トリートメント

ブレンドアドバイス

柑橘系、花系、樹脂系の精油と合います。ジャスミン(p.126)より軽やかなオリエンタル調を演出できます。

DATA

原料植物	ジャスミン・サンバック(茉莉花)　種類：低木
学名	*Jasminum sambac* ジャスミヌム サンバック
科名	モクセイ科
抽出部位	花　抽出法：揮発性有機溶剤抽出法
揮発度	ミドル〜ベースノート
香り	**花系**(軽やかでエキゾチックな甘い花の香り)　香りの強さ：中
主な産地	中国、インド、インドネシア
主な成分	α-ファルネセン、インドール、酢酸ベンジル、安息香酸ヘキセニル、リナロール、アンスラニル酸メチル、ベンジルアルコール
使用上の注意	・皮膚感作性がややあるので、2%以下の濃度で使用 ・子宮を収縮させる働きがあるため、妊婦は使用を控える(出産時の使用はOK)

モクセイ科

OSMANTHUS オスマンサス

中国原産の常緑の小高木で、日本では「金木犀」の名で知られており、黄色の小さな花から甘く濃厚な香りを放つ、秋の代表的な植物です。抽出が難しい精油のひとつで、主に香水の原料として使用されます。

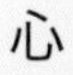

心　気持ちを明るく軽やかにし、幸せな気持ちに導きます。

【主な作用】鎮静、抗うつ、神経系強壮
【適用】抑うつ、イライラ、ストレス

DATA

原料植物：キンモクセイ　**種類**：木本

学名：*Osmanthus fragrans* オスマンサス フラグランス

科名：モクセイ科

抽出部位：花　**抽出法**：揮発性有機溶剤抽出法

揮発度：ミドルノート

香り：**花系**（金木犀の香り。甘いアプリコットのような香り）　**香りの強さ**：中

主な産地：中国

主な成分：β-イオノン、ジヒドロ-β-イオノン、リナロール、リナロールオキサイド、ゲラニオール

使用上の注意：安全性が高い

使用法　芳香浴　香水　コスメ　トリートメント

ブレンドアドバイス　柑橘系、花系、樹脂系の精油と合います。特にローズ（p.124）やサンダルウッド（p.130）と合います。

マメ科

COPAIBA コパイバ

ブラジル、ベネズエラなど南米の熱帯雨林地域で育ち、高さ15～30mになる樹木です。アマゾンの先住民は邪気をはらい浄化する聖なる樹木として、傷薬や鎮痛剤、消炎剤など薬用に利用してきました。

心　恐れや心配、不安を取り除き、内面に平和をもたらしてくれます。

【主な作用】鎮静
【適用】不安、恐怖、抗うつ、精神統一、瞑想

体　特に抗炎症作用に優れるため、呼吸器系の炎症や筋肉痛、関節炎などに効果的です。

【主な作用】強い抗炎症、鎮痛、利尿、抗カタル、抗菌
【適用】関節痛、筋肉痛、気管支炎、鼻炎、花粉症、咳

肌　炎症を落ち着かせ、肌の再生に優れます。

【主な作用】抗炎症、皮膚再生、収斂、抗菌、創傷治癒
【適用】切り傷、やけど、加齢肌、しわ

DATA

原料植物：コパイババルサムノキ　**種類**：木本

学名：*Copaifera officinalis* コパイフェラ オフィキナリス

科名：マメ科

抽出部位：樹脂　**抽出法**：水蒸気蒸留法

揮発度：ベースノート

香り：**樹脂系**（甘みと温かみのある心地よい樹脂の香り）　**香りの強さ**：中

主な産地：ブラジル、コロンビア、ベネズエラ

主な成分：β-カリオフィレン、α-フムレン、ゲルマクレンD、α-コパエン

使用上の注意：安全性が高い

使用法　芳香浴　吸入　アロマバス　コスメ　香水　トリートメント

ブレンドアドバイス　柑橘系、薬草系、花系、樹木系、香辛料系などの精油と幅広く合います。

マメ科

TONKA BEAN
トンカビーン

アマゾンに自生する高さ30mほどまで成長する樹木で、ピンク色の花を咲かせた後に実ができ、その中の種子を乾燥させて精油に使います。ほのかに甘い香りで、香水やお菓子の香料として使われます。

心 心を落ち着かせて、リラックスさせます。

【主な作用】鎮静、抗うつ
【適用】ストレス、不安、落ち着かない、興奮状態、抑うつ、不眠

DATA

原料植物：トンカ(クマル)　**種類：**木本
学名：*Dipteryx odorata* ディプテリクス オドラタ
科名：マメ科
抽出部位：種子　**抽出法：**揮発性有機溶剤抽出法
揮発度：ベースノート
香り：香辛料系(杏仁豆腐や桜餅のような甘い香り)　**香りの強さ：**強

主な産地：イギリス、イタリア、フランス
主な成分：クマリン、メリロト酸エチル
使用上の注意：肝毒性のあるクマリンを多く含むので、経口摂取には注意し、トリートメントにも使用しない

使用法　芳香浴　香水

ブレンドアドバイス　柑橘系、花系、香草系の精油と合います。香水の保留剤となり、パウダリーな香りを演出します。

マメ科

MIMOSA
ミモザ

ミモザは別名フサアカシアともいわれ、オーストラリアが原産で世界中に分布します。キャンディの香り付けや香水、化粧品に使用されています。ブレンドすると、複雑な香りになることから人気のある香りです。

心 甘い香りは心を穏やかにさせます。

【主な作用】鎮静、抗うつ
【適用】不安、不眠、ストレス

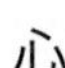

肌 皮脂バランスを整えて肌を柔らかくさせます。

【主な作用】抗炎症、皮膚再生、皮膚軟化
【適用】脂性肌、加齢肌

DATA

原料植物：フサアカシア　**種類：**木本
学名：*Acacia dealbata* アカシア デアルバタ
科名：マメ科
抽出部位：花　**抽出法：**揮発性有機溶剤抽出法
揮発度：ベースノート
香り：花系(爽やかで甘いフルーティでパウダリーな香り)　**香りの強さ：**強

主な産地：フランス、モロッコ
主な成分：ルペノン、ルペオール
使用上の注意：
- 安全性が高い。
- 不揮発性の成分が多く、粘性が高いので希釈したものが使いやすい

使用法　芳香浴　コスメ　香水　トリートメント

ブレンドアドバイス　柑橘系、花系、薬草系、樹木系、樹脂系の精油と合います。時間とともに甘さと華やかさが出るので、高級感を出したいときに少量を使用します。

SANDALWOOD サンダルウッド

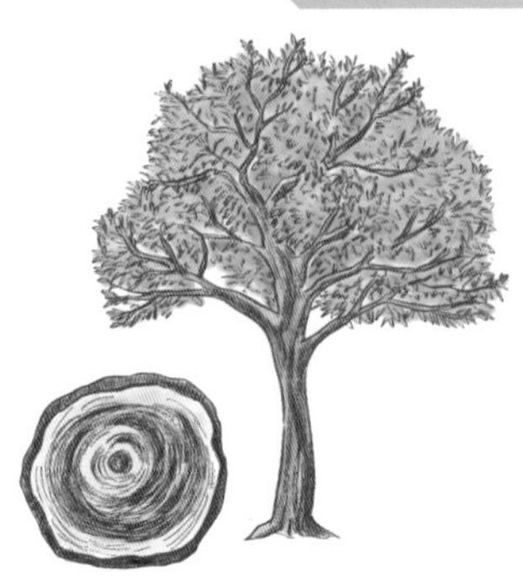

仏教の香木

半寄生性の常緑樹で、ほかの植物の根につながることで水や栄養を得ています。原産地はインドや東南アジアです。日本では古くから白檀のお香として親しまれてきました。香り成分は幹の中心部(心材)と根に多く含まれるので、根から伐採します。そのために数が減り、絶滅危惧種に指定されています。

心 HEART への働き

自分と深く向き合うときに

自分の内側を見つめ、向き合うのに役立つ香りです。また興奮した気持ちを鎮めます。鎮静作用が強いため、落ち込みが強いと気持ちが余計に沈む可能性があります。

【主な作用】
強い鎮静、抗うつ、精神強壮、神経系強壮、催淫

【適用】
過緊張、興奮、不眠、精神安定、瞑想、性欲を高める

体 BODY への働き

泌尿器のケアに

血液やリンパ液の循環をよくします。泌尿器に対しても強壮するため、膀胱炎などの感染症対策にもおすすめです。また、乾いた咳や声がれにも役立ちます。

【主な作用】
心臓強壮、うっ滞除去、呼吸器系強壮、去痰、鎮咳、泌尿器系強壮、殺菌

【適用】
静脈瘤、むくみ、膀胱炎、尿道炎、気管支炎、咳、喘息、声がれ

肌 SKIN への働き

乾燥肌やしわに効果的

肌を柔らかくします。特に乾燥した肌やしわのある肌に効果的です。

【主な作用】
皮膚軟化、創傷治癒、収斂(れん)、抗炎症、殺菌

【適用】
乾燥肌、加齢肌、しわ、湿疹、かゆみ

使用法

芳香浴　吸入　湿布　アロマバス　コスメ　香水　トリートメント

ブレンドアドバイス

柑橘系、花系、香草系、樹木系、樹脂系、香辛料系の精油、特にフランキンセンス (p.103)と調和します。香りを持続させる保留剤となり、長く深く続きます。

DATA

原料植物	サンダルウッド　　**種類**：木本
学名	**(インド種)** *Santalum album* サンタルム アルブム **(オーストラリア種)** *Santalum spicatum* サンタルム スピカトゥム **(ニューカレドニア種)** *Santalum austrocaledonicum* サンタルム アウストロカレドニクム
科名	ビャクダン科
抽出部位	心材(木の幹)　　**抽出法**：水蒸気蒸留法
揮発度	ベースノート
香り	**樹木系**(寺院を思わせる、白檀の上品で甘くオリエンタルな香り。インド種よりもオーストラリア種、ニューカレドニア種は香りが軽い)　**香りの強さ**：中
主な産地	インド、スリランカ、オーストラリア、ニューカレドニア
主な成分	α-サンタロール、β-サンタロール、サンタレン
使用上の注意	インド政府による規制があり、インド産の流通は少なく、偽和が多い

BENZOIN
ベンゾイン

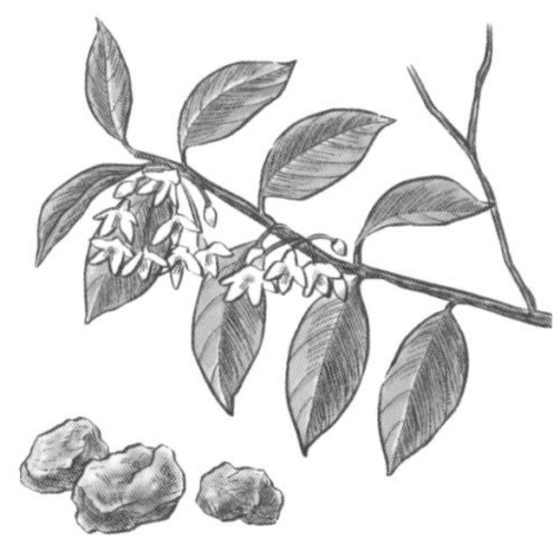

安らかな呼吸と傷の癒やしに

東南アジア原産の樹木で、白や黄色の花を咲かせて堅い果実をつけます。7～8年育成すると樹脂を抽出することができます。樹脂は数千年来、宗教目的で薫香されていました。古くから傷のケアに用いられています。香りを持続させる保留剤となるため香水の原料として利用されています。「安息香(あんそくこう)」とも呼ばれます。

心 HEART への働き

不安を和らげる

甘い香りが心にぬくもりを与え、不安や孤独感、喪失感を和らげるとともに気分を穏やかに明るくします。

【主な作用】
鎮静、抗うつ、高揚、精神安定

【適用】
不安、悲しみ、抑うつ、孤独、喪失感、無気力

体 BODY への働き

咳や声枯れのケアに

古くから呼吸器系に役立つと知られています。気道の粘膜を落ち着かせ、咳や声がれに効果があります。

【主な作用】
去痰、抗カタル、利尿、消毒、抗炎症

【適用】
風邪、咳、気管支炎、声がれ、喘息

肌 SKIN への働き

傷ついた肌のケアに

傷を癒やす作用があるため、傷ついた肌、乾燥肌、加齢肌のケアに。

【主な作用】
上皮形成、抗炎症、創傷治癒、瘢痕(はんこん)形成、収斂(れん)、消臭、消毒

【適用】
傷、傷痕、ひび割れ、乾燥肌、皮膚炎、かゆみ、湿疹、にきび、加齢肌、体臭

使用法

芳香浴 / 吸入 / 湿布 / アロマバス / コスメ / 香水 / トリートメント

ブレンドアドバイス

柑橘系、花系、樹脂系、樹木系の精油と合います。香りを持続させる保留剤としての使用がおすすめですが、甘さが目立つため少量を使います。

DATA

原料植物	アンソクコウノキ　**種類**：木本
学名	(**シャム種**)*Styrax tonkinensis* スティラクス トンキネンシス (**スマトラ種**)*Styrax benzoin* スティラクス ベンゾイン
科名	エゴノキ科
抽出部位	樹脂　**抽出法**：揮発性有機溶剤抽出法
揮発度	ベースノート
香り	**樹脂系**(シナモンとバニラのような甘く温かみのある、深い樹脂の香り)　**香りの強さ**：強
主な産地	タイ、ラオス、カンボジア
主な成分	安息香酸ベンジル、バニリン、ベンズアルデヒド、安息香酸エステル類
使用上の注意	弱い皮膚感作性があるため、2%以下の濃度で使用。敏感肌や荒れた肌への使用は控える

ランド科

VANILLA バニラ

原産地はメキシコ、中米の熱帯雨林地帯といわれています。収穫した豆(種子鞘)には香りはなく、熱処理し、干して発酵させることをくり返すことで、芳香成分のバニリンが現れます。

心 特徴的な甘い香りは、緊張を和らげ、幸せな気分にしてくれます。またフラストレーションを鎮めます。

【主な作用】抗うつ、鎮静、神経系強壮、催眠、催淫
【適用】抑うつ、不安、ストレス、不眠、性欲を高める

DATA

原料植物：バニラ　種類：草本(多年草)
学名：*Vanilla planifolia* バニラ プラニフォリア
科名：ラン科
抽出部位：種子鞘
抽出法：揮発性有機溶剤抽出法、超臨界流体抽出法
揮発度：ベースノート
香り：**香辛料系**(濃厚で深みのある甘いバニラの香り)　香りの強さ：強
主な産地：マダガスカル、インドネシア
主な成分：バニリン、バニリン酸、ベンズアルデヒド
使用上の注意：天然の精油は希少なため、あまり流通しておらず、大半が偽和である

使用法　芳香浴　コスメ　香水　トリートメント

ブレンドアドバイス　柑橘系、花系、香辛料系の精油とよく合います。香水の保留剤として深みのある甘さを演出します。

オミナエシ科

SPIKENARD スパイクナード

ヒマラヤ山脈が原産で北インド、チベット、中国などの標高3000～5000mの山地に自生し、山の斜面や草原、泥炭地帯に分布しています。草丈は1mほどで、小さなピンクの花を咲かせます。別名「ナルデ」。

心 心を落ち着かせ、バランスをとるとともに決意と希望を与えます。心に静寂をもたらすので、終末期ケアにも。

【主な作用】強い鎮静、神経系強壮
【適用】精神バランス、心の静寂

体 心臓と神経を強壮します。

【主な作用】心臓強壮、静脈強壮、神経系強壮
【適用】不整脈、頻脈、静脈瘤、自律神経の調整

肌 肌を落ち着かせ、再生を促して若返らせる働きがあります。

【主な作用】抗炎症、上皮形成、抗真菌
【適用】加齢肌、しわ

DATA

原料植物：スパイクナード　種類：草本(多年草)
学名：*Nardostachys jatamansi* ナルドスタキス ヤタマンシ
科名：オミナエシ科
抽出部位：根　抽出法：水蒸気蒸留法
揮発度：ベースノート
香り：**大地系**(甘く土臭い香り)　香りの強さ：強
主な産地：インド、ネパール、ブータン
主な成分：β-カラレン、パチュリアルコール、α-パチョレン
使用上の注意：安全性が高い

使用法　芳香浴　湿布　トリートメント

ブレンドアドバイス　柑橘系、花系、樹脂系の精油と合います。独特のきつい香りがあるので、少量を使用します。

PART 3

精油のブレンド

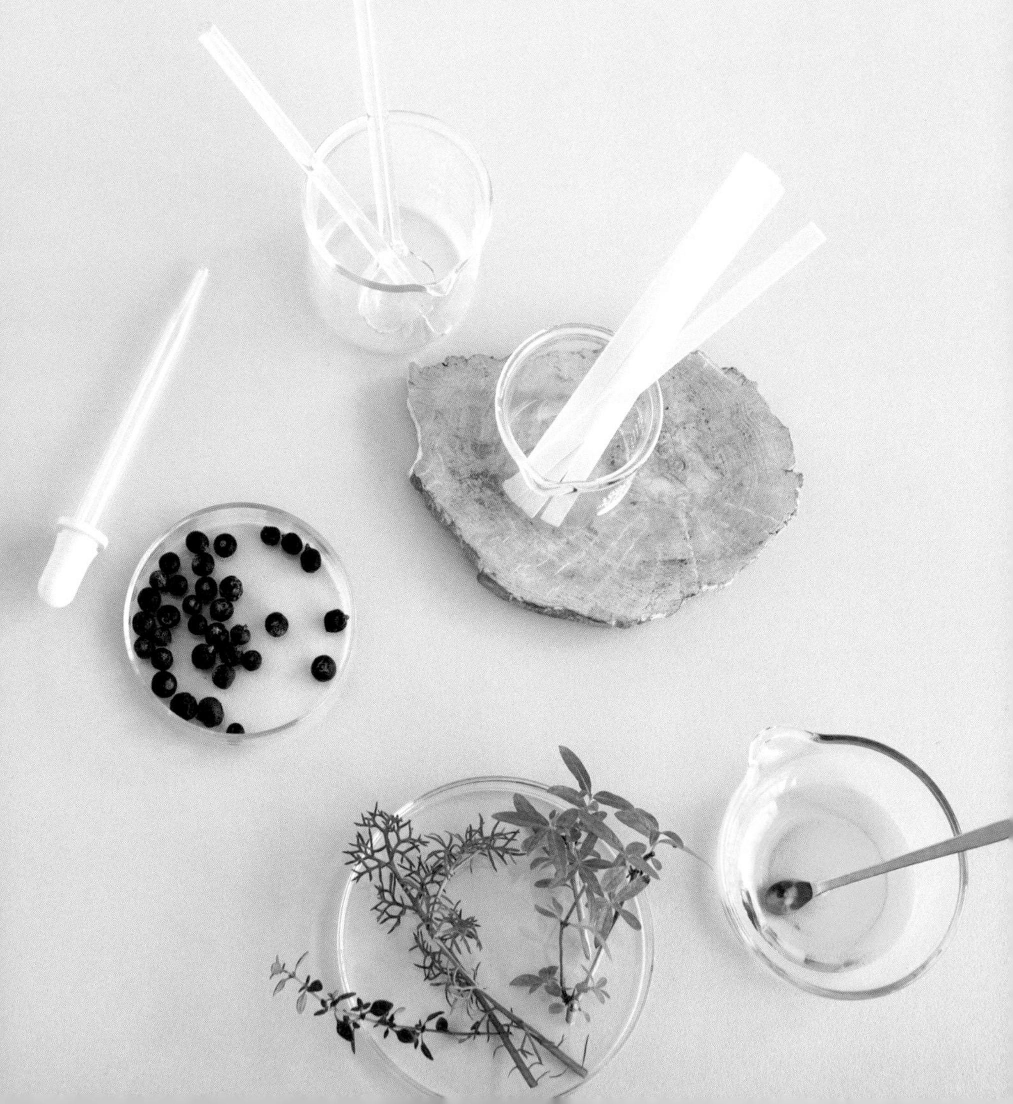

ブレンドとは

2種類以上の精油を混ぜることを「ブレンド」といいます。
複数の精油を使うことで、香りや作用の幅が広がります。
自分らしい、世界でひとつの香り作りにチャレンジしましょう。

ブレンドの魅力を知りましょう

精油は1種類だけを使うシングル使いでも作用や香りを楽しめますが、ブレンドすることで精油のもたらす作用がさらに高まる、相乗効果が期待できます。また香りの面では、1種類だけでは感じられない新たな香りに出合える魅力が。シングルでは活躍しなかった精油が、ブレンドのまとめ役として重要な役割を果たすなど、香りの意外性を知ることができるのも醍醐味です。

ブレンドは自分の嗅覚と感覚を頼りに行うもので、法則はありません。しかし、精油が揮発する速さや持続時間（ノート）、香りの系統、香りの強さの3つの内容を、基礎知識として覚えておくと、ブレンドをするときの大きな助けになります。また精油の化学成分から、精油の作用がわかるので、知っておくと便利です（p.218）。

1 精油の揮発度（ノート）

精油には揮発性（液体が蒸発して気体になりやすい性質）があり、香りは時間が経つにつれて変化します。精油が揮発して香りが伝わるスピードはそれぞれ違うため、揮発が速い精油だけをブレンドすると、香りを感じる時間は短くなります。逆に、揮発が遅い精油ばかりをブレンドすると、なかなか香りを感じられません。

そのため、精油の揮発の速さを示す「ノート」を理解し、異なるノートの精油を使ってブレンドすると、香りがバランスよく持続し、時間の経過に伴う香りの変化も楽しめます。

ノートは、揮発性の高さ（持続時間）に応じて主に3つに分けられます。

1 トップノート	2 ミドルノート	3 ベースノート

「トップノート」はつけた直後に揮発する香り、「ミドルノート」は中間の香り、「ベースノート」は最後に揮発する香りを指します。

精油の揮発度（ノート）と特徴

ノート	トップノート	ミドルノート	ベースノート
香りの特徴	**持続時間** 30分〜2時間 **系統** ・柑橘系の香り、草や葉のグリーンノートなど、軽くて揮発しやすいフレッシュな香りが多い **特徴** ・嗅いだ瞬間、最初に立ち上がる ・ブレンドの第一印象を決める「先立ち」となる香り ・力強いインパクトを与え、心身を活性化させたり、元気づけたりする香りが多い	**持続時間** 2〜6時間 **系統** ・ローズやネロリなどの花系や薬草系、香辛料系の香りが多い **特徴** ・ブレンドでは、その中心となる精油で、香りのバランスを保つ役割がある ・主に、体の生理機能やバランスを整える香りが多い	**持続時間** 6時間〜半日（または数日） **系統** ・樹木系や樹脂系の重く、温かみのある香りが多い **特徴** ・揮発が最も遅く、存在感を発揮 ・ブレンド全体の香りが持続し、持ちをよくする役割（保留剤）を果たし、「残り香」となる ・鎮静作用があり、深いリラクゼーションを促す香り
揮発性	高 →	→	低
代表的な精油	◆オレンジ ◆カルダモン* ◆グレープフルーツ ◆コリアンダー ◆スペアミント ◆ティートリー ◆プチグレン* ◆ブラックペッパー ◆フランキンセンス* ◆ペパーミント ◆ベルガモット ◆ベルガモットミント ◆マンダリン ◆ユーカリプタス ◆ライム ◆リツェアクベバ* ◆レモン ◆ローズマリー　など	◆イランイラン ◆カモミールローマン ◆クラリセージ ◆グランドファー ◆シナモン* ◆ジャスミン* ◆ジュニパー* ◆スィートフェンネル ◆スィートマージョラム ◆スコッチパイン ◆ゼラニウム ◆タイム* ◆ネロリ ◆パルマローザ ◆フランキンセンス* ◆メリッサ* ◆ラベンダー ◆レモングラス ◆ローズ・オットー* ◆ローレル　など	◆アンゼリカルート ◆コパイバ ◆サンダルウッド ◆シダーウッド ◆ジャスミン・サンバック* ◆スパイクナード ◆トンカビーン ◆パチュリ ◆バニラ ◆ベチバー ◆ベンゾイン ◆ミモザ ◆ミルラ ◆ローズ・アブソリュート　など

*…トップノートとミドルノートというように、重複する精油もあります。
くわしくは、PART2の精油プロフィールのデータ欄を確認してください。

2 香りの系統

原料植物の種類や抽出される部位によって、精油の香りは大きく8つのタイプに分けられます。同じタイプの香りは合わせやすいといわれていますが、香りの感じ方には個人差があるので、同じグループ内の組み合わせに違和感を持つ場合も。分類はあくまでも目安としてとらえ、自分自身の嗅覚で判断しましょう。

花系

甘く、華やかな花の香り

- ◆ローズ
- ◆イランイラン
- ◆ジャスミン
- ◆ネロリ　など

樹木系

森林浴をしているような、深みの中に清々しさがある木の香り

- ◆サンダルウッド
- ◆ジュニパー
- ◆シダーウッド
- ◆スコッチパイン　など

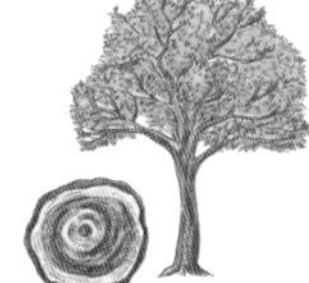

柑橘系

フレッシュで爽やかな柑橘の香り

- ◆オレンジ
- ◆ベルガモット
- ◆グレープフルーツ
- ◆レモン　など

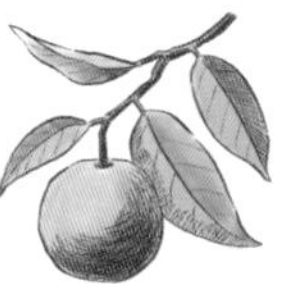

薬草系

草原を思わせるグリーンと薬草のようなハーブの香り

- ◆タイム
- ◆セージ
- ◆ローズマリー
- ◆ヤロー　など

香草系

香りが心地よいハーブの爽やかな香り

- ◆スペアミント
- ◆スィートマジョーラム
- ◆バジル
- ◆クラリセージ　など

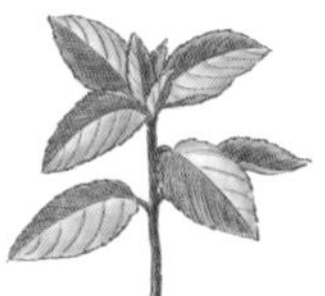

樹脂系

甘くてどっしりとした奥行きを感じさせる樹脂の香り

- ◆フランキンセンス
- ◆ミルラ
- ◆コパイバ
- ◆ベンゾイン　など

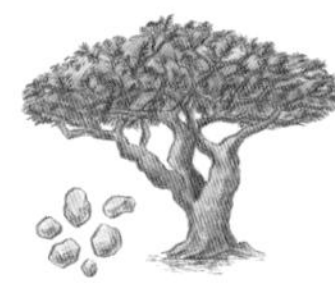

香辛料系

鋭いアクセントになる刺激的なスパイスの香り

- ◆ジンジャー
- ◆カルダモン
- ◆ブラックペッパー
- ◆シナモン　など

大地系

大地を想起させる深みのある土臭い香り

- ◆パチュリ
- ◆ベチバー
- ◆スパイクナード　など

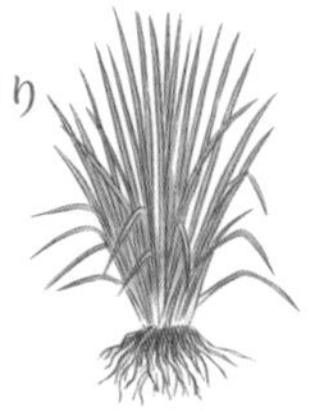

3 香りの強さ

精油の香りには、強いものと弱いものがあります。ごく少量で全体の香りを印象づけてしまう強い香りもあるので、1滴ずつ様子を見ながら加えることが大切です。強い香りと弱い香りをブレンドする場合は、量を 1：3 または 1：4 ぐらいにして、弱い香りの精油を多めにし、香りのバランスをとりましょう。

強	中	弱
◆アンゼリカ	◆カルダモン	◆オレンジ
◆イモーテル	◆クラリセージ	◆グレープフルーツ
◆イランイラン	◆グランドファー	◆ニアウリ
◆カモミールジャーマン	◆コリアンダー	◆マンダリン
◆カモミールローマン	◆サイプレス	◆ラーチ
◆ガルバナム	◆サンダルウッド	◆レモン
◆クローブ	◆シトロネラ	
◆シダーウッド	◆ジャスミン・サンバック	
◆シナモン	◆ジュニパーベリー	
◆ジャスミン	◆スィートマジョーラム	
◆ジンジャー	◆スコッチパイン	
◆スパイクナード	◆スペアミント	
◆セージ	◆タイム	
◆ゼラニウム	◆ティートリー	
◆トンカビーン	◆ネロリ	
◆パチュリ	◆パルマローザ	
◆バニラ	◆プチグレン	
◆フェンネル	◆ブラックペッパー	
◆ベチバー	◆フランキンセンス	
◆ペパーミント	◆ベルガモット	
◆ベンゾイン	◆ベルガモットミント	
◆ミモザ	◆ユズ	
◆メリッサ	◆ライム	
◆ユーカリ・レモン	◆ラベンダー	
◆レモングラス	◆ローズ・オットー	
◆ローズ・アブソリュート	◆ローズマリー	
など	◆ローレル　　など	

精油のブレンド方法

ここでは精油の作用や効能中心ではなく、
好みの香りを作り出すことをメインとしたブレンドの方法を説明します。
香りのハーモニーを楽しんでください。

STEP 

ブレンドのテーマを考える

精油をブレンドする前に、まず目標とする香りのイメージを考えます。使いたい精油があれば、そこからブレンドを広げていきます。ほかにも用途に応じてテーマを決めるという方法もあります。

例えば…

- **フランキンセンスを使いたい**
- **香りのイメージを考える**
  「木の香りにしたい」
  「甘い香りにしたい」
  「爽やかな香りにしたい」　など
- **用途を決める**
  「母の日のプレゼント」
  「友人の誕生日に」　など

精油を選ぶ

精油のノート(p.135)、香りの系統(p.136)、香りの強さ(p.137)が異なるように、精油を組み合わせます。慣れるまでは、精油3〜4種類でブレンドするのがよいでしょう。

「フランキンセンスを使いたい」という場合の3種類の精油の選び方。

1種類目　フランキンセンス

p.103の「**フランキンセンス**」のデータ欄から揮発度(ノート)と香り、香りの強さを確認。

フランキンセンス

揮発度：トップ〜ミドルノート

香り：樹脂系(甘くスモーキーな香り。オマーン種はよりフレッシュでスパイシー、ソマリア種はスモーキーさが際立ち、インド種はより軽やかでスパイシー)

香りの強さ：中

2種類目　ローズウッド

1種類目の香りにどのような香りを足したいかを考えて、それに該当する精油を見つける。

▶「爽やかな樹木の香りを足したい」と思ったら、樹木系の中でもフローラルな香りがする「**ローズウッド**」(p.120)を選ぶ。

ローズウッド

揮発度：ミドルノート

香り：樹木系(樹木の爽やかさとフローラルな香り)

香りの強さ：中

用意するもの
- 精油
- ムエット（試香紙）
- ビーカー
- ガラス棒
- 保存瓶（遮光性のあるもの）
- 筆記用具
- ラベル

▶ムエットとは？
精油や香水の香りを嗅いで試すときに使用する細長い紙。

STEP 2

バランスのよいノートの組み合わせ（割合の目安）

トップ	ミドル	ベース
30〜40%	40〜50%	20%

3種類目　**パチュリ**

1、2種類目と異なる揮発度（ノート）の精油を選ぶ。香りを飛びづらくするため、ベースノートの精油を1種入れるとよい。

1種類目：フランキンセンス（トップ〜ミドルノート）
2種類目：ローズウッド（ミドルノート）

ベースノートの精油が入っていないのでp.135を参照しながら選ぶ。ベースノートの精油は少ないので、その中で自分の好みの香りを足すとよい。

▶オリエンタルで強い香りの「**パチュリ**」（p.75）を足す。

選んだ3種類はコレ！

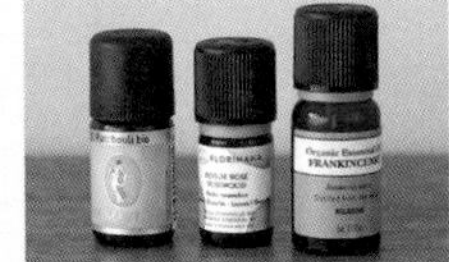

1種類目：フランキンセンス
（トップ〜ミドルノート／樹脂系／中）
2種類目：ローズウッド
（ミドルノート／樹木系／中）
3種類目：パチュリ
（ベースノート／大地系／強）

STEP 3

香りを嗅ぐ

ブレンドする精油を決めたら、それらの精油をムエットにつけ、香りを嗅いでみましょう。

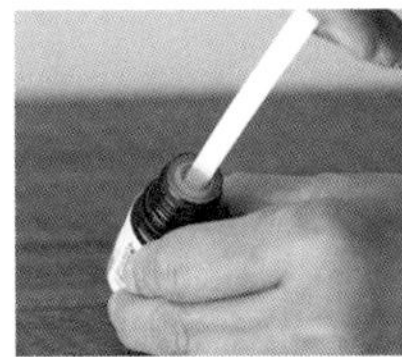

1 つけ方
精油ボトルの口にムエットの端をさすと、自然と吸い上げます。

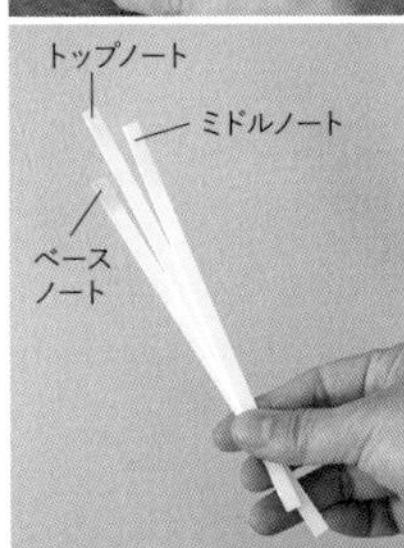

2 持ち方
精油がブレンドされた状態を想定し、ムエット数本を持って嗅ぎます。このとき、トップノートの精油を一番高く、ベースノートの精油を一番低く持つとブレンドした状態に近づきます。

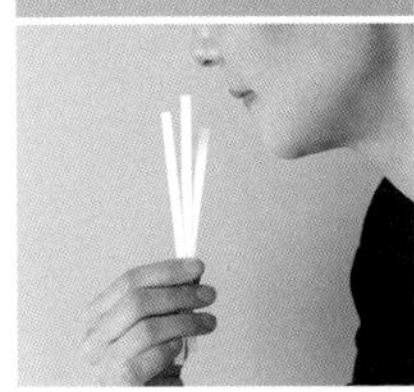

3 嗅ぎ方
鼻にムエットを近づけて嗅ぎます。

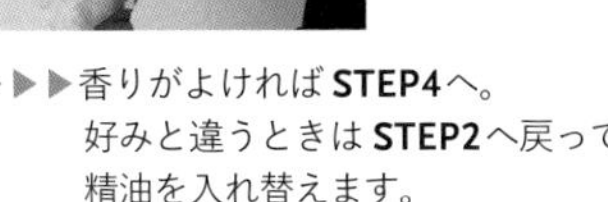

▶▶▶香りがよければ**STEP4**へ。
好みと違うときは**STEP2**へ戻って精油を入れ替えます。

MEMO
精油をつけていないほうのムエットの先に精油名を書きます。机などに置くときは、精油をつけた端3〜4cmのところを上に折って、机に精油が付着しないようにします。

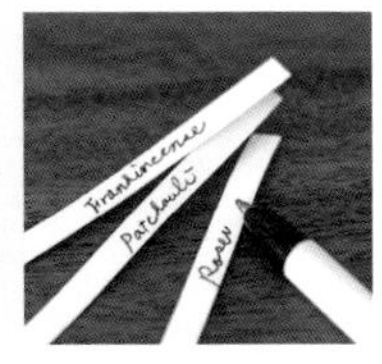

▶次ページに続く

STEP 4

精油を混ぜる

ビーカーに精油を入れて混ぜます。

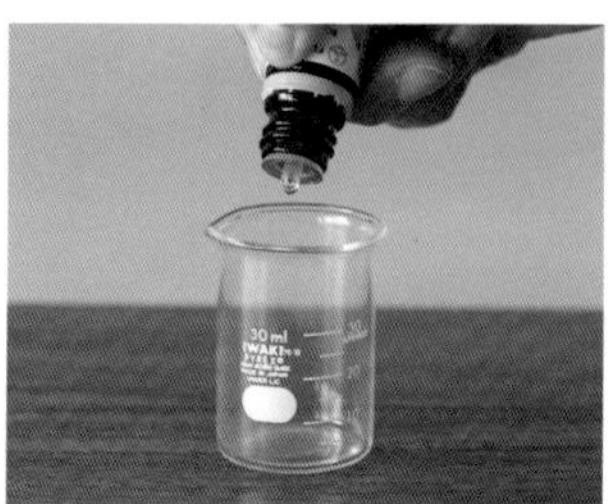

1 ビーカーにベースノートの精油を入れ、ミドル→トップの順に加えます。トップ：ミドル：ベース＝30〜40%：40〜50%：20%になるようにしましょう。

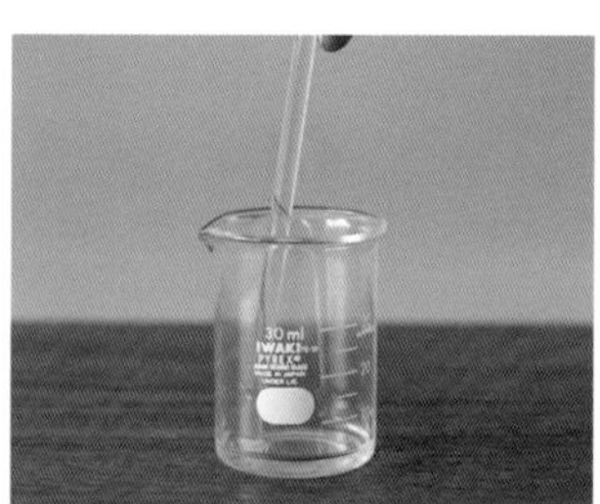

2 ガラス棒で混ぜます。

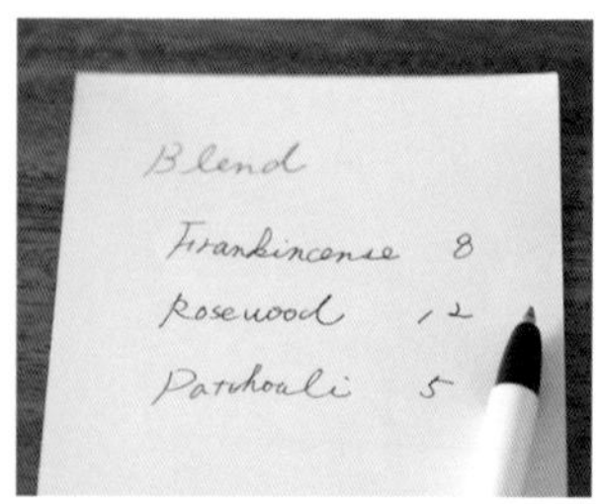

3 各精油の滴数をメモします。

例えば…

ノート	滴数	精油名	割合の目安
トップ	8滴	フランキンセンス	32%
ミドル	12滴	ローズウッド	48%
ベース	5滴	パチュリ	20%

STEP 5

香りを嗅ぐ

ブレンドした精油をムエットにつけ、実際に嗅いでみて香りの調和を確認します。

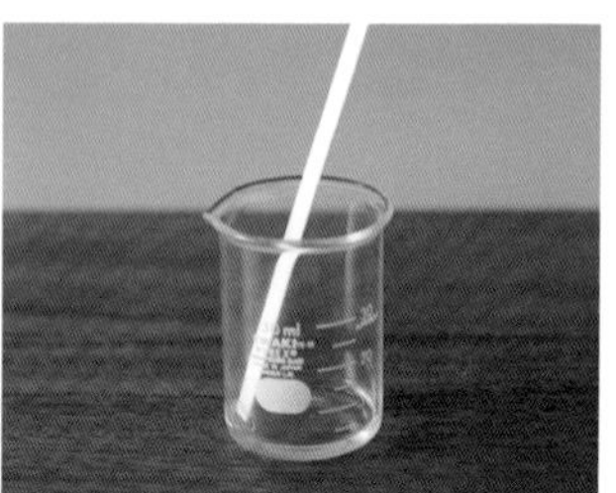

ブレンドした精油にムエットの端をつけます。

▶▶▶ 香りがよければ**STEP6**へ。
好みと違うときは、使用している精油の量のバランスを変えたり、他の精油を加えたりして調整します。

例えば…

◎フレッシュすぎる

ベースノートの精油の量を増やす。もしベースノートの精油を入れていなかったら加える。

◎1種類の香りが強すぎる

ほかの2種類の精油を倍量にするなど、増やす。

※カモミール、ゼラニウム、レモングラスは香りが強いので注意。

◎全体の調和がとれていない

ほぼすべての精油と相性がよい精油を足して緩和する。異なる香りの系統を加えることで香りに変化が生まれる。

ほぼ全ての精油と相性がよい精油▶オレンジやプチグレン、グレープフルーツなど。

MEMO

量を増やしたり、精油を追加したりした場合、そのことメモしておきましょう。

STEP 6

保存瓶に移す

空気に触れることで酸化し、光や紫外線に当たると劣化するので、必ず遮光性のある保存瓶に入れます。

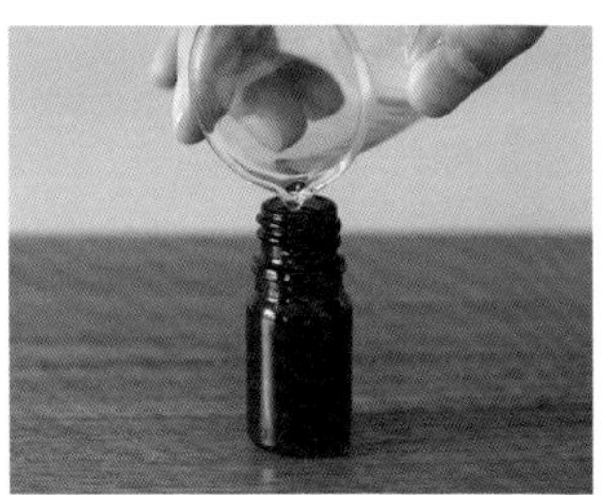

保存瓶を平らなところに置き、ブレンドした精油を入れましょう。

STEP 7

ブレンドした精油を熟成させる

遮光瓶のふたをしっかりと密閉し、1晩(7〜8時間)寝かせます。寝かせることで香りが変化して熟成します。

STEP 8

香りを嗅ぐ

寝かせた精油をムエットにつけ、香りを確認します。
香りが気に入ったら、次に作るときは倍量にしても。

▶▶▶ 好みと違うときは、**STEP5**に戻り、精油の量を増やしたり、別の精油を足したりします。

STEP 9

ラベルを貼る

ブレンド名やブレンドした精油名、日付などをラベルに書いて、ボトルに貼ります。

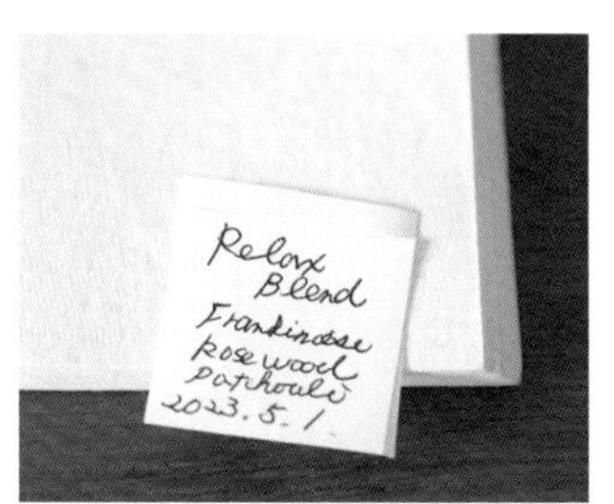

オリジナルのブレンド精油のでき上がり！

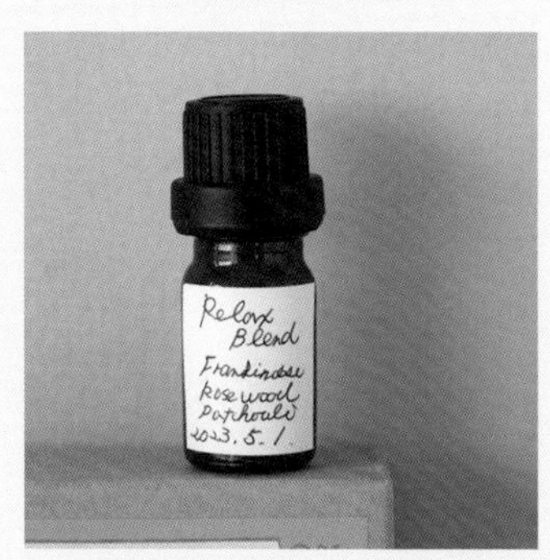

ブレンドした精油は植物油やそのほかの基材などを合わせて、香水などさまざまなものに活用できます。
＊冷暗所で保存し、1カ月以内に使い切りましょう。

▶▶▶ **香水など手作りアロマクラフトの作り方▶p.148**

ブレンドして香水を楽しみましょう

シトラスノート

シトラスフルーティ

レシピ1

フレッシュさがナンバー1

フレッシュさを感じさせるレモン、フルーティなグレープフルーツにプチグレンを合わせ、木の果実そのものを思わせる香りに。

材料(10滴・0.5mℓ分)	
レモン	5滴
グレープフルーツ	3滴
プチグレン	2滴

精油	ノート	香りの系統	香りの強さ
レモン	トップ	柑橘系	弱
グレープフルーツ	トップ	柑橘系	弱
プチグレン	トップ〜ミドル	柑橘系	中

レシピ2

オレンジの温かみと甘さ

甘さのあるオレンジとネロリを主体に異なる香りの系統を足して、温かみと甘み、奥行きのあるパウダリーな印象のブレンドです。

材料(10滴・0.5mℓ分)	
スィートオレンジ	4滴
コリアンダー	2滴
ネロリ	2滴
サンダルウッド	1滴
トンカビーン	1滴

精油	ノート	香りの系統	香りの強さ
スィートオレンジ	トップ	柑橘系	弱
コリアンダー	トップ	香辛料系&薬草系	中
ネロリ	ミドル	花系	中
サンダルウッド	ベース	樹木系	中
トンカビーン	ベース	香辛料系	強

シトラスミンティ

レシピ1

爽やかなグリーン感と清涼感

すっきりとしたグリーン感のあるライムとペパーミントの鋭い清涼感。リツェアクベバがライムの香りを支え、爽やかでシャープな印象です。

材料(10滴・0.5mℓ分)	
ライム	5滴
ペパーミント	3滴
リツェアクベバ	2滴

精油	ノート	香りの系統	香りの強さ
ライム	トップ	柑橘系	中
ペパーミント	トップ	薬草系&香草系	強
リツェアクベバ	トップ〜ミドル	柑橘系	中

レシピ2

甘いミントのハーモニー

ジューシー感のあるグレープフルーツと2種類の甘いミントに爽やかな針葉樹をプラス。土のような香りとのハーモニーが甘さを引き立てます。

材料(10滴・0.5mℓ分)	
グレープフルーツ	3滴
ベルガモットミント	2滴
スペアミント	1滴
グランドファー	3滴
パチュリ	1滴

精油	ノート	香りの系統	香りの強さ
グレープフルーツ	トップ	柑橘系	弱
ベルガモットミント	トップ	柑橘系	中
スペアミント	トップ	香草系	中
グランドファー	ミドル	樹木系	中
パチュリ	ベース	大地系	強

香水などの香りは、一般的に、シトラスノート、ハーバルノート、フローラルノート、ウッディノートなどに分類されます。その分類ごとに、オリジナルのブレンドを紹介します。このブレンドを参考にしながら、オリジナルの香水を作ってください。
※ノートは香りの香調を表すときにも用います。

香水の作り方▶ p.155

ハーバルノート

[ハーバルアロマティック]

レシピ1

力強いハーブを感じるアロマ

タイム・リナロールの爽やかなハーブの香りの中に漂うりんごのような甘さとメリッサの爽快感。力強いハーブを感じるブレンドです。

材料(10滴・0.5mℓ分)	
タイム・リナロール	5滴
メリッサ	3滴
カモミールローマン	2滴

精油	ノート	香りの系統	香りの強さ
タイム・リナロール	トップ〜ミドル	薬草系	中
メリッサ	トップ〜ミドル	柑橘系	強
カモミールローマン	ミドル	花系&香草系	強

レシピ2

爽やかなスィートアロマ

スィートタイプの香りを中心に甘さを感じるブレンド。オレンジの甘さから心地よい香草の香りが広がり、木と土の香りが全体をしっかり支えます。

材料(10滴・0.5mℓ分)	
スィートオレンジ	3滴
スィートフェンネル	2滴
クラリセージ	2滴
パチュリ	1滴
シダーウッド	2滴

精油	ノート	香りの系統	香りの強さ
スィートオレンジ	トップ	柑橘系	弱
スィートフェンネル	ミドル	薬草系	強
クラリセージ	ミドル	香草系	中
パチュリ	ベース	大地系	強
シダーウッド	ベース	樹木系	強

[ハーバルフゼア]

レシピ1

ラベンダーをビターに演出

ラベンダーをメインにフレッシュビターなベルガモットとスモーキーなベチバーを合わせて。ラベンダーの甘みを抑えたビターなブレンドです。

材料(10滴・0.5mℓ分)	
ベルガモット	3滴
ラベンダー	5滴
ベチバー	2滴

精油	ノート	香りの系統	香りの強さ
ベルガモット	トップ	柑橘系	中
ラベンダー	ミドル	花系	中
ベチバー	ベース	大地系	強

レシピ2

ラベンダーを華やかで上品に

ラベンダーをゼラニウムで華やかにさせ、ウッディ&ウェットな土の香りと、フゼア調に欠かせないトンカビーンで上品でパウダリーに仕上げます。

材料(10滴・0.5mℓ分)	
ラベンダー	4滴
ゼラニウム	2滴
シダーウッド	2滴
トンカビーン	1滴
ベチバー	1滴

精油	ノート	香りの系統	香りの強さ
ラベンダー	ミドル	花系	中
ゼラニウム	ミドル	花系	強
シダーウッド	ベース	樹木系	強
トンカビーン	ベース	香辛料系	強
ベチバー	ベース	大地系	強

フローラルノート

フローラルブーケ

レシピ1

スィート&ローズの香り

ローズの濃厚で豪華な香りをプチグレンの持つグリーン感が爽やかに柔らかくさせます。バニラが全体を甘く支えて深みのあるバランスに。

材料(10滴・0.5mℓ分)	
プチグレン	5滴
バニラ	3滴
ローズ・アブソリュート	2滴

精油	ノート	香りの系統	香りの強さ
プチグレン	トップ～ミドル	柑橘系	中
バニラ	ベース	香辛料系	強
ローズ・アブソリュート	ベース	花系	強

レシピ2

鮮やかなブーケを感じる

ローズの香りがネロリとジャスミンでより明るく鮮やかになります。メリッサの香りがアクセントになり、全体的に豪華で鮮やかな香りに。

材料(10滴・0.5mℓ分)	
ネロリ	3滴
ローズ・オットー	3滴
メリッサ	2滴
ジャスミン	1滴
サンダルウッド	1滴

精油	ノート	香りの系統	香りの強さ
ネロリ	ミドル	花系	中
ローズ・オットー	ミドル～ベース	花系	中
メリッサ	トップ～ミドル	柑橘系	強
ジャスミン	ミドル～ベース	花系	強
サンダルウッド	ベース	樹木系	中

フロリエンタル

レシピ1

華やかなエキゾチック感

ジャスミンとイランイラン・エクストラの濃厚で妖艶な花の香りを、オレンジが明るく甘さを広げます。華やかなエキゾチック感が漂う香りです。

材料(10滴・0.5mℓ分)	
スィートオレンジ	6滴
イランイラン・エクストラ	1滴
ジャスミン	3滴

精油	ノート	香りの系統	香りの強さ
スィートオレンジ	トップ	柑橘系	弱
イランイラン・エクストラ	ミドル	花系	強
ジャスミン	ミドル～ベース	花系	強

レシピ2

爽やかなオリエンタル調

少し苦みのあるマンダリンとグリーン感のあるジャスミン・サンバックが爽やかなオリエンタル調を表現。甘いベースノートがゆっくり香ります。

材料(10滴・0.5mℓ分)	
マンダリンレッド	3滴
ジャスミン・サンバック	2滴
バニラ	2滴
サンダルウッド	2滴
パチュリ	1滴

精油	ノート	香りの系統	香りの強さ
マンダリンレッド	トップ	柑橘系	弱
ジャスミン・サンバック	ミドル～ベース	花系	中
バニラ	ベース	香辛料系	強
サンダルウッド	ベース	樹木系	中
パチュリ	ベース	大地系	強

ウッディノート

ウッディスパイシー

レシピ1

フレッシュ&スパイシー

爽やかでフレッシュなジュニパーベリーの香りの奥にローズが静かに香り立ち、甘くスパイシーカルダモンが刺激的な香りにまとめます。

材料（10滴・0.5mℓ分）	
ジュニパーベリー	5滴
カルダモン	2滴
ローズ・オットー	3滴

精油	ノート	香りの系統	香りの強さ
ジュニパーベリー	トップ～ミドル	樹木系	中
カルダモン	トップ～ミドル	香辛料系	中
ローズ・オットー	ミドル～ベース	花系	中

レシピ2

スィート&スパイシー

爽やかさや甘さ、スパイシー感のある精油を組み合わせました。いろいろな香りの系統を合わせることで香りに奥行きが生まれます。

材料（10滴・0.5mℓ分）	
コリアンダー	2滴
プチグレン	2滴
ローレル	2滴
ラベンダー	1滴
シダーウッド	3滴

精油	ノート	香りの系統	香りの強さ
コリアンダー	トップ	香辛料系&薬草系	中
プチグレン	トップ～ミドル	柑橘系	中
ローレル	ミドル	樹木系&香辛料系	中
ラベンダー	ミドル	花系	中
シダーウッド	ベース	樹木系	強

ウッディバルサム

レシピ1

呼吸を深めるアンバーな香り

フランキンセンスが呼吸を深くし、ネロリがほどよく甘く香り、サンダルウッドが優しく包みます。自分と向き合う瞑想のアンバーな香りに。

材料（10滴・0.5mℓ分）	
フランキンセンス	4滴
ネロリ	3滴
サンダルウッド	3滴

精油	ノート	香りの系統	香りの強さ
フランキンセンス	トップ～ミドル	樹脂系	中
ネロリ	ミドル	花系	中
サンダルウッド	ベース	樹木系	中

レシピ2

瞑想に最適な深い香り

ビターなベルガモットが最初に香り、ゆっくりと呼吸が深くなるにつれ、木の香りと土を感じます。大地を思わせるような深みのある香り。

材料（10滴・0.5mℓ分）	
ベルガモット	2滴
フランキンセンス	3滴
ラーチ	3滴
ベチバー	1滴
シダーウッド	1滴

精油	ノート	香りの系統	香りの強さ
ベルガモット	トップ	柑橘系	中
フランキンセンス	トップ～ミドル	樹脂系	中
ラーチ	ミドル	樹木系	弱
ベチバー	ベース	大地系	強
シダーウッド	ベース	樹木系	強

COLUMN
2

香りとブレンドにまつわる用語解説

香り用語

アロマティック	ラベンダーなどの甘い香り
アンバー	ウッディでスモーキーな香り
ウッディ	樹木や針葉の香り
ウッディスパイシー	木の香りにスパイシーさが加わったユニセックスな香り
ウッディバルサム	深みのある木の香りと瞑想にふさわしい安定感を感じさせる、甘く温かみのある香り
エキゾチック感	中近東やインドなどの異国の雰囲気
オリエンタル調	東洋や東南アジアの雰囲気
グリーン感	葉や枝の青臭い香り
シトラスノート	柑橘類を中心とした爽やかな香調
パウダリー	ベビーパウダーやフェイスパウダーなど粉っぽく甘い香り
ハーバル	薬草系や香草系の、ナチュラルでハーブを感じさせる香り
ハーバルアロマティック	ハーブの中でも甘くよい香りの香草系
ハーバルノート	薬草系や香草系のナチュラルで、ハーブが中心となる香調
バルサム(バルサミック)	甘く温かみのある樹脂の香り
フゼア	シダ植物をイメージした香りで、ラベンダーの花とハーブの香りとクマリン、ウッディや土の香りが組み合わさったもので、1882年にフランスのウビガン社リリースの香水「フジェール・ロワイヤル」に由来
フルーティ	フルーツを感じる甘い香り
フローラルブーケ	花の香りを中心とした華やかで甘い香り
フロリエンタル	フローラルの香りに官能的な甘さが広がるオリエンタル調の香り
ミンティ	グリーン調のすっきりとした、ミントを感じさせる香り

ブレンド用語

ブレンドの緩和剤	ブレンドをより滑らかに、よりまとめてくれる精油。主にオレンジ、プチグレン、グレープフルーツなど
ブレンドのエンハンサー	ブレンドの香りがあまりよくなかった場合に、加えることでブレンドの香りをよいものに変える精油。主にオレンジ、グレープフルーツ、ラベンダーなど
ブレンドの保留剤	ブレンドの香りを持続させる働きがある。主にベースノートの精油に多い
香りの増量剤	ローズをよりローズらしくさせる精油。主にゼラニウム、パルマローザなど

PART 4

実践！
アロマテラピー

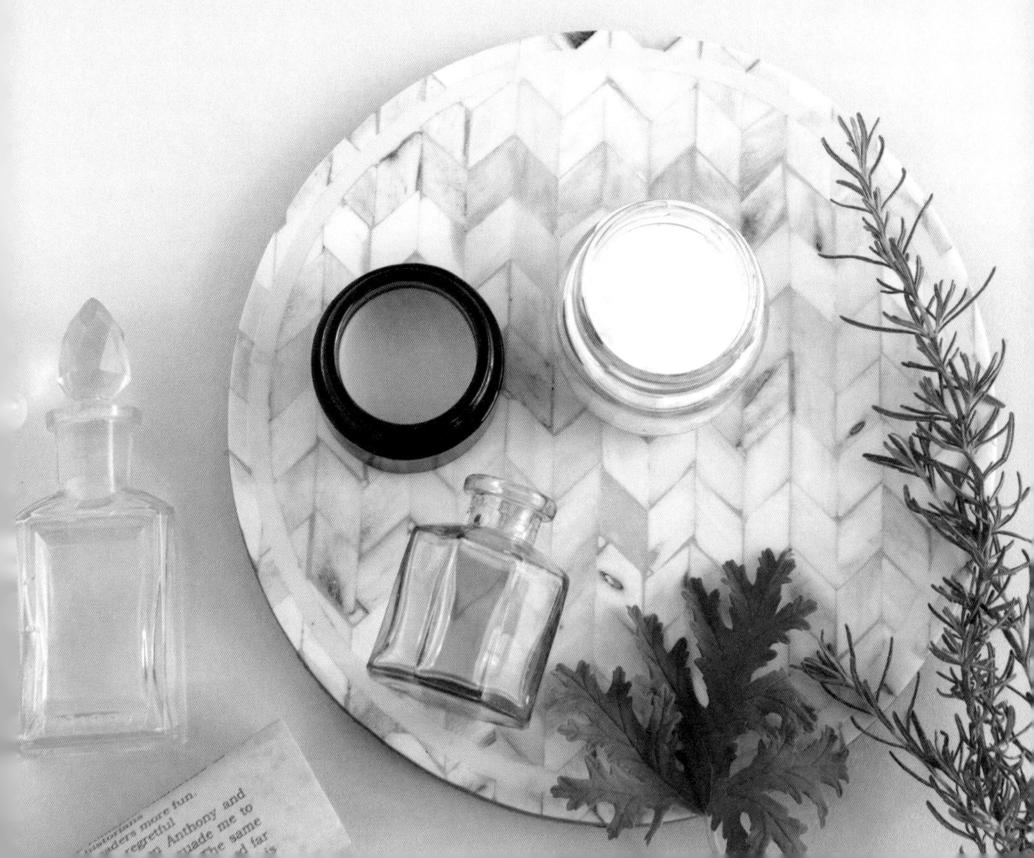

手作りアロマクラフト

アロマクラフトは精油やそのほかの材料を用います。
好きな香りでシンプルなレシピなのがうれしいところ。
自分で材料も選べるのでより安心です。ぜひ作ってみましょう。

アロマクラフトとは

精油と無水エタノールや植物油などの基材を混ぜると、化粧水や香水、バスソルトなど、さまざまなアロマクラフトができ上がります。
「症状別ケアレシピ(p.180)」で紹介しているレシピは、このアロマクラフトの方法を基本としています。

アロマクラフトの注意点

・精油にはプラスチックを溶かす性質があるので、道具や容器などはガラス製のものを使います。

・道具や容器は中性洗剤などで清潔に洗い、よく乾燥させて保管します。

・ビーカー、ガラス棒、保存容器は洗った後、煮沸消毒かアルコール消毒を行いましょう。

・クレンジングオイルや化粧水などの液体は、使用する前によくふって混ぜましょう。

・アロマクラフトは自分で楽しむためのものです。家族や友人に贈る場合は、自己責任の範囲で行いましょう。

・アロマクラフトを無許可の個人が販売することは、法律に違反します。関連する法律についてp.216に説明しています。

量る

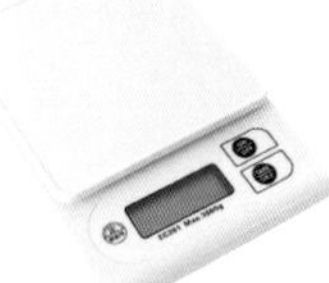

はかり
1g単位で量れるものを用意します。風袋消去ができる電子はかりが使いやすいです。

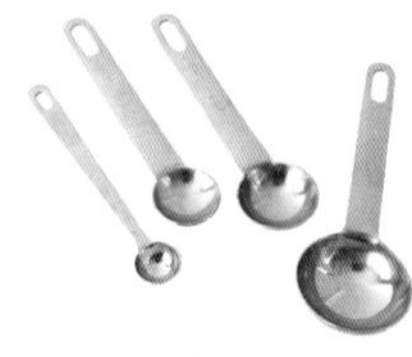

計量スプーン
小さじ1 =5mℓ、大さじ1=15mℓ。小さじ½、小さじ¼もそろえておくと便利。調理用とは分けて使用します。

あると便利な道具&保存容器

道具や保存容器は、アロマテラピー専門店のほか、実験器具を扱う店などで購入できます。
精油以外の材料について、植物油は p.212、そのほかの基材は p.214に説明しています。

混ぜる

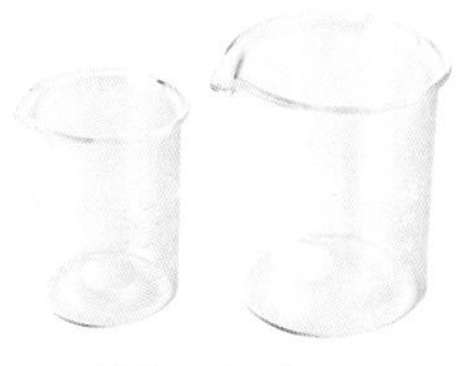

◎ガラスビーカー
植物油などの液体を量るときに使用。10mℓ、30mℓ、50mℓなどサイズ違いがあると便利です。湯せんなどに使用できる耐熱性のものを用意しましょう。

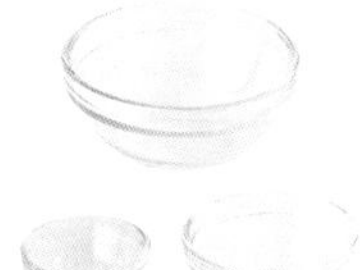

◎ガラス容器
液体だけでなく、固形物を混ぜるときにあると重宝します。サイズ違いを用意しておくと便利。耐熱性のものならシーンを選ばずに使えます。

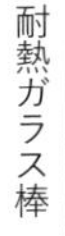

◎耐熱ガラス棒（左）
材料を混ぜるときに使います。数本用意しましょう。

◎竹串（中）
湯せんにかけたミツロウやシアバターを混ぜるときに使います。

◎豆さじ（右）
クレイを混ぜるときにあると便利です。

保存する

精油は光に当たると劣化するので、できるだけ遮光性の保存容器を使いましょう。

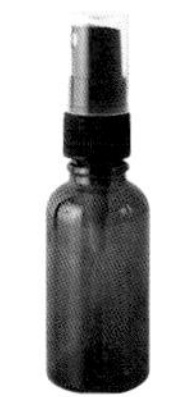

◎スプレー容器

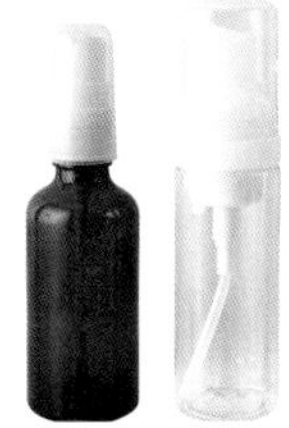

◎ポンプ容器

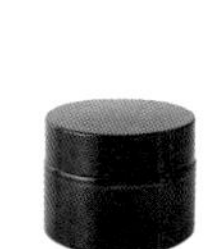

◎クリーム用容器

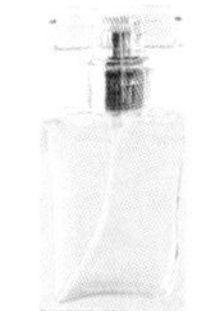

◎香水用容器

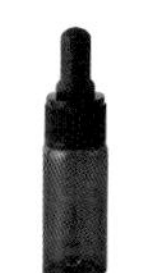

◎スポイト瓶

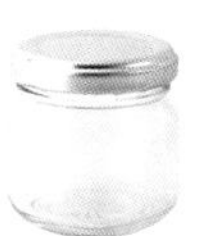

◎保存瓶

◎Memo
保存容器に、アイテム名、材料、作成日などを書いたラベルを貼りましょう。

クレンジングオイル ― アイテム名（作ったアイテムの名称）

オレンジ…2滴
プチグレン…2滴
ローズマリーベルベノン…1滴
グレープシードオイル…40mℓ
液体乳化剤…10mℓ
― 材料（精油や基材の名称とその量）

20△△年4月25日 ― 作成日

スキンケア

肌質や肌の状態に合わせて
調節しましょう。

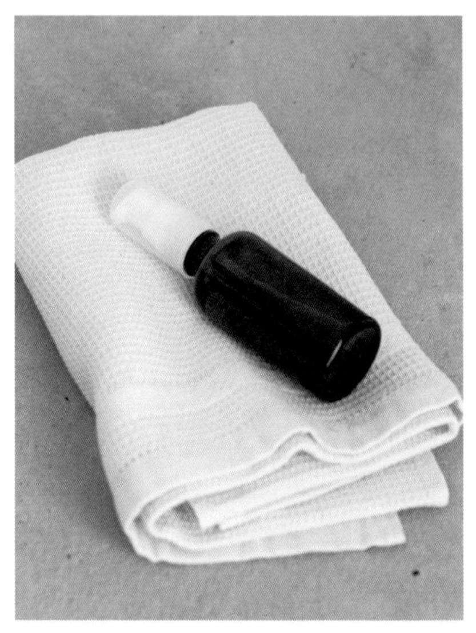

クレンジングオイル

基本の材料（約50mℓ分）

精油	1〜10滴
植物油	40mℓ
液体乳化剤	10mℓ

作り方

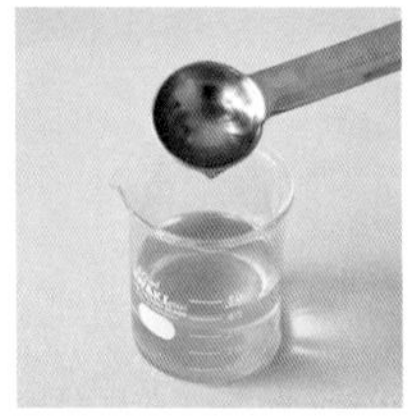

1 ビーカーに植物油と乳化剤を入れる。

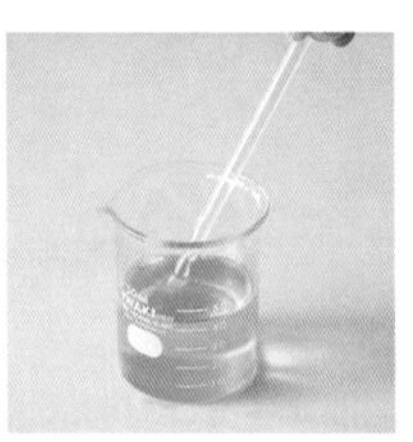

2 ガラス棒でよく混ぜる。

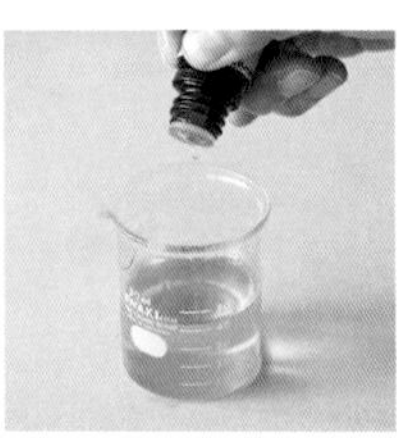

3 精油を加え、ガラス棒でよく混ぜる。

Point

・精油は香りが飛びやすいので、ビーカーに最初に入れず、ほかの基材の後から加える。

◎保存　遮光性ポンプ容器に入れ、冷暗所で保存。2週間以内に使い切る。

おすすめレシピ

脂性肌向け

精油
- オレンジ…2滴
- プチグレン…2滴
- ローズマリー・ベルベノン…1滴

植物油
- グレープシードオイル…40mℓ

液体乳化剤…10mℓ

乾燥肌向け

精油
- フランキンセンス…2滴
- ラベンダー…2滴
- ローズウッド、またはクロモジ…1滴

植物油
- スィートアーモンドオイル…45mℓ

液体乳化剤…5mℓ

敏感肌向け

精油
- ラベンダー…1滴
- ネロリ…1滴

植物油
- アプリコットカーネルオイル…45mℓ

液体乳化剤…5mℓ

保湿したい人は
グリセリンも入れましょう。

化粧水(ローション)

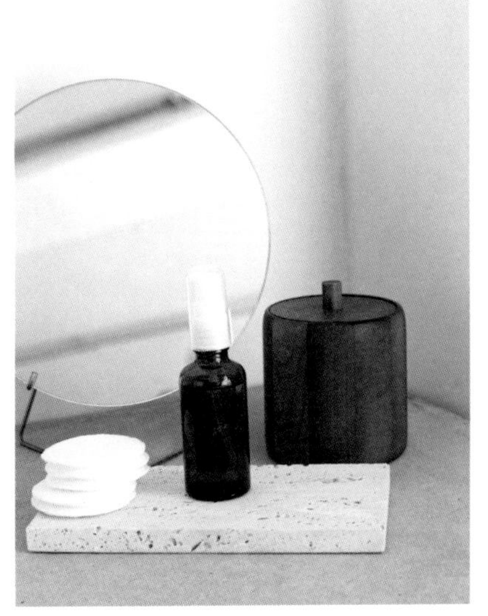

基本の材料 (約50mℓ分)

精油……1〜10滴
無水エタノール……5mℓ
植物性グリセリン(好みで)……5mℓ
※保湿したいときはグリセリンを入れる。
精製水、または芳香蒸留水……40〜45mℓ

作り方

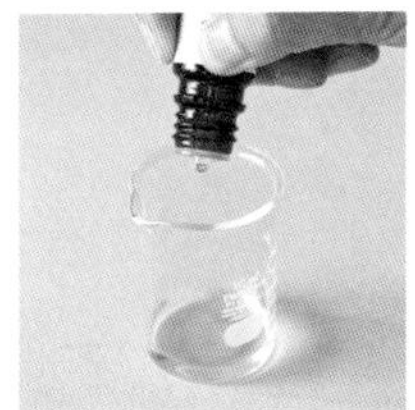

1 ビーカーに無水エタノールを入れ、精油を加える。

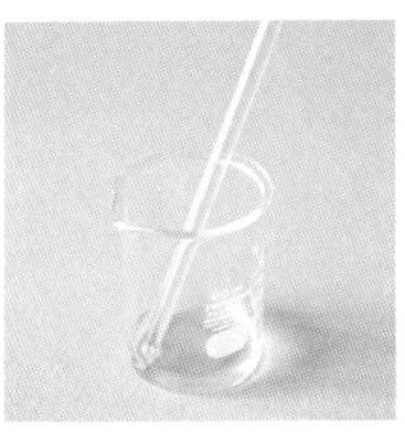

2 ガラス棒でよく混ぜる。

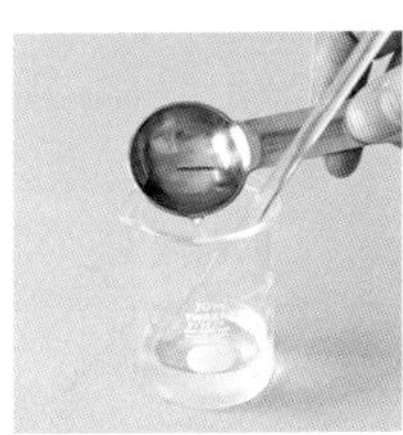

3 精製水とグリセリンを加え、ガラス棒でよく混ぜる。

Point
・精油は疎水性だがエタノールには溶けるので、先に溶かしてから精製水と混ぜる。
・保湿効果を期待する人は植物性グリセリンを入れ、さっぱりしたい人はグリセリンを入れない。

保存 遮光性ポンプ容器に入れて冷蔵で保存。2週間以内に使い切る。

おすすめレシピ

脂性肌向け

精油
プチグレン…2滴
ラベンダー…2滴
マートル…1滴
無水エタノール…5mℓ
芳香蒸留水
ハマメリスウォーター…45mℓ

乾燥肌向け

精油
ゼラニウム…2滴
カモミールローマン*…2滴
パチュリ…1滴
無水エタノール…5mℓ
植物性グリセリン…5mℓ
芳香蒸留水
ローズウォーター…40mℓ

*キク科アレルギーの人はラベンダーに代える。

敏感肌向け

精油
ネロリ…1滴
無水エタノール…2mℓ
植物性グリセリン…3mℓ
芳香蒸留水
ネロリウォーター…45mℓ

透き通った肌を作りましょう。

フェイスクレイパック

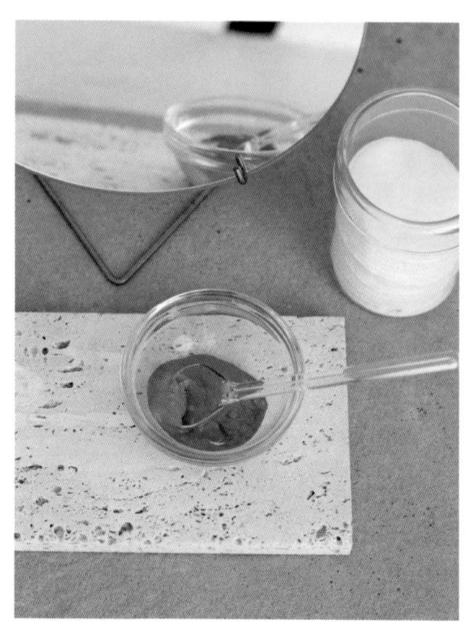

基本の材料（1回分）

精油……1〜2滴
クレイ（グリーン）……15g
植物油……2.5mℓ
精製水（または芳香蒸留水）……10〜15mℓ

作り方

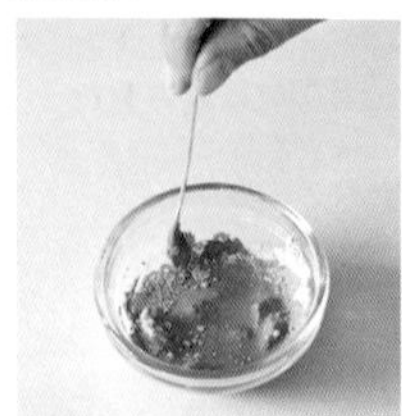

1 ガラス容器にクレイを入れて精製水を3回ほどに分けて加え、そのつど豆さじでよく混ぜる。

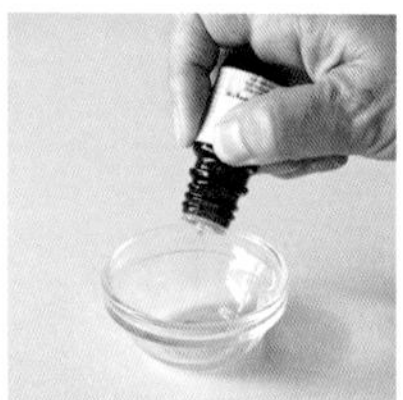

2 別のガラス容器に植物油を入れ、精油を加えてガラス棒でよく混ぜる。

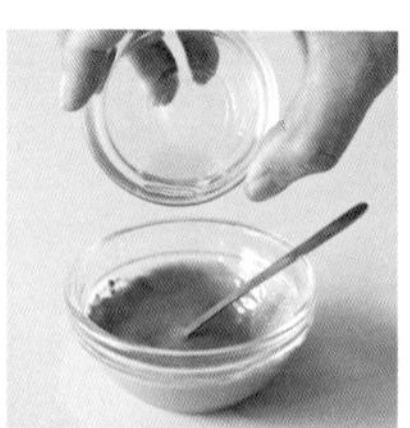

3 **1**に**2**を加えて豆さじでよく混ぜる。

Point

・かたさは水の量で調整する。かたくするとより肌がもっちりと、ゆるく作ると塗りやすく落としやすいので日常使いができる。
・クレイパックは使う直前に作り、メイクを落として洗顔した後に使用する。
・週に1回くらいの使用がおすすめ。

◎保存　保存せずに、すぐに使い切る。

おすすめレシピ

脂性肌向け＆春夏用

精油
　マンダリン…1滴
クレイ（グリーン）…15g
芳香蒸留水
　ハマメリスウォーター…10〜15mℓ

※ディープクレンジングが目的なので、植物油は入れない。

乾燥肌向け＆秋冬用

精油
　ゼラニウム…1滴
クレイ（グリーン）…15g
植物油
　ホホバオイル…2mℓ
芳香蒸留水
　ローズウォーター…10〜15mℓ

エイジングケア用

精油
　ローズ・オットー…1滴
クレイ（グリーン）…15g
植物油
　アルガンオイル…2.5mℓ
芳香蒸留水
　ローズウォーター…10〜15mℓ

ミツロウの保湿効果で
お肌がしっとり！

ボディ&フェイスバーム

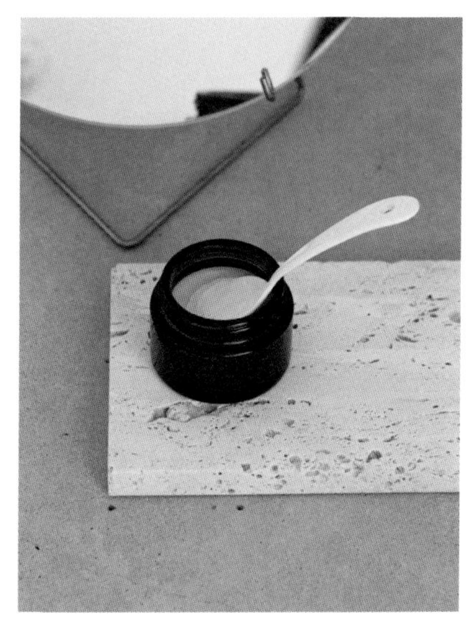

基本の材料（約25mℓ分）

精油……1〜10滴
※フェイス用は5滴まで、ボディ用は10滴までが目安。

A ミツロウ……5g
A 植物油……20mℓ

作り方

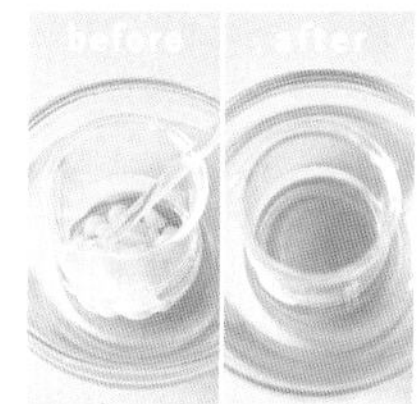

1 耐熱ビーカーにAを入れ、湯せんにかけてミツロウを溶かす。
※電子レンジ（600W）で10秒ずつ加熱して溶かすのでもよい。

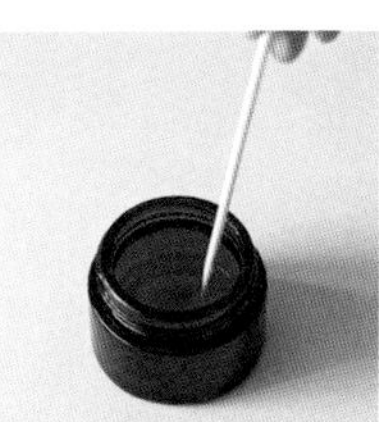

2 保存容器に移して竹串でよく混ぜ、粗熱をとる。

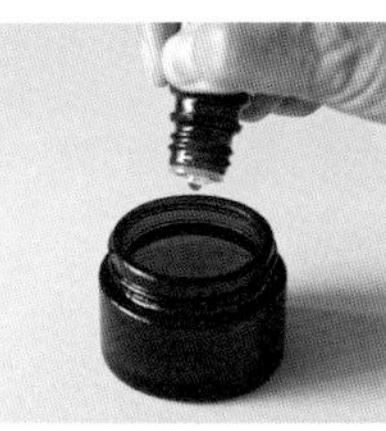

3 精油を加え、さらに竹串でよく混ぜる。

Point
・精油は熱に弱いので、加える前に粗熱をとる。冷めすぎるとミツロウが固まるので、その前に精油を加える。

○保存　遮光性のクリーム用容器に入れて冷暗所で保存。1か月以内に使い切る。

おすすめレシピ

ボディバーム

精油
- プチグレン…4滴
- ゼラニウム…2滴
- ラベンダー…2滴

ミツロウ…5g
植物油
- スィートアーモンドオイル…20mℓ

フェイスバーム

精油
- フランキンセンス…2滴
- ローズ・オットー…2滴
- パチュリ…1滴

ミツロウ…5g
植物油
- アルガンオイル…10mℓ
- ホホバオイル…10mℓ

リップバーム

精油
- マンダリン…1滴

ミツロウ…3g
植物油
- ホホバオイル…9mℓ

シアバターで肌をしっかり保湿。

ボディ&フェイスクリーム

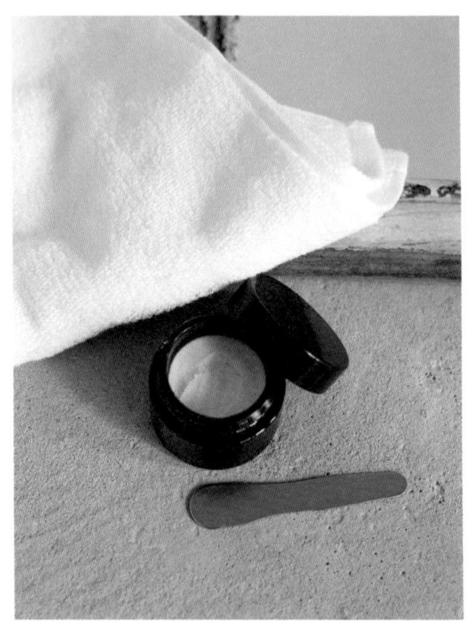

基本の材料（約25mℓ分）

精油……1〜10滴

※フェイス用は5滴まで、ボディ用は10滴までが目安。

A
- シアバター……20g
- 植物油……5mℓ

作り方

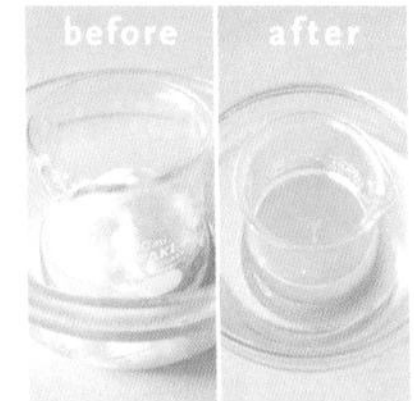

1 耐熱ビーカーにAを入れ、湯せんにかけてシアバターを溶かす。

※電子レンジ（600W）で10秒ずつ加熱して溶かすのでもよい。

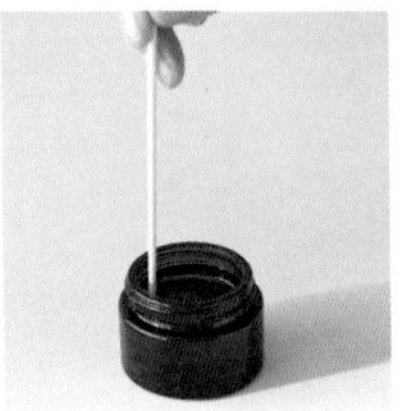

2 保存容器に移して竹串でよく混ぜ、粗熱をとる。

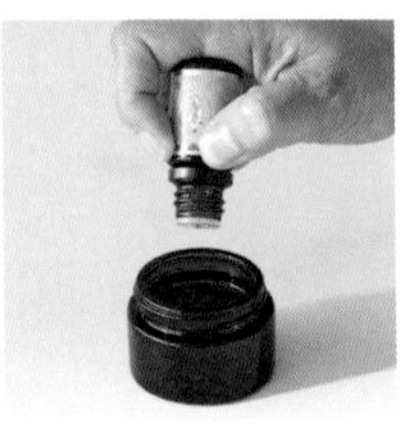

3 精油を加え、さらに竹串でよく混ぜる。

Point

・精油は熱に弱いので、加える前に粗熱をとる。

保存　遮光性のクリーム用容器に入れて冷暗所で保存。1か月以内に使い切る。

おすすめレシピ

ボディクリーム

精油
- マンダリン…3滴
- ゼラニウム…3滴
- シダーウッド…2滴

シアバター…20g

植物油
- ホホバオイル…5mℓ

フェイスクリーム

精油
- パルマローザ…2滴
- ラベンダー…2滴
- ベチバー…1滴

シアバター…20g

植物油
- アルガンオイル…5mℓ

アイクリーム

精油
- ネロリ…2滴
- サンダルウッド…1滴
- パチュリ…1滴
- ローズ・オットー…1滴

シアバター…20g

植物油
- アルガンオイル…5mℓ

香水

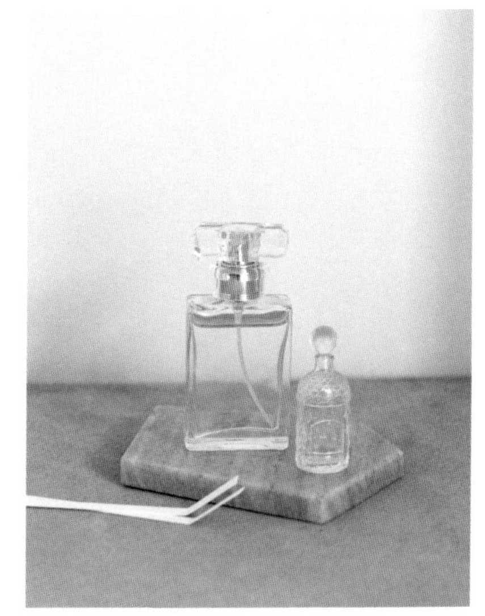

好きな香りを楽しんで。

アロマパフューム

基本の材料 (約10mℓ分)

精油……30〜50滴
無水エタノール……9mℓ
精製水……1mℓ

作り方

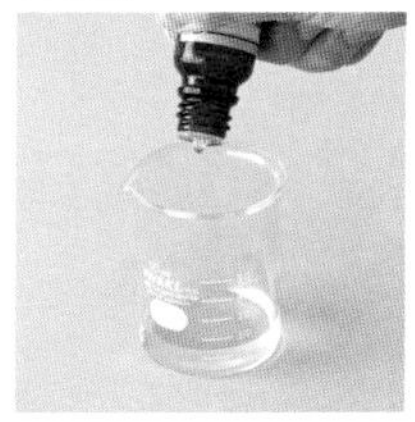

1 ビーカーに無水エタノールを入れ、精油を加える。

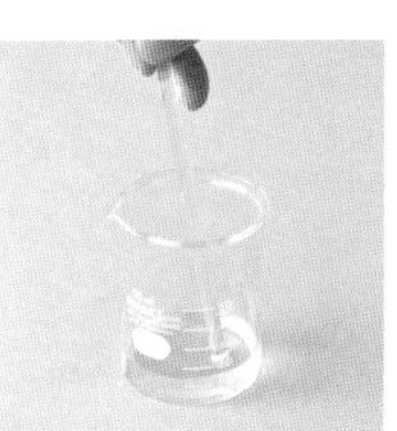

2 ガラス棒でよく混ぜる。

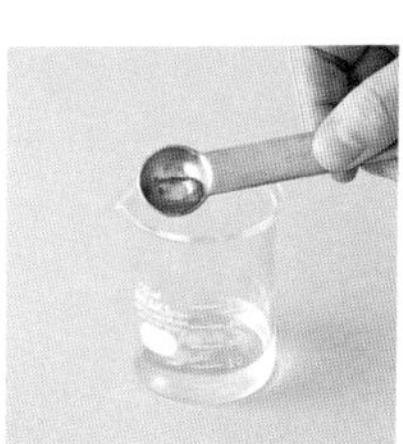

3 精製水を加え、ガラス棒でよく混ぜる。

Point

・精油をブレンドする場合は事前に行っておく。おすすめのブレンドレシピはp.142〜145。

保存 香水用容器に入れて冷暗所で保存。3か月以内に使い切る。持ち歩くときは、遮光性のアトマイザーを使用する。

アルコールアレルギーの人には

精油とホホバオイルで作り、塗布して用いる。

▶ **材料と作り方**(約10mℓ)
ビーカーにホホバオイル10mℓを入れて精油2〜50滴を加え、ガラス棒でよく混ぜる(精油の濃度は1〜25%)。回転塗布式のロールオン容器で保存。

香水の種類別　精油&エタノールの濃度

香水の種類	精油の濃度	エタノール濃度
スプレーコロン	1〜4%	約80%
オーデコロン	4〜8%	約80%
オードトワレ	8〜12%	約85%
オーデパルファン	12〜15%	約85%
パフューム	15〜25%	約90%
エッセンス	25〜30%	約90%

※精油1滴は0.05mℓです。

バスタイム

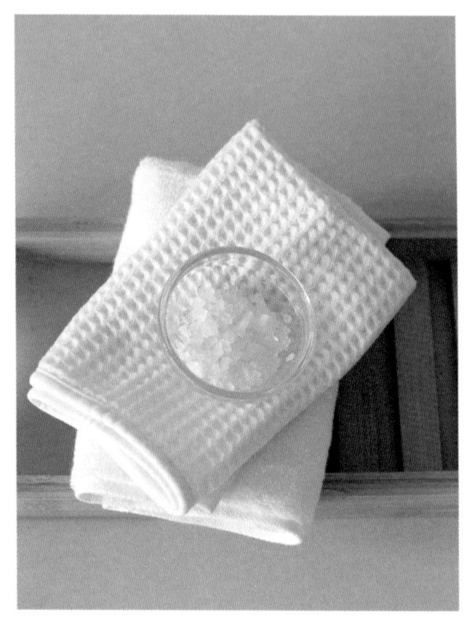

デトックス効果で
むくみもすっきり。

バスソルト

基本の材料（1回分）

精油……6〜12滴
天然塩……30g
植物油……2.5mℓ

作り方

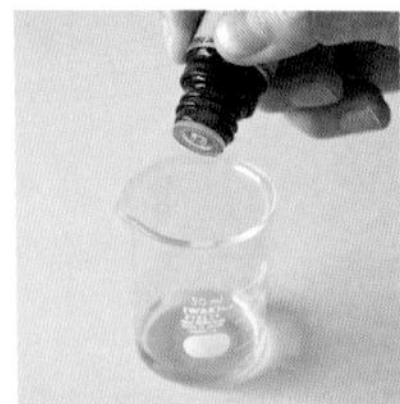

1 ビーカーに植物油を入れ、精油を加える。

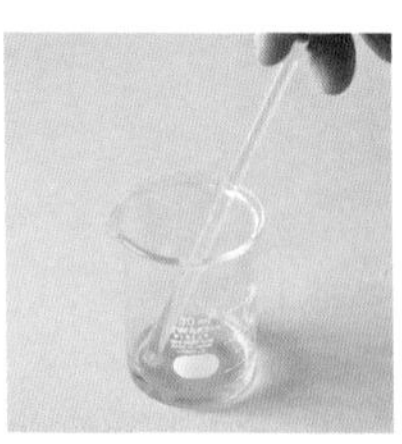

2 ガラス棒でよく混ぜる。

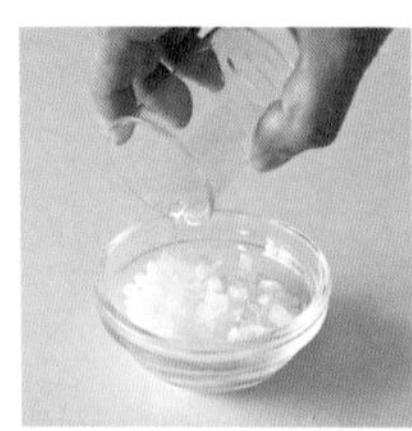

3 ガラス容器に天然塩を入れ、**2**を加えてガラス棒でよく混ぜる。

Point
・入浴する直前に作る。入浴直前に浴槽に入れ、よくかき混ぜる。
・バスソルトを使用できない浴槽があるので、取り扱い説明書で確認する。
・入浴後はすぐに流し、浴槽と排水口を水洗いする。

◎保存　保存せずに、すぐに使い切る。

おすすめレシピ

冷え性用

精油
- ユズ…3滴
- スィートマージョラム…2滴
- ブラックペッパー…1滴

天然塩…30g
植物油
- グレープシードオイル…2.5mℓ

リラックス＆安眠用

精油
- ヒノキ…2滴
- ベルガモット…2滴
- ラベンダー…2滴

天然塩…30g
植物油
- スィートアーモンドオイル…2.5mℓ

心身の浄化用

精油
- ジュニパーベリー…2滴
- スイスパイン…2滴
- マートル…2滴

天然塩…30g
植物油
- スィートアーモンドオイル…2.5mℓ

古い角質や汚れを取り除き、
ツルツル肌に。

ボディスクラブ

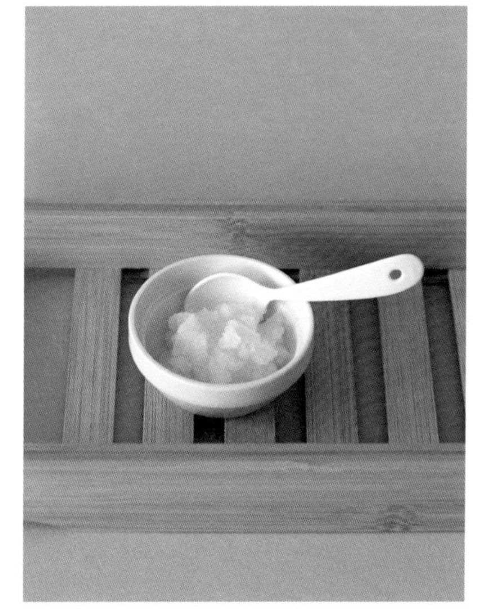

基本の材料（2〜3回分）

精油……3〜12滴
天然塩（または砂糖）……30〜60g
植物油……15〜30mℓ

作り方

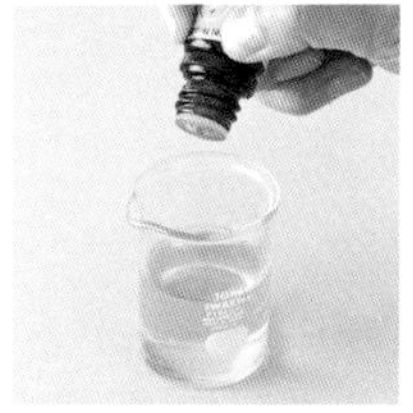

1 ビーカーに植物油を入れ、精油を加える。

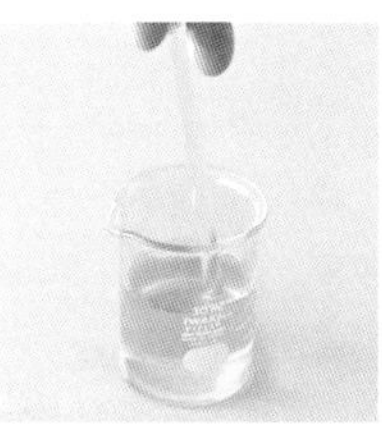

2 ガラス棒でよく混ぜる。

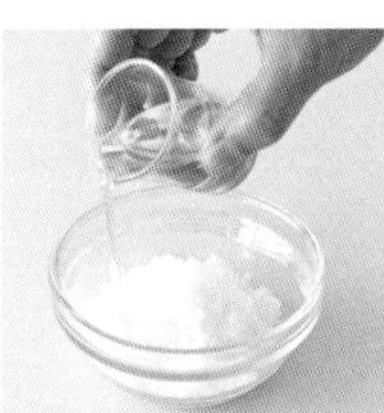

3 ガラス容器に天然塩を入れ、**2**を加えてガラス棒でよく混ぜる。

Point

・天然塩の粒子が粗すぎて痛い場合は、細かいものにする。
・敏感肌の人は天然塩ではなく、低刺激の砂糖を用いる。
・使う前によく混ぜる。

保存　保存容器に入れて冷暗所で保存。1週間以内に使い切る。

おすすめレシピ

ボディ引き締め用

精油
- グレープフルーツ…6滴
- サイプレス…3滴
- ジュニパーベリー…3滴

天然塩…60g
植物油
- グレープシードオイル…30mℓ

足裏&かかと用

精油
- オレンジ…1滴
- シダーウッド…1滴
- マンダリン…1滴

天然塩…30g
植物油
- スィートアーモンドオイル…15mℓ

敏感肌用

精油
- ゼラニウム…2滴
- プチグレン…2滴

砂糖…60g
植物油
- アプリコットカーネルオイル…30mℓ

好みの香りで全身を包み込んで。

ボディソープ

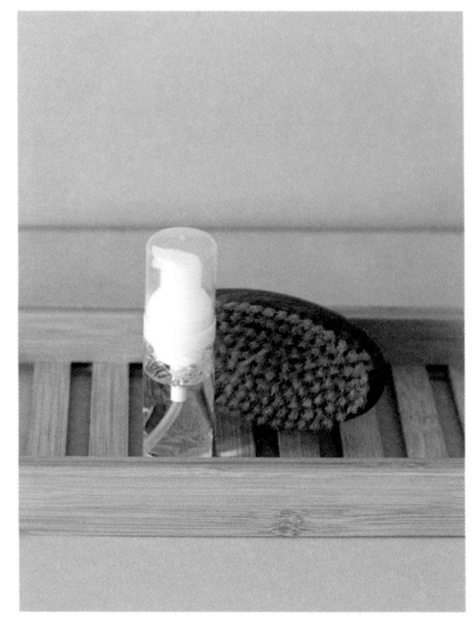

基本の材料（約50mℓ分）

精油……5〜20滴
無香料ボディソープ……50mℓ

作り方

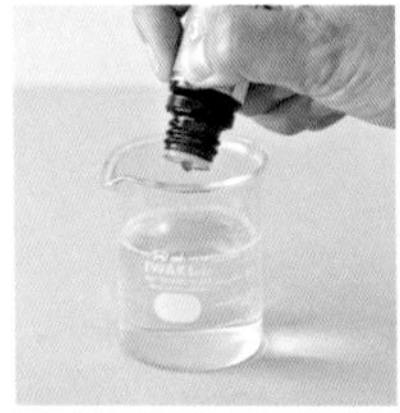

1 ビーカーに無香料ボディソープを入れ、精油を加える。

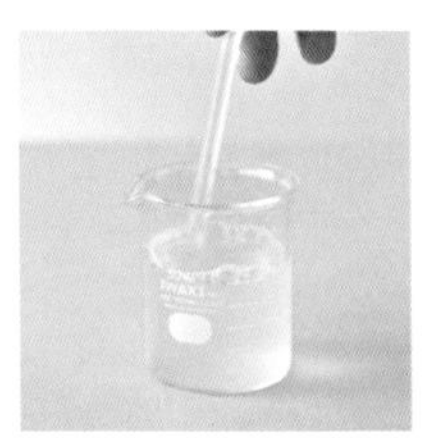

2 ガラス棒でよく混ぜる。

Point

・材料の無香料ボディソープをハンドソープに替えると、ハンドソープができ上がります。

◎保存　ポンプ容器に入れて冷暗所で保存。1か月以内に使い切る。

おすすめレシピ

肌の浄化用ボディソープ

精油
- マンダリン…5滴
- ティートリー3滴
- パチュリ…2滴

無香料ボディソープ…50mℓ

デオドラント用ボディソープ

精油
- プチグレン…4滴
- ベルガモットミント…3滴
- シダーウッド…3滴

無香料ボディソープ…50mℓ

衛生用ハンドソープ

精油
- レモン…5滴
- タイム・リナロール…3滴
- スパイクラベンダー…2滴

無香料ハンドソープ…50mℓ

頭皮の血行をアップしてケアを。

ヘアトニック

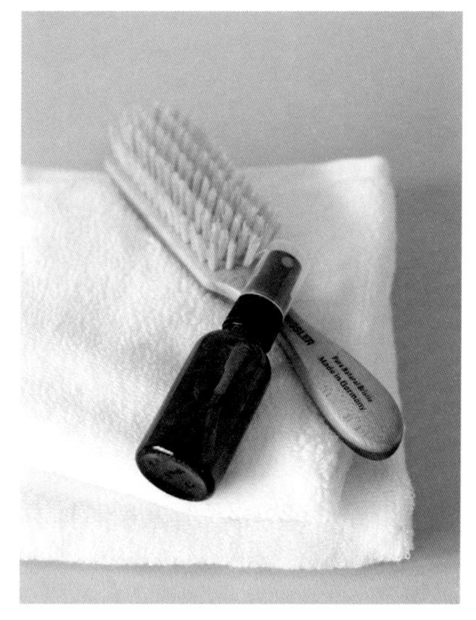

基本の材料 （約30mℓ分）

精油……6〜12滴
無水エタノール……10mℓ
芳香蒸留水……20mℓ

作り方

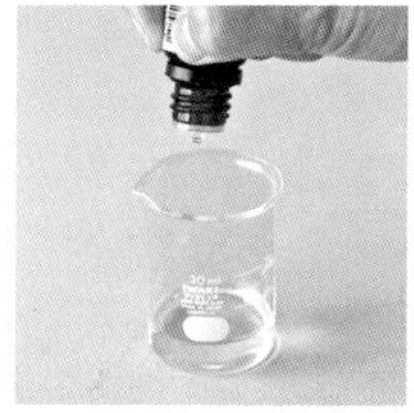

1 ビーカーに無水エタノールを入れ、精油を加える。

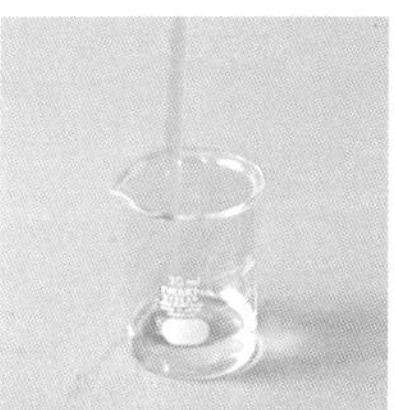

2 ガラス棒でよく混ぜる。

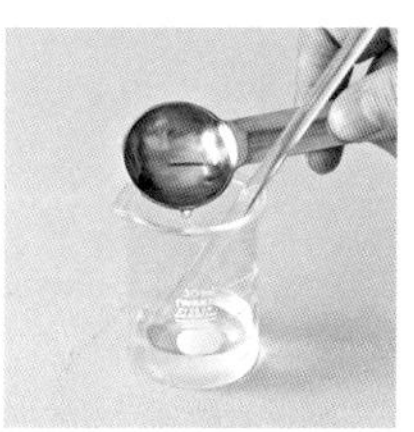

3 芳香蒸留水を加え、ガラス棒でよく混ぜる。

Point
・洗髪後やブラッシング前に頭皮にスプレーする。

◎保存　遮光性のスプレー容器に入れて冷暗所で保存。2週間以内に使い切る。

おすすめレシピ

頭皮ケア&育毛用

精油
- クラリセージ…2滴
- シダーウッド…2滴
- ローズマリー・カンファー…2滴

無水エタノール…10mℓ

芳香蒸留水
- ローズマリーウォーター…20mℓ

頭皮デオドラント用

精油
- シダーウッド…2滴
- ローズマリー・ベルベノン…2滴
- プチグレン…2滴

無水エタノール…10mℓ

芳香蒸留水
- ペパーミントウォーター…20mℓ

頭皮多汗症用

精油
- クラリセージ…2滴
- サイプレス…2滴
- スペアミント…2滴

無水エタノール…10mℓ

芳香蒸留水
- ハマメリスウォーター…20mℓ

オーラルケア

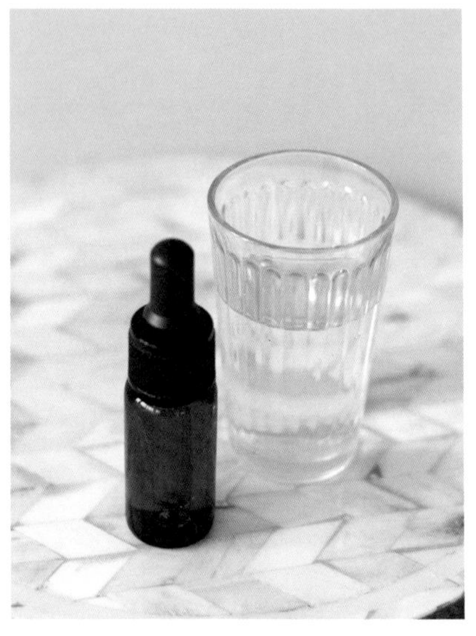

口腔内をケアしてすっきりと。

マウスウォッシュ

基本の材料 （約10mℓ分）

精油……1〜4滴

蒸留酒……10mℓ

＊ウォッカなど、アルコール度数90度以上のものを使用する。

作り方

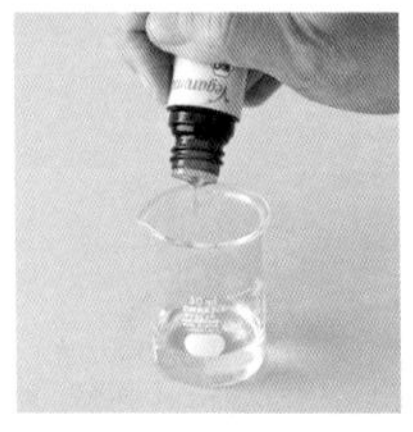

1 ビーカーに蒸留酒を入れ、精油を加える。

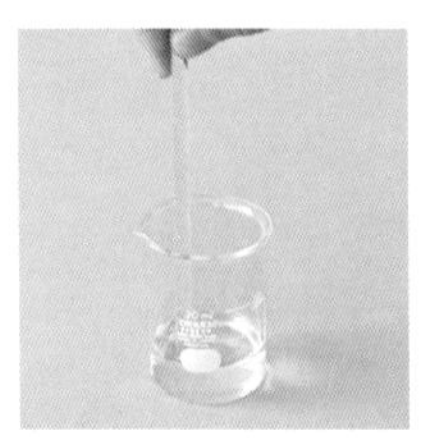

2 ガラス棒でよく混ぜる。

使い方

コップ1杯（150 mℓ）の水にマウスウォッシュ2〜3滴を入れる。歯磨きの後に、口に入れてすすぐか、うがいをする。使用後は水ですすぐ必要はない。

Point

・使用時に飲み込まないように注意する。

◎保存　遮光性のスポイト瓶に入れて冷蔵で保存。2週間以内に使い切る。

おすすめレシピ

口臭ケア用

精油
- レモン…2滴
- スペアミント…1滴
- カルダモン…1滴

蒸留酒（ウォッカ）…10mℓ

口内炎用

精油
- ティートリー4滴

蒸留酒（ウォッカ）…10mℓ

口内衛生用&感染症対策用（うがい）

精油
- ティートリー…2滴
- レモン…1滴

蒸留酒（ウォッカ）…10mℓ

衛生ケア

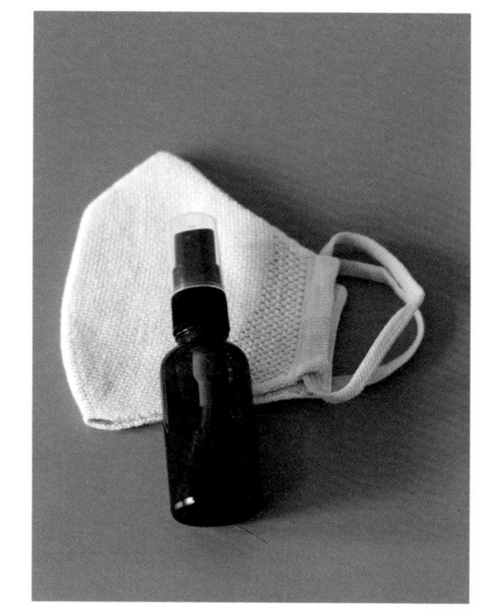

マスクの内側や
手指に吹きつけましょう。

マスク＆ハンドスプレー

基本の材料（約30mℓ分）

精油……6〜18滴
無水エタノール……20mℓ
精製水（または芳香蒸留水）……10mℓ

作り方

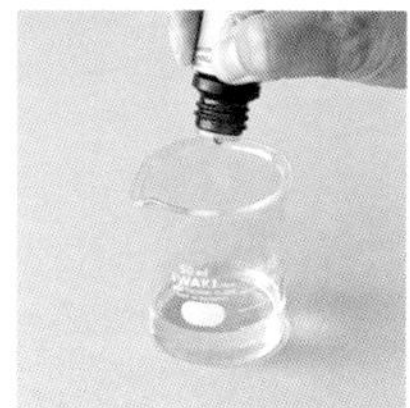

1 ビーカーに無水エタノールを入れ、精油を加える。

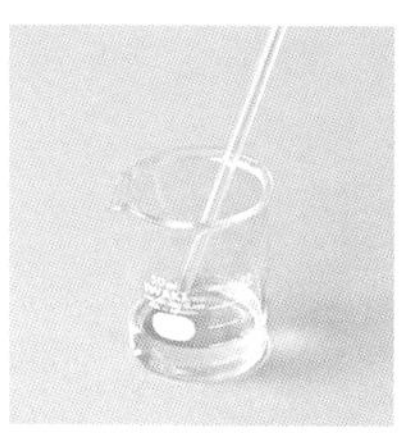

2 ガラス棒でよく混ぜる。

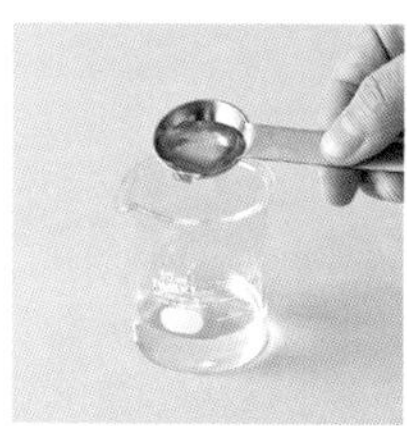

3 精製水を加え、ガラス棒でよく混ぜる。

●保存　遮光性のスプレー容器に入れて冷暗所で保存。1か月以内に使い切る。

おすすめレシピ

マスク用

精油
- オレンジ…5滴
- スペアミント…3滴
- タイム・リナロール…2滴

無水エタノール…20mℓ

芳香蒸留水
- ペパーミントウォーター…10mℓ

ハンド用

精油
- スパイクラベンダー…2滴
- タイム・リナロール…2滴
- ニアウリ…2滴

無水エタノール…20mℓ

芳香蒸留水
- ハマメリスウォーター…10mℓ

ハンド用（敏感肌向け）

精油
- ラベンダー…2滴
- ニアウリ…1滴
- マヌカ…1滴

無水エタノール…15mℓ

芳香蒸留水
- ネロリウォーター…15mℓ

ハウスキーピング

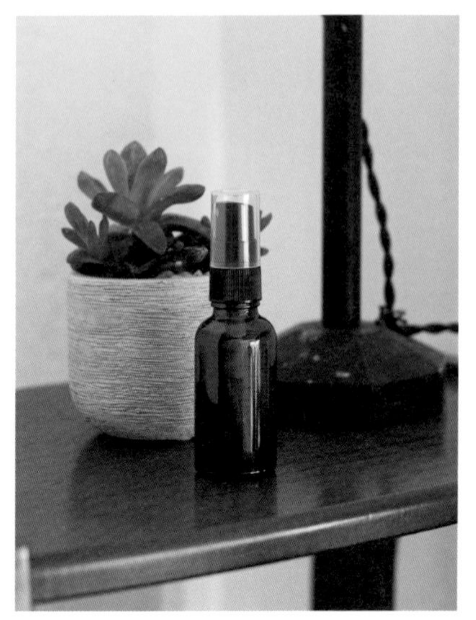

空間消毒やリラックスに。
さらに虫よけにも。

ルームスプレー

基本の材料（約30mℓ分）

精油……10〜30滴
無水エタノール……10mℓ
精製水（または芳香蒸留水）……20mℓ

作り方

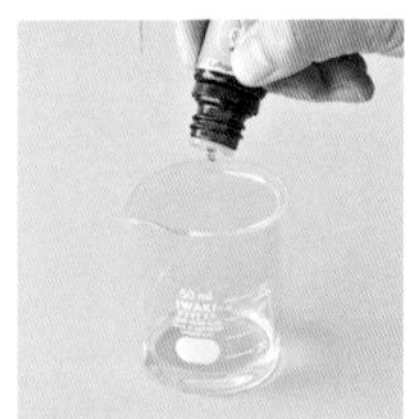

1 ビーカーに無水エタノールを入れ、精油を加える。

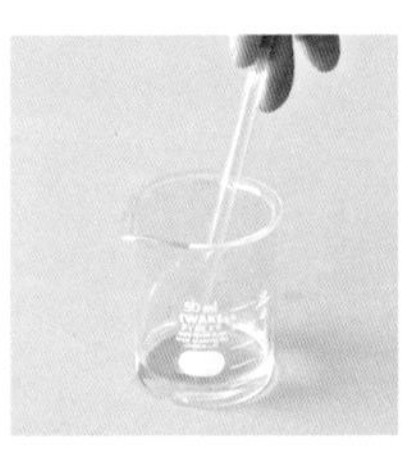

2 ガラス棒でよく混ぜる。

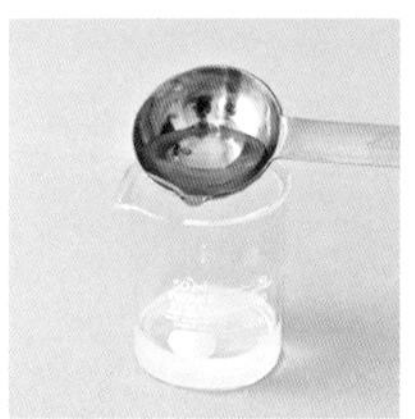

3 精製水を加え、ガラス棒でよく混ぜる。

◎保存　遮光性のスプレー容器に入れて冷暗所で保存。1か月以内に使い切る。

おすすめレシピ

空間消毒用

精油
- レモン…10滴
- ティートリー…5滴
- マートル…5滴

無水エタノール…10mℓ
芳香蒸留水
- ティートリーウォーター…20mℓ

安眠・リラックス用

精油
- ベルガモット…5滴
- ラベンダー…3滴
- スィートマージョラム…2滴
- サンダルウッド…2滴

無水エタノール…10mℓ
精製水…20mℓ

虫よけ用

精油
- ゼラニウム…5滴
- ハッカ（またはペパーミント）…5滴
- シトロネラ…3滴
- ユーカリ・レモン…3滴

無水エタノール…10mℓ
芳香蒸留水
- ハマメリスウォーター…20mℓ

重曹の研磨作用や
消臭効果を活用します。

キッチンクレンザー＆消臭剤

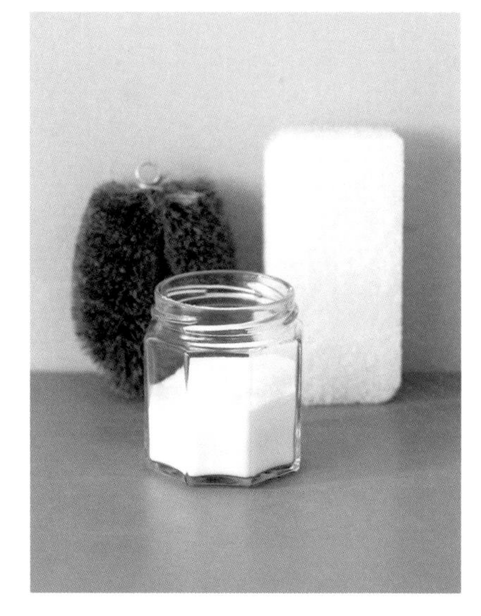

基本の材料 （100g分）

精油……10〜20滴
重曹……100g

作り方

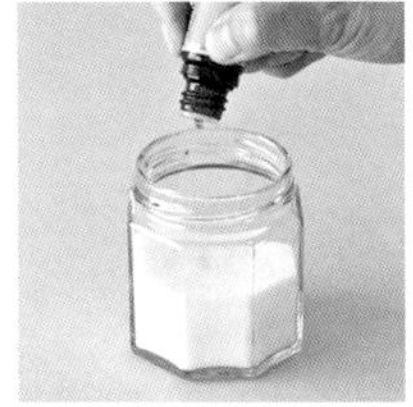

1 保存瓶に重曹を入れ、精油を加える。

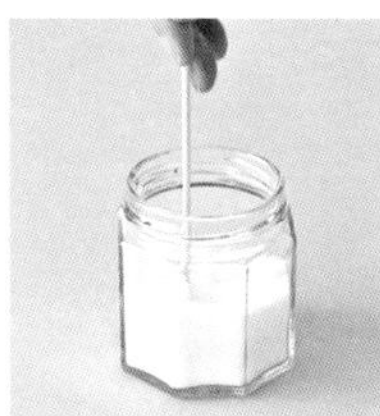

2 竹串でよく混ぜる。

Point

・重曹は研磨剤なので、傷つきやすい素材には使用しない。汚れを落としたい場所にふりかけて30分〜1時間おいた後、スポンジやブラシでこすって水で洗い流す。

保存　保存瓶に入れて冷暗所で保存。1か月以内に使い切る。

消臭剤として使うときは

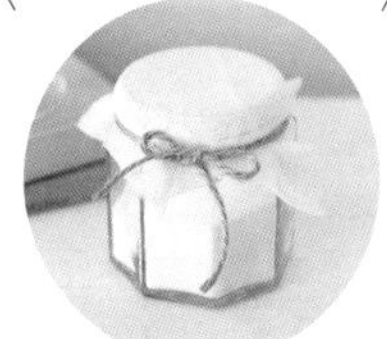

できるだけ口の広い瓶に入れ、口にガーゼをかぶせてひもで留める。

※香りがなくなったらキッチンクレンザーにしても。

おすすめレシピ

カビ対策キッチンクレンザー

精油
- ティートリー…5滴
- ラベンダー…5滴

重曹…100g

消臭対策キッチンクレンザー

精油
- オレンジ…5滴
- ペパーミント…3滴
- ユーカリ・レモン…2滴

重曹…100g

消臭剤

精油
- ヒノキ…5滴
- ペパーミント…5滴
- レモングラス…5滴

重曹…100g

アロマテラピー トリートメントの基本

精油と植物油を混ぜたトリートメントオイルを肌に塗って、
セルフトリートメントをしてみましょう。アロマの香りでリラックスできます。

アロマテラピートリートメントとは

天然の精油を植物油（キャリアオイル）で希釈して、体や顔に塗布して浸透させながらマッサージを行うのが「アロマテラピートリートメント」です。「アロマトリートメント」ともいいます。

アロマテラピー トリートメントの利点

呼吸や肌から吸収される精油が「心、体、肌」に作用します。

肌にオイルが加わることでスキンケア効果が得られます。

血行が促進され、体が温まります。リンパ液の流れも促進し、疲労を回復します。

筋肉の緊張が緩和します。

自律神経が調整されリラックス効果が高まります。

心理的ストレスが緩和します。

アロマテラピー トリートメントの注意点

精油は必ず希釈します。16歳以上は、顔 0.5～1%、体0.5～2%まで。

皮膚刺激がある精油はなるべく避けましょう。

肌が弱い人、敏感肌の人はパッチテストをしましょう。

パッチテストの方法：二の腕の内側に使用するトリートメントオイルを塗り、24～48時間おきます（当日の入浴やシャワーは控えてください）。皮膚にかゆみや炎症が生じたら、すぐに水で洗い流しましょう。トリートメントオイルに使用した精油を替えて、再度試してみてください。

食後すぐや飲酒後に行うのは避けましょう。

次の人は避けて！

- 乳幼児
- 妊産婦
- 糖尿病、心臓疾患のある人

治療中の場合は、医師に相談しましょう。

トリートメントオイルの作り方

用意するもの
- 精油
- 植物油
- ガラス容器
- ガラス棒

精油と植物油は、それぞれの持つ効能や香りから選びましょう。精油プロフィール(p.48〜)や症状別ケアレシピ(p.180)、植物油の説明(p.212)を参考にしてください。

1

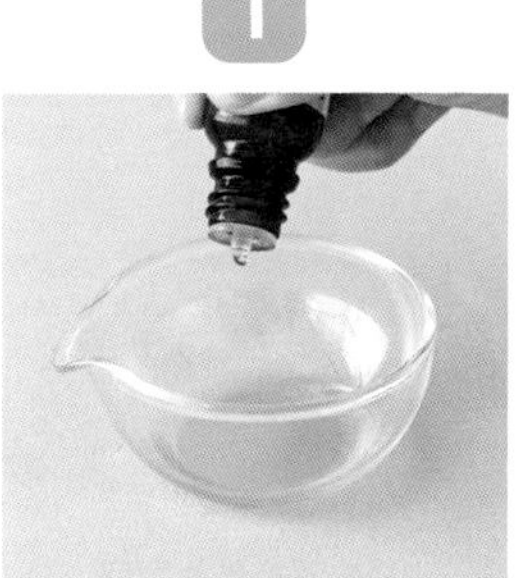

ガラス容器に植物油を入れ、精油を加える。

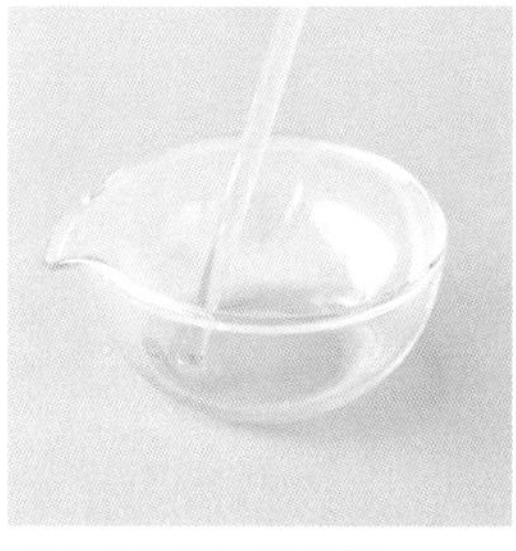

ガラス棒でよく混ぜる。

完成！

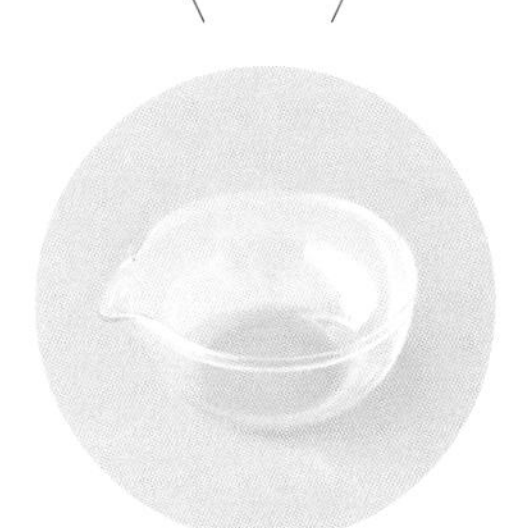

トリートメントオイルは当日使い切りましょう。

トリートメントオイルの目安の量

使用量の目安

＊全身の場合

女性（身長160cmほど）：20〜30mℓ

男性（身長170cmほど）：30〜40mℓ

部位別使用量の目安

顔……2〜3mℓ

頭……2〜3mℓ

デコルテ・肩・首……5mℓ

おなか……2〜3mℓ

両腕・両手……5mℓ

両脚……10mℓ

両足先……2〜3mℓ

トリートメントオイルの希釈濃度

精油は1滴＝0.05mℓとして計算します。

トリートメントオイル	希釈濃度	精油
5mℓ	1%	1滴
20mℓ	1%	4滴
30mℓ	1%	6滴

希釈濃度の目安（16歳以上）

顔：0.5〜1%

体：0.5〜2%

※敏感肌の人や肌に不安のある人は、0.5%の濃度で行いましょう。

※希釈濃度についてはp.29でくわしく解説しています。

マッサージの基本手技

マッサージでよく用いられる手技は次の４つです。
用途や部位に合わせて行いましょう。

1

なでる（軽擦法）

手のひらや指を密着させて
優しくなでる方法です。

用途

- オイルを塗布するときに
- トリートメントの始まりに
- 表面の血行を促進したいときに
- リラックスしたいときに
- トリートメントの最後に

2

強めにさする（強擦法）

なでるより少し強く押しつけるように
さする方法です。

用途

- なでた後に行う
- むくんでいるところに
- 硬いこりのところに
- 深部の血行を促進したいときに
- 老廃物の排出を促したいときに

3

もむ（揉捏法）

手のひらや指先で
筋肉や脂肪をもみほぐす方法です。

用途

- なでた後や強くさすった後に
- 筋肉のこわばりやこりをほぐすときに
- 筋肉を柔らかくしたいときに
- 部分的に循環を促したいときに

4

押す（圧迫法）

手のひらや指先で
圧迫する方法です。

用途

- 硬いこりのところに
- ツボを刺激したいときに
- ゆっくり押してリラックスしたいときに

**トリートメントを
始めましょう！**

まず、手を清潔にします。トリートメントオイルを手に取り、両方の手のひらを重ねてよくなじませます。オイルを人肌に温めましょう。

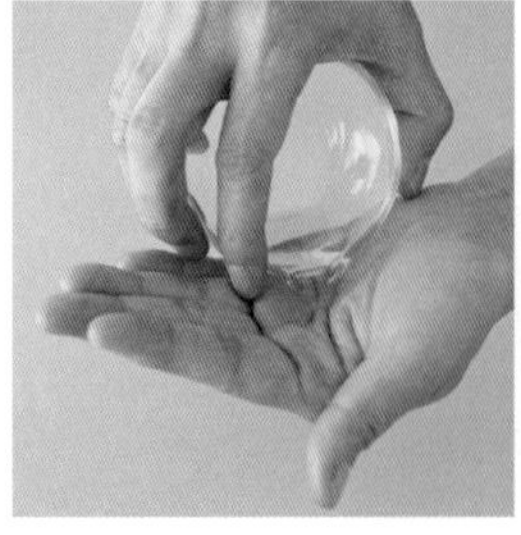

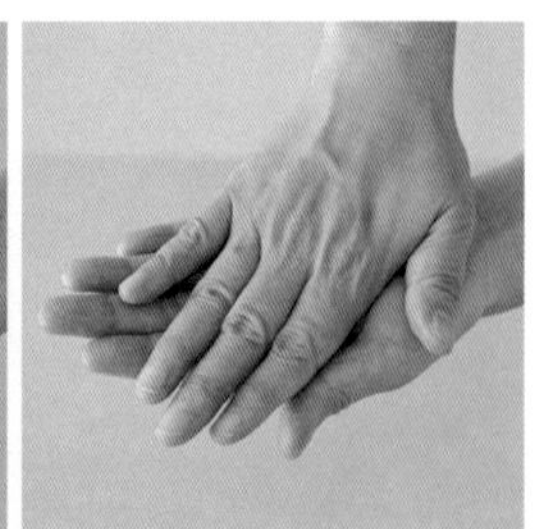

セルフトリートメント【顔】

時間の目安▶5分ほど
オイル量の目安▶2～3mℓ

［ 1～6を2回くり返すとより効果的です。 ］

1 耳下腺を指で押す

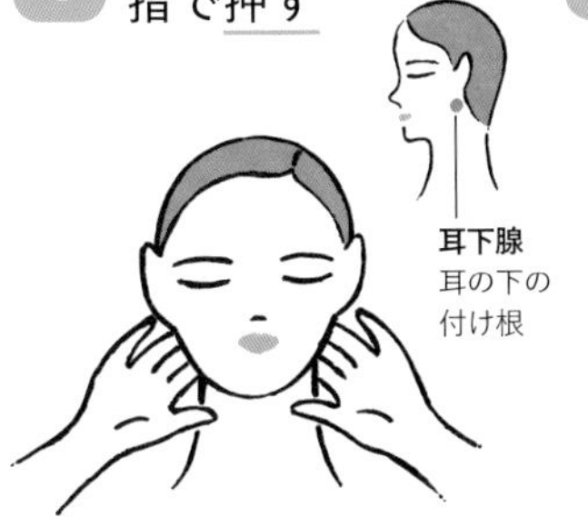

顔と首にオイルをなじませ、耳下腺を3指(人差し指、中指、くすり指)でゆっくり優しく押す。2～3回くり返す。

● 耳下腺(じかせん)…顔のむくみをとる

2 顔全体を手のひらでなでる

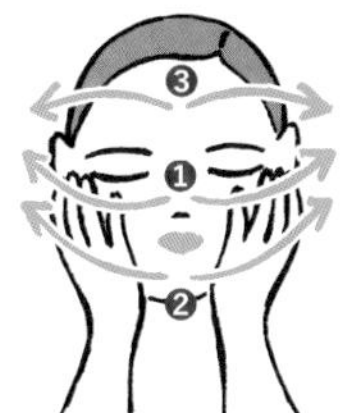

中心から耳下腺に向かって、両方の手のひらでなでる。顔の❶真ん中、❷下部、❸上部の順になでる。2～3回くり返す。

Point リンパの流れに合わせて老廃物を流すイメージで行う。

3 頬と額を指の腹でほぐす

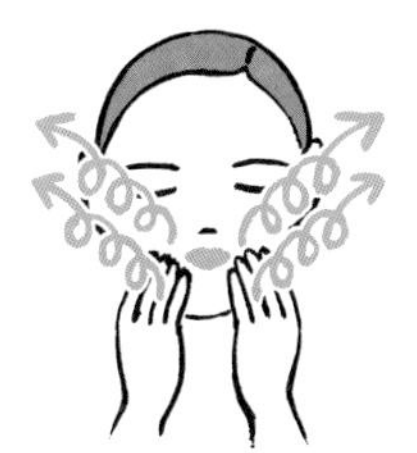

頬に親指以外の4指の腹を当て、内側から外側に押し回すようにしてほぐす。額も同じようにしてほぐす。2～3回くり返す。

4 ツボを押す

攢竹
眉頭の下の
くぼみ
太陽
目尻から
指2本分外
巨髎
小鼻の横の、
黒目の下
承漿
あごの中央の
くぼみ

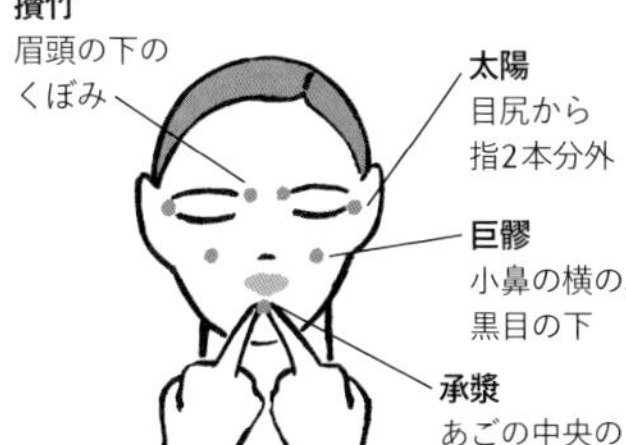

顔のツボ4か所を中指でゆっくり圧迫する。下にあるツボから順に押す。2～3回くり返す。

ツボ

● 承漿(しょうしょう)…顔のむくみに効く
● 巨髎(こりょう)…小顔に効く
● 太陽(たいよう)…眼精疲労に効く
● 攢竹(さんちく)…眼精疲労に効く

5 顔全体を手のひらで強めにさする

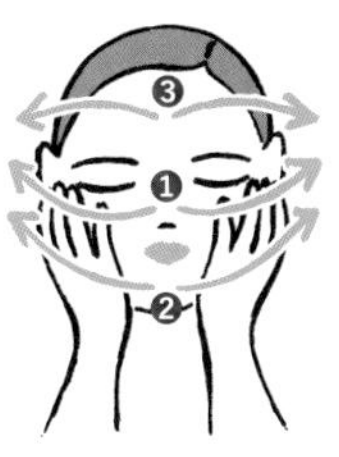

中心から耳下腺に向かって、両方の手のひらでさする。顔の❶真ん中、❷下部、❸上部の順にやや強めにさする。2～3回くり返す。

Point 2と同じ動作だが、なでるのではなく、強めにさする。

6 耳下腺から鎖骨に向かって手のひらでなでる

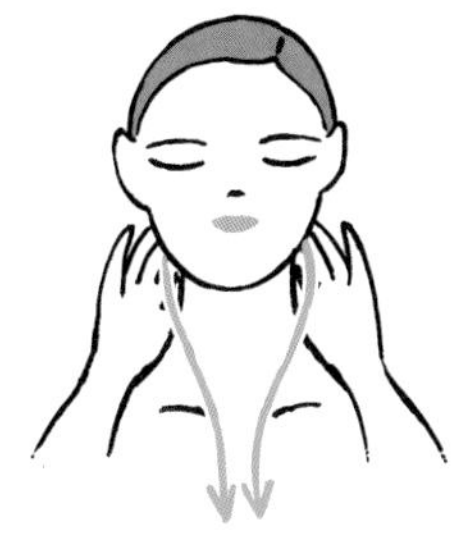

耳の下に4本の指を当て、耳下腺から鎖骨に向かってなでる。2～3回くり返す。

Point リンパの流れに合わせて老廃物を流すイメージで行う。

セルフトリートメント【頭】

時間の目安▶5分ほど

オイル量の目安▶2〜3㎖

［ 1〜6を2回くり返すとより効果的です。 ］

1 頭皮にオイルを軽くつける

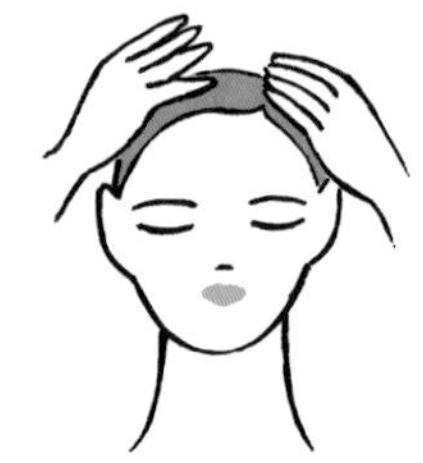

頭皮全体にオイルをなじませる。髪の毛ではなく、頭皮につけるようにする。

Point つけすぎるとベタベタになるので注意。オイルの代わりにヘアトニック(p.159)で行っても。

2 頭皮をとらえてなで上げる

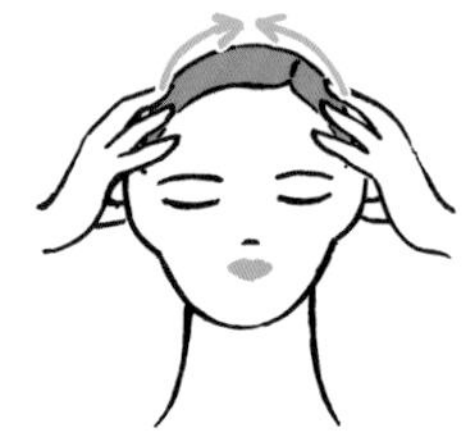

両方の手のひらで頭皮をとらえて、下から上に優しくなで上げる。全体に行う。2〜3回くり返す。

3 頭皮をしっかりつかんでもみほぐす

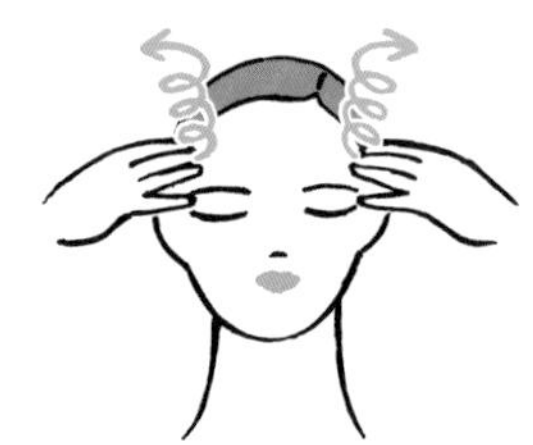

両方の手のひらで頭皮をとらえて、下から上に押し上げながらもみほぐす。全体に行う。2〜3回くり返す。

Point 頭皮全体をほぐすようにしっかり頭皮を動かす。

4 ツボを押す

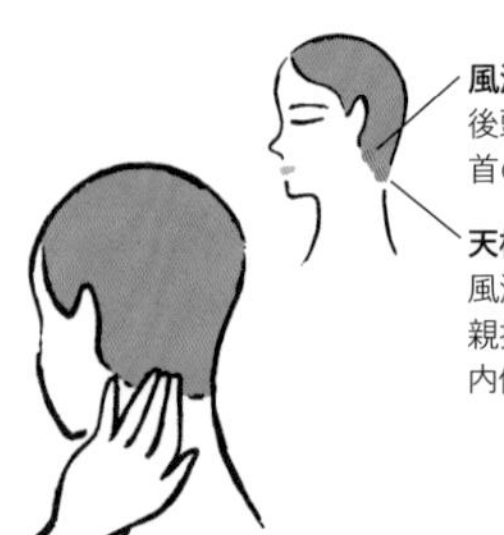

頭のツボ2か所を、3指（人差し指、中指、くすり指）でゆっくり2〜3回押す。もう一方も同じように押す。

ツボ

●**風池**（ふうち）…肩こりに効く

●**天柱**（てんちゅう）…頭痛、首こりに効く

5 頭皮をとらえて強めにさする

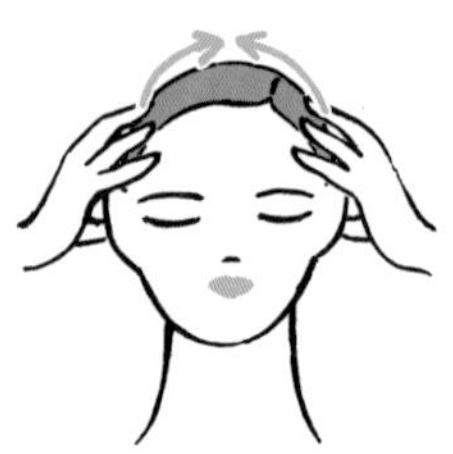

両方の手のひらで頭皮をとらえて、下から上に強めにさする。全体に行う。2〜3回くり返す。

Point 2と同じ動作だが、なでるのではなく、強めにさする。

6 手のひらを重ねて頭頂部に置く

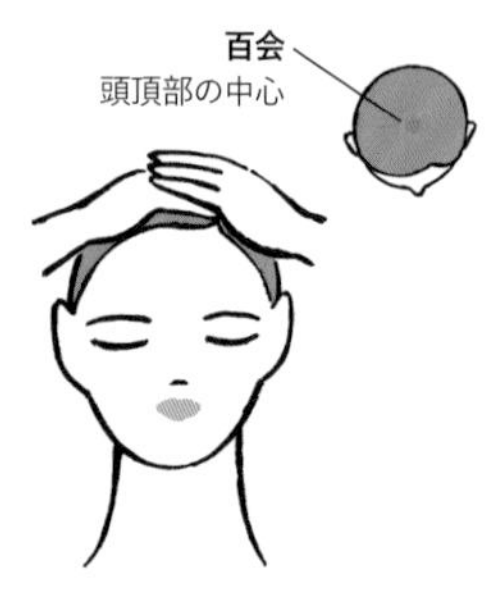

百会に両方の手のひらを重ねて置き、深呼吸をゆっくりと3回する。

ツボ

●**百会**（ひゃくえ）…ストレス、全身疲労に効く

セルフトリートメント【デコルテ・肩・首】

時間の目安▶5分ほど

オイル量の目安▶5mℓ

［ 1〜6を2回くり返すとより効果的です。 ］

1 左右の脇を指で押す

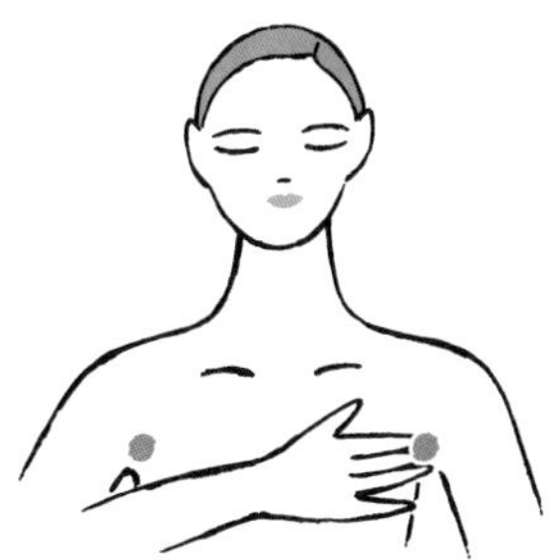

デコルテと肩、首全体にオイルをなじませる。3指（人差し指、中指、くすり指）で、脇を2〜3回押す。もう一方も同じように押す。

Point 手を交差させながら、片方ずつ行う。

2 手のひらでデコルテをなでる

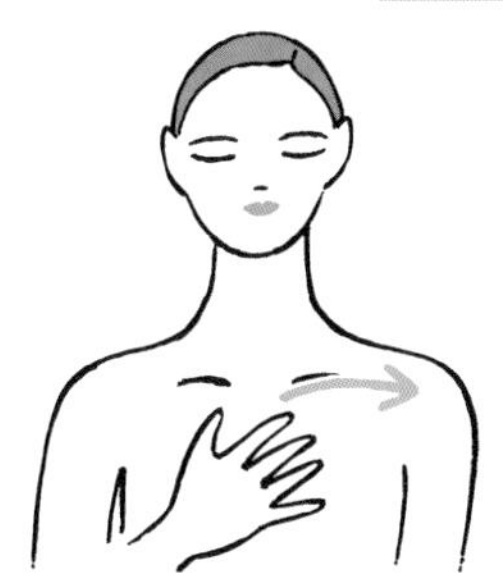

手のひらで、デコルテを中心から脇に向かってなでる。2〜3回くり返す。もう一方も同じようになでる。

Point リンパの流れに合わせて、老廃物が流れていくイメージで行う。

3 デコルテをほぐす

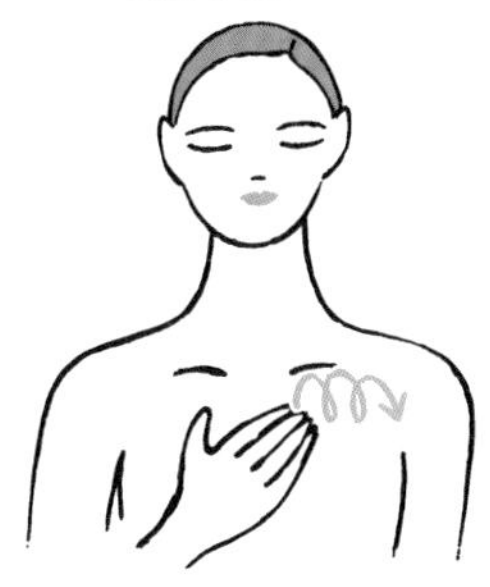

親指以外の4指で、デコルテを中心から脇に向かって押し回しながらほぐす。2〜3回くり返す。もう一方も同じようにほぐす。

4 ツボを押す

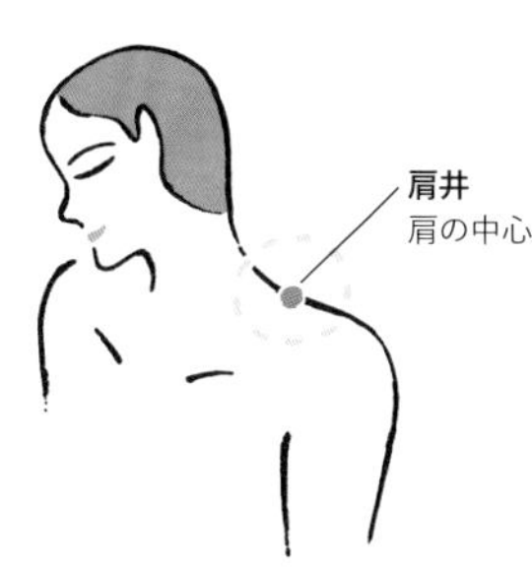

肩のツボを3指（人差し指、中指、くすり指）でゆっくりと2〜3回押す。もう一方も同じように押す。

ツボ
●肩井（けんせい）…肩こりに効く

5 首から肩を強めにさする

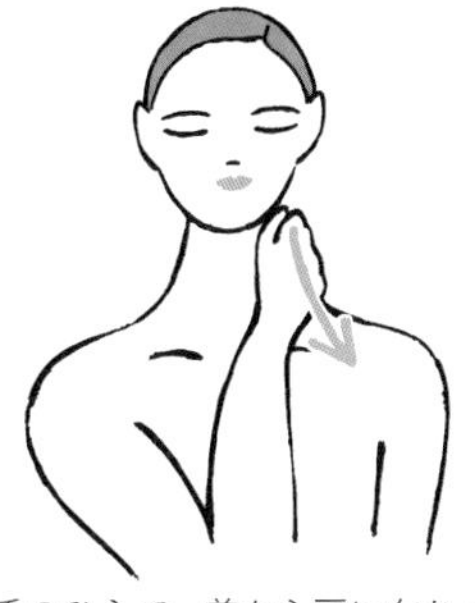

手のひらで、首から肩に向かって少し強めに3〜5回さする。もう一方も同じようにさする。

6 首から肩にかけてほぐす

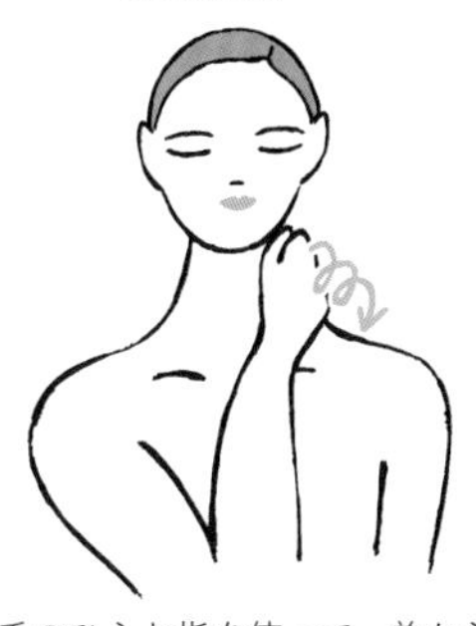

手のひらと指を使って、首から肩にかけてもみほぐす。2〜3回くり返す。もう一方も同じようにもみほぐす。

セルフトリートメント
【おなか】

時間の目安▶5分ほど

オイル量の目安▶2〜3mℓ

［ 1〜6を2回くり返すとより効果的です。 ］

1 おなかにオイルをつけてなでる

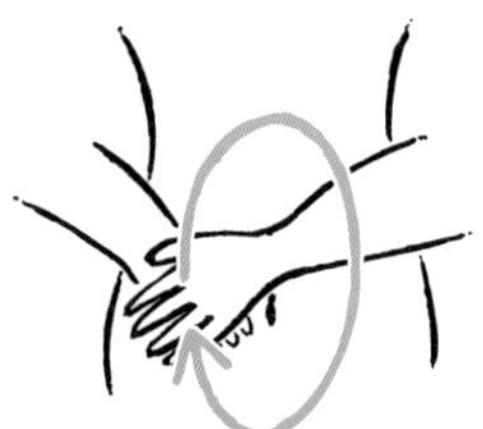

おなかに両方の手のひらを重ね、右下から円を描くように、時計回りになでながらオイルをつける。2〜3回くり返す。

Point 腸の動きを意識して、優しくなでる。

2 おなかを強めにさする

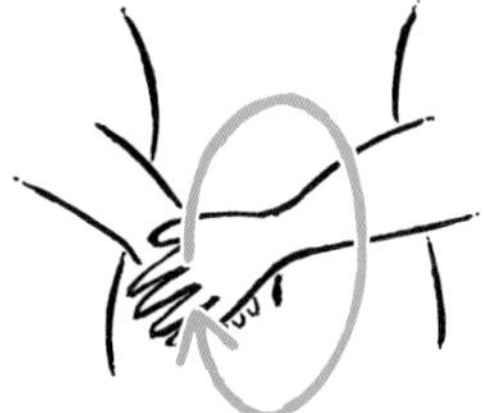

おなかに両方の手のひらを重ね、右下から円を描くように、時計回りに強めにさする。2〜3回くり返す。

Point 1と同じ動作だが、なでるのではなく、強めにさする。

3 脇腹をもみほぐす

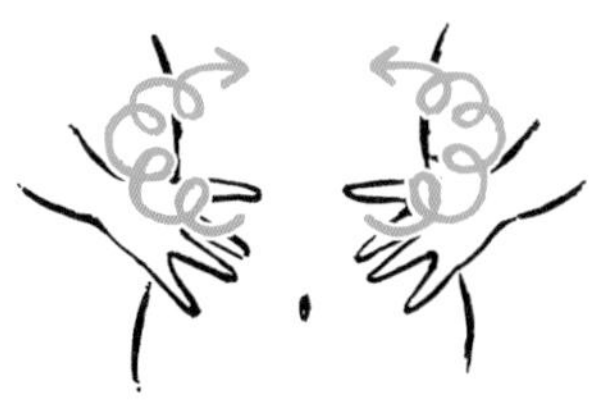

両方の手のひらと指で、両脇腹をしっかりつかみ、もみほぐす。2〜3回くり返す。

Point ウエストのくびれを作り出すイメージで行う。

4 おなかを押す

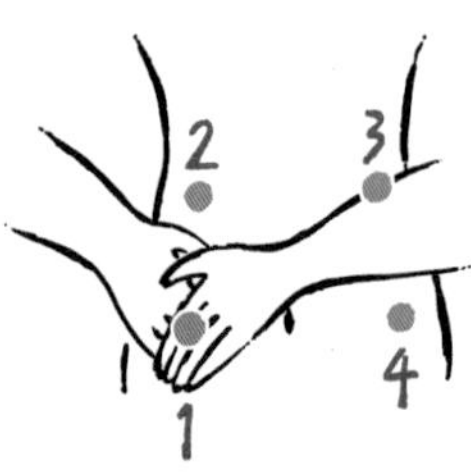

両方の手を重ねて指先で、自分自身のおなか4か所をゆっくり押す。おなかの❶右下、❷右上、❸左上、❹左下の順に押す。2〜3回くり返す。

5 おなかを優しくなでる

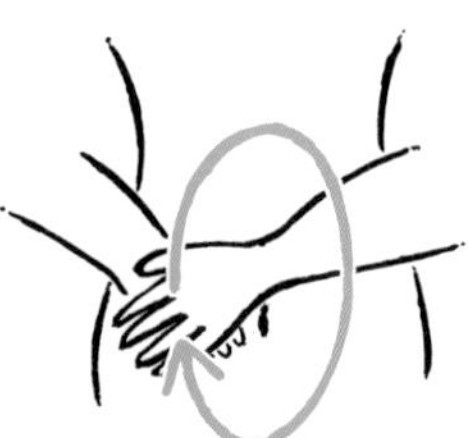

おなかに両方の手のひらを重ね、右下から円を描くように、時計回りになでる。2〜3回くり返す。

Point 2と同じ動作だが、優しくなでる。

6 丹田に手を置き深呼吸をする

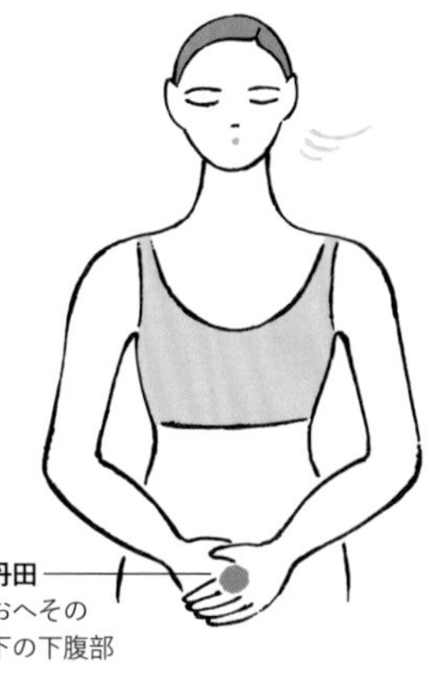

丹田に両方の手のひらを重ねておき、ゆっくり深呼吸を3回行う。

Point なでたり、押したりせずに、手をおいてリラックスする。

セルフトリートメント【腕・手】

時間の目安▶5分ほど

オイル量の目安▶5mℓ

［1〜6を2回くり返すとより効果的です。］

1 腕・手にオイルをつけてなでる

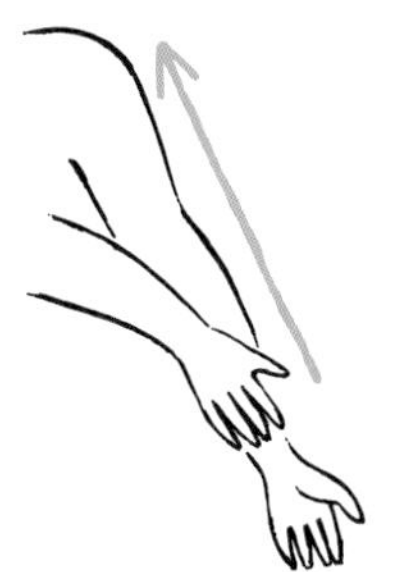

指先から肩に向かって、手のひら全体でなでながらオイルをつける(手のひら側)。同じ腕を返し、手の甲側も同様にオイルをつける。

2 腕・手を強めにさする

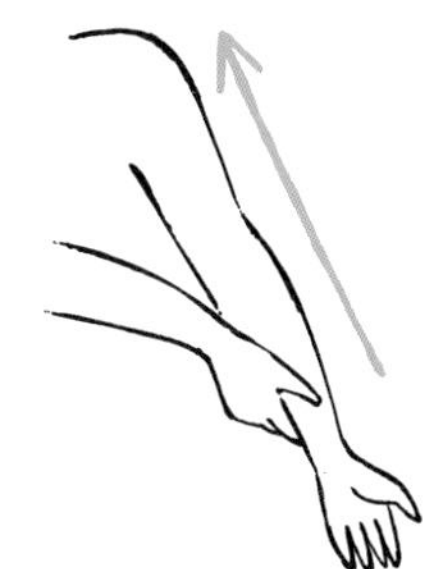

指先から肩に向かって、指と親指でつかむようにして強めに2〜3回さする。同じ腕を返し、手の甲側も行う。

Point 1と同じ動作だが、なでるのではなく、強めにさする。

3 腕・手をほぐす

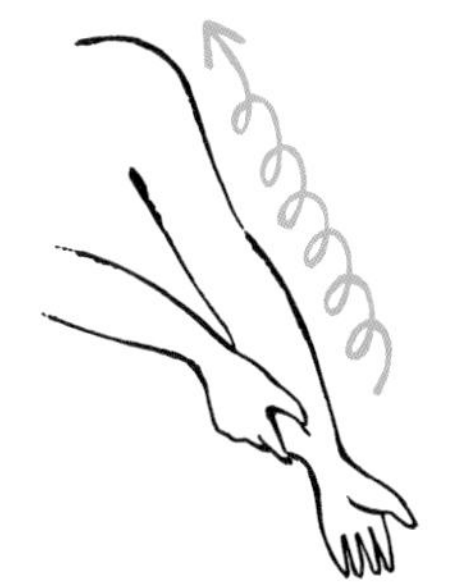

指と親指でつかむようにして、手首から二の腕までしっかりほぐす。2〜3回くり返す。

Point 2と同じ動作だが、さするのではなく、つかんでほぐす。

4 ツボを押す

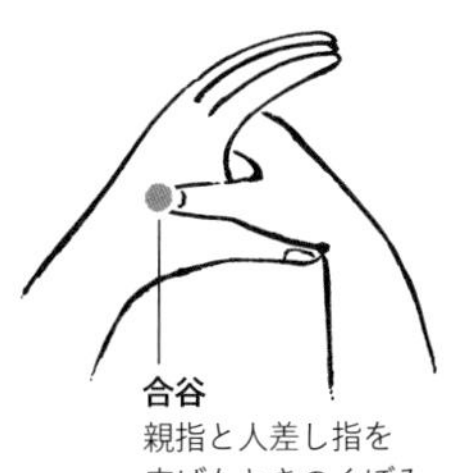

合谷
親指と人差し指を
広げたときのくぼみ

親指で、合谷をゆっくりと 2〜3回押す。

ツボ

●**合谷**(ごうこく)…肩こり、全身疲労に効く

5 手指を丁寧にさする

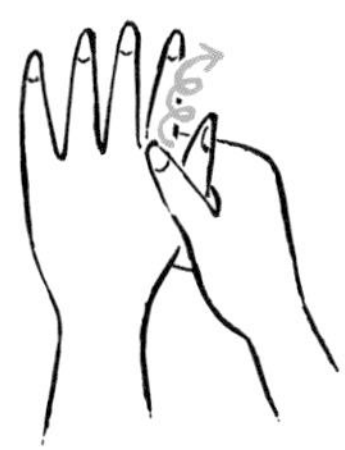

親指の根元から指先に向かって、もう一方の親指でくるくると回しながらゆっくりと指をさする。親指から小指まで1本ずつ順に行う。2〜3回くり返す。

6 手のひらをほぐす

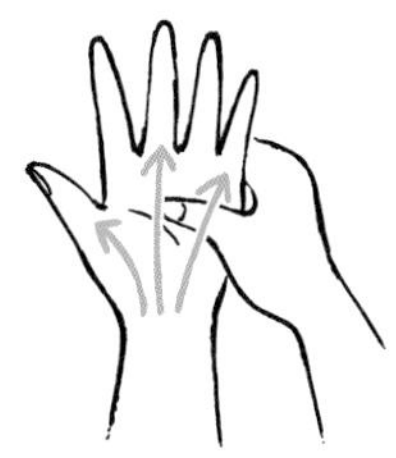

手首から指の根元に向かって、親指でしっかりもみほぐす。指の根元は❶親指、❷中指、❸小指の順にそれぞれもみほぐす。2〜3回くり返す。

＊もう一方の腕・手も1〜6を同じように行う。

セルフトリートメント
【脚】

時間の目安▶10分ほど

オイル量の目安▶10mℓ

［ 1～6を2回くり返すとより効果的です。 ］

1 太ももの付け根を押す

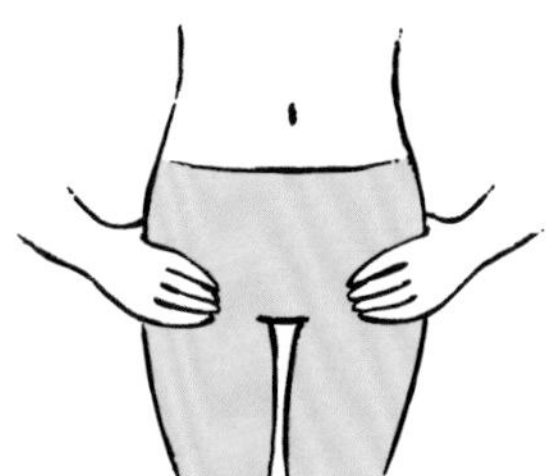

両方の手のひらで、太ももの付け根をゆっくり2～3回押す。

Point リンパ節を刺激する。

2 脚全体をなでて強くさする

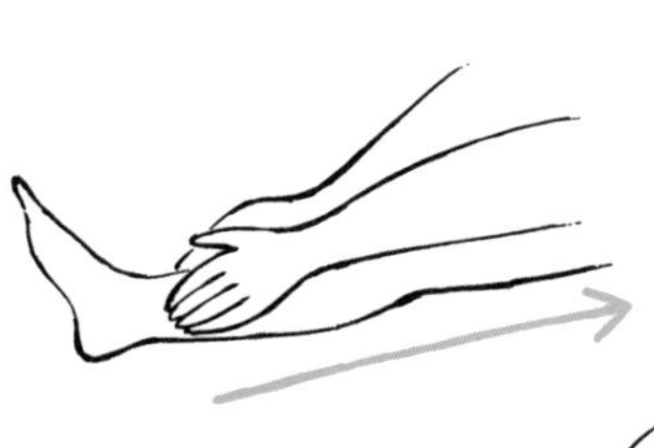

両方の手のひらで、足首から太ももに向かって脚全体を3～5回なでる。続けて3～5回強くさする。

3 ふくらはぎをもみほぐす

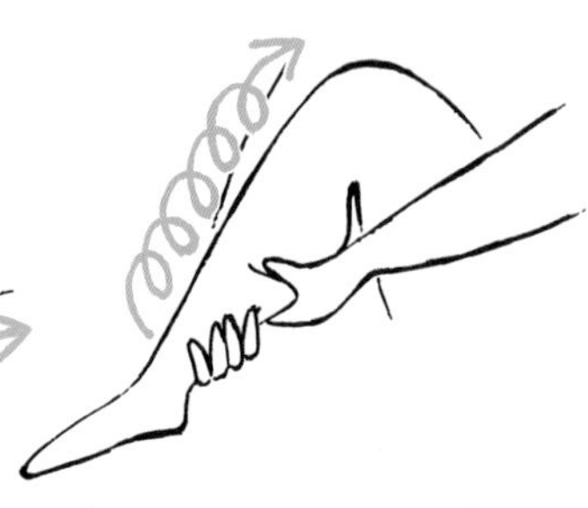

両方の手のひらで、ふくらはぎをつかんでもみほぐす。2～3回くり返す。

Point 雑巾をしぼるようなイメージで両手で筋肉をつかむ。

4 太ももをもみほぐす

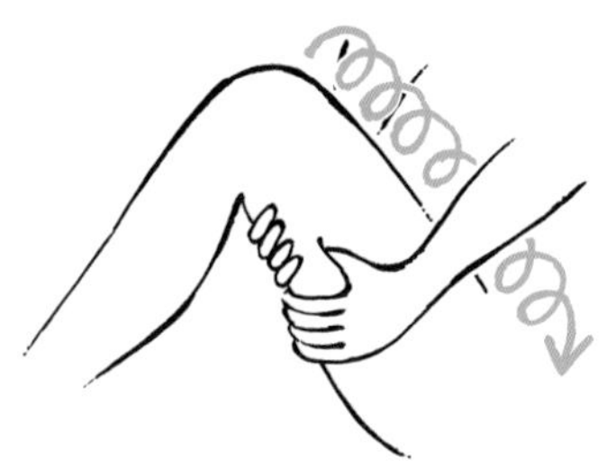

両方の手のひらで、太ももをつかんでもみほぐす。2～3回くり返す。

Point 雑巾をしぼるようなイメージで両手で筋肉をつかむ。

5 ツボを押す

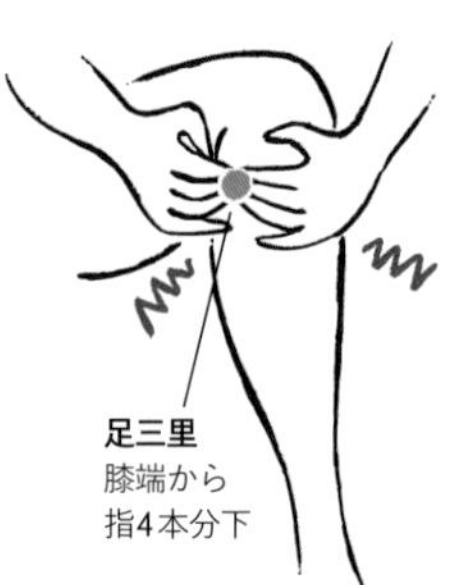

脚のツボを、両手の3指（人差し指、中指、くすり指）でゆっくり2～3回押す。

ツボ

●**足三里**（あしさんり）…胃腸の疲れやむくみをとる

6 脚全体を優しくなでる

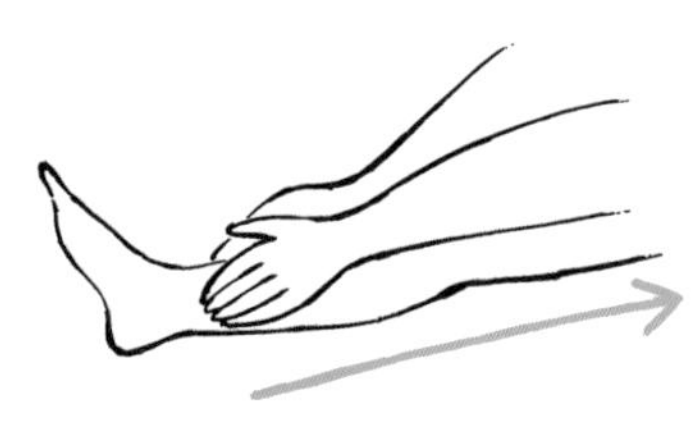

両方の手のひらで、足首から太ももに向かって脚全体を3～5回なでる。

Point **2**と同じ動作だが、優しくなでる。

＊もう一方の脚も**1**～**6**を同じように行う。

セルフトリートメント【足先】

時間の目安▶10分ほど

オイル量の目安▶2〜3mℓ

［ 1〜6を2回くり返すとより効果的です。］

1 足の甲にオイルをなじませる

両方の手のひらで、甲のつま先から足首に向かってオイルをしっかりなじませる。

Point 足裏はベタベタしやすいので、オイルは甲側につける。

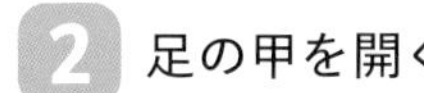

2 足の甲を開く

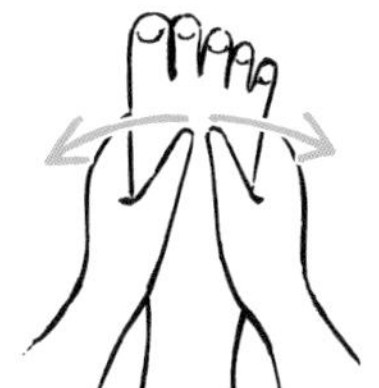

両手で、足の甲をつかんで外側に開く。2〜3回くり返す。

Point 足の甲はむくみやすいのでしっかり開く。

3 足の甲をさする

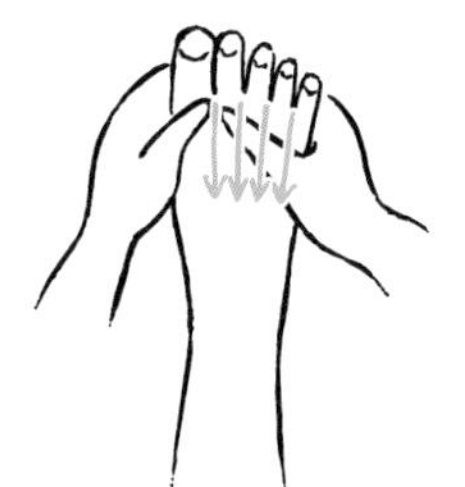

両手の親指で、足指の根元から足首に向かって水かきに沿って、1本ずつさする。2〜3回くり返す。

4 くるぶしの周りをさする

両手の指先で、くるぶしの周りをぐるりとさする。2〜3回くり返す。

5 足裏を押す

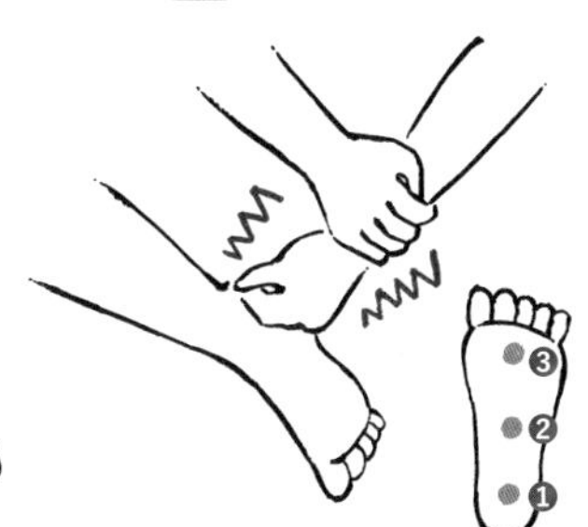

こぶしで、足裏全体をゆっくり押す。❶かかと、❷つちふまず、❸指の付け根の順に2〜3回押す。

6 足指を丁寧にさする

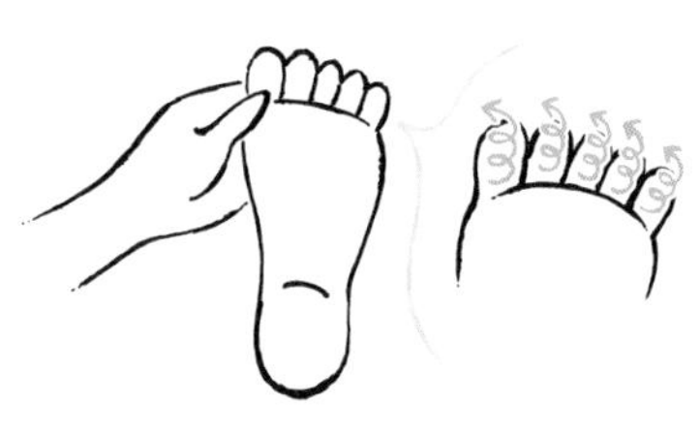

足指の根元から指先に向かって、親指でくるくると回しながらゆっくりとさする。親指から小指まで1本ずつ順に行う。2〜3回くり返す。

＊もう一方の足先も1〜6を同じように行う。

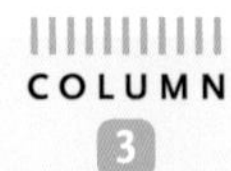

マッサージの原点は「手当て」

Mass + age = Massage

穏やかなアロマテラピートリートメント

アロマテラピーの歴史でも出てきた「医学の父・ヒポクラテス」は、治療にマッサージを用いて、マッサージの重要性を説いています。「Massage（マッサージ）」はアラビア語の「Mass（押す）」とフランス語の「age（操作する）」という語を由来とした造語とされています。現在、日本でも理学療法やあん摩マッサージ指圧、はり、きゅう、柔道整復など、医業類似行為としてマッサージが行われています。

アロマテラピートリートメントは、精油や植物油を使うことで、マッサージの効果をさらに高めます。ただし、治療を目的としたマッサージではないため、「トリートメント」という表現が、日本では一般的となっています。

アロマテラピートリートメントは、香りからの効果が高く、自然治癒力が高まります。タッチングで自分自身の心身と向き合うため、ストレスケアや疲労回復にもつながります。上手にトリートメントすることができなくても、自分が心地よいと思う精油の香りでリラックスしながら、オイルを優しく肌につけるだけでもタッチングの効果があります。

タッチが穏やかでゆっくりとしたスピードのアロマテラピートリートメントの場合、リラックスさせるだけでなく、さらに瞑想しているような、エネルギーが高まるような感覚を与えることができます。穏やかなタッチングは、不安を和らげ、鎮痛作用があり免疫機能にもよい影響を与えます。

欧米では、血液やリンパの流れなどの体液の循環に着目して開発されたスウェディッシュマッサージが基本となっています。精油は使用せず、ワセリンなど手の滑りをよくする滑剤（かつざい）を使用します。

PART 5

症状別ケアレシピ

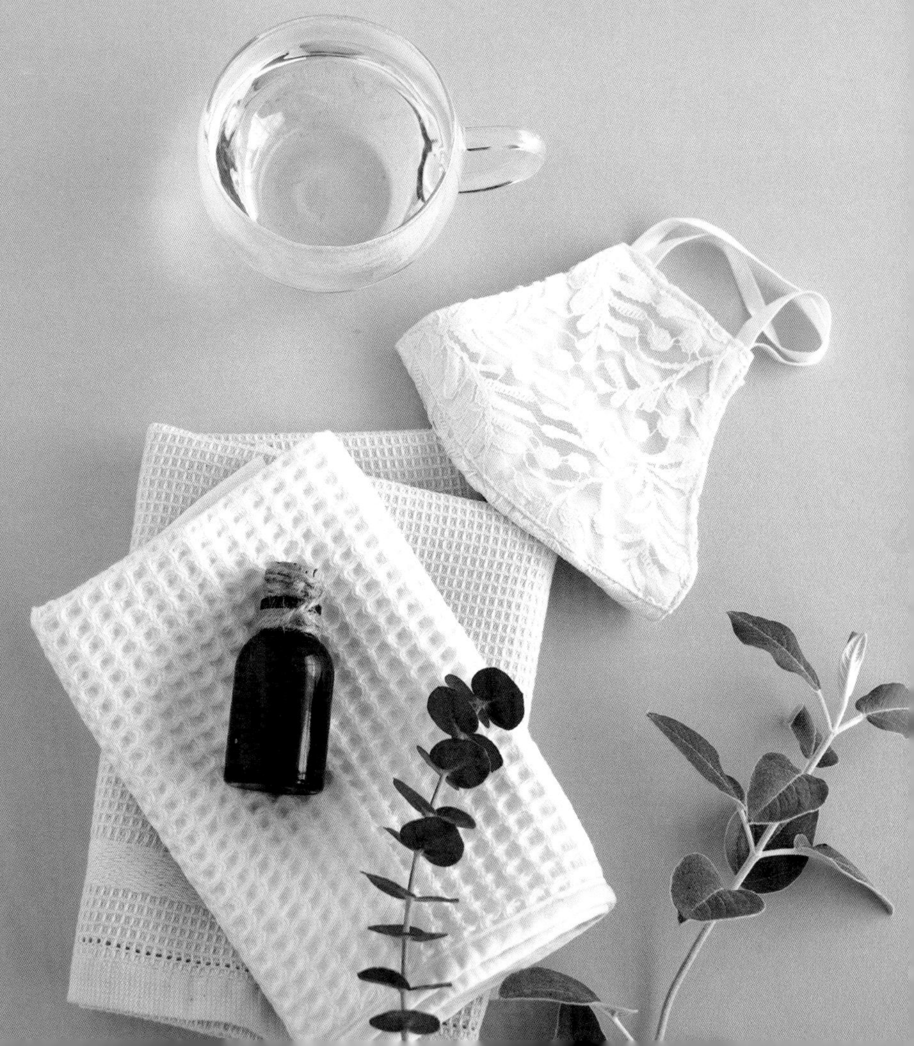

各領域の特徴

さまざまな不調は、体の器官系の領域に分けて考えます。
この本で症状別ケアレシピを記載している8つの領域の特徴と
精油を用いてできるケア、主な症状をまとめました。

呼吸器系領域

鼻／咽頭(喉)／喉頭(喉の下〜声帯〜気管の入り口)／気管／気管支／肺

呼吸によって酸素の取り込みと二酸化炭素の排出、嗅覚の受容を行います。ほかに、空気のろ過・加温・加湿、声の発生、血液のpHの調整をし、呼気により水分と熱を体外へ排出するなどの役割も持ちます。精油を吸入することで、鼻から気道を殺菌・消毒し、気道の粘膜から精油成分を吸収できます。

症状別ケアレシピ

神経系・メンタル領域

中枢神経(脳と脊髄)／末梢神経(知覚神経と運動神経、自律神経)

中枢神経は全身に指令を送る大きな役割を担い、末梢神経は中枢神経と体の各部をつないで情報の伝達を行います。精油を吸入すると香りが脳の視床下部に伝わり、神経伝達物質やホルモンの分泌を促し、自律神経に働きかけます。特に記憶や感情にもたらす働きが強力です。

症状別ケアレシピ

消化器系領域

消化管(口腔から肛門までの食物の通り道)／消化腺(唾液腺)、肝臓、胆嚢、膵臓

食物を摂取、栄養素を吸収・分解し、老廃物を便にして排泄。精油を吸入すると脳の視床下部に伝わり、内分泌や自律神経に作用し、特に副交感神経が優位になることで消化を促して排泄機能を高めます。また体を温め、消化液の分泌も促します。

症状別ケアレシピ

皮膚領域

表皮／真皮／毛／皮膚腺／爪

体温調整をし、太陽光線や摩擦、毒物などから体を守ります。感覚の受容、排出や吸収、ビタミンDの合成などの働きもあります。ローションやオイル、クリームに、皮膚刺激を起こさず、炎症を落ち着かせたり皮膚再生を促したりする作用のある精油を取り入れると、スキンケアに効果を発揮。

症状別ケアレシピ

循環器系領域

血管系の経路(心臓、動脈、静脈、毛細血管で構成)／リンパ系(リンパ液が循環するリンパ管やリンパ節で構成)

精油を吸入すると、脳の視床下部に伝わり、内分泌や自律神経に働きかけ、血管拡張・収縮、脈拍、血圧などを調整。またアロマトリートメントなどマッサージをすることで、体液の循環を促進します。

症状別ケアレシピ

筋・骨格系領域

骨／関節／筋肉

骨格系は骨・関節で体を支え、筋系は骨格と協調して体を動かし、姿勢を安定。体温維持のために熱も産生し、心臓やほかの内臓などを動かします。筋肉を温めたり、疲労物質を排出したりする作用のある精油を使用することで、筋肉のこわばりや緊張をゆるめ、リラックスした状態にさせます。

症状別ケアレシピ

泌尿器系・生殖器系領域

泌尿器系：腎臓／尿管／膀胱／尿道
生殖器系：
(男性)精巣／精路系／陰嚢／陰茎
(女性)卵巣／卵管／子宮／膣／外性器／乳腺

精油の香りは内分泌や自律神経に働きかけ、副交感神経が優位になると泌尿器系器官が活発に。マッサージで体液の循環、排尿を促すことも可能。生殖器系では、ホルモンバランスや月経周期も調整します。

症状別ケアレシピ

老年期領域

WHO（世界保健機関）の定義では、65歳以上を老年期と呼びます。終末期は、老衰や疾病、障害などの進行によって、あらゆる医療が効果的でなくなり、余命が数ヶ月以内と判断された後の時期のこと。

感覚機能が衰える老年期において、嗅覚を刺激するアロマテラピーは認知症、介護、緩和の各ケアに効果が期待されており、生活の質の向上を目指します。

症状別ケアレシピ

症状別ケアレシピの見方・使い方

精油を用いた症状別ケアには、下記のような内容がまとめられています。

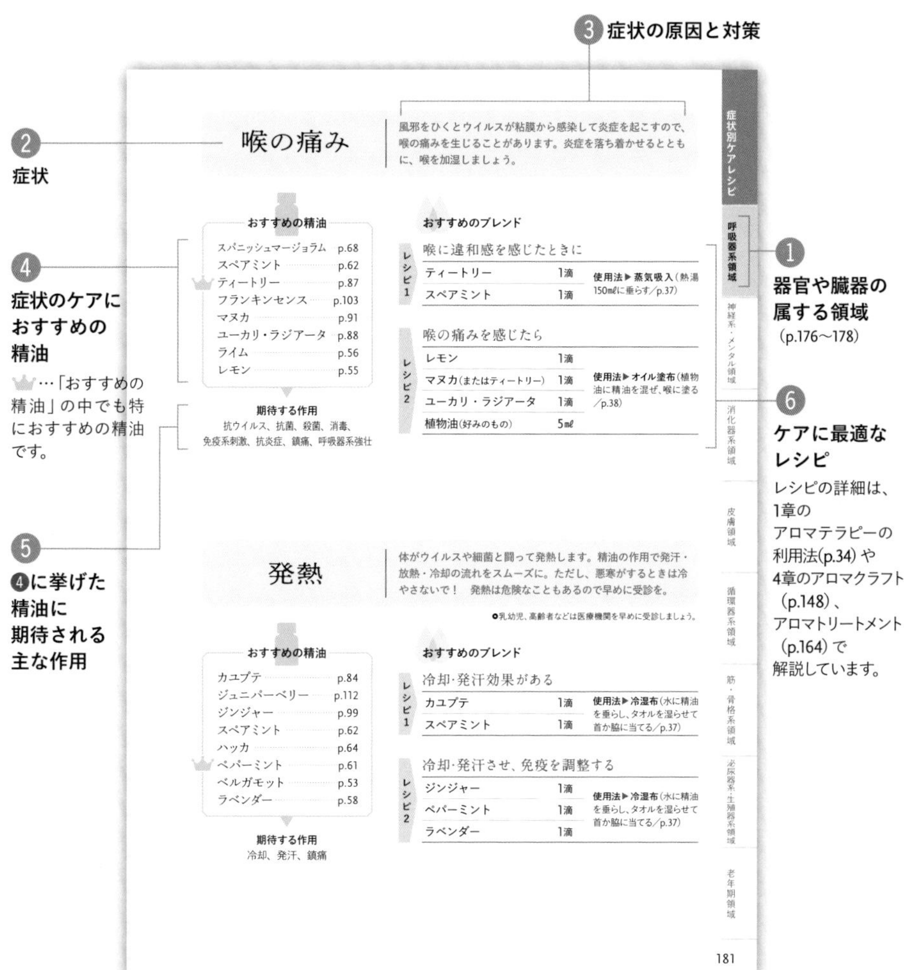

気をつけたいこと

アロマテラピーは医療に代わるものではなく、症状への対処には限界があります。症状がある場合は、まず病院に行き、診察を受けましょう。

風邪の予防

風邪は上気道(鼻や喉)の急性炎症の総称です。ウイルスが粘膜から感染して炎症を起こすため、日頃から空間を清潔にし、免疫を刺激しましょう。

おすすめの精油

- カユプテ……p.84
- タイム・チモール*……p.69
- タイム・リナロール*……p.69
- ティートリー……p.87
- ニアウリ……p.90
- ペパーミント……p.61
- ホーリーフ……p.118
- ラベンダー……p.58
- レモン……p.55

*チモールタイプは皮膚刺激があるため、低濃度で使用。敏感肌の人や子どもにはリナロールタイプを使用するとよい。

期待する作用

抗感染、抗ウイルス、抗菌、殺菌、消毒、免疫系刺激

おすすめのブレンド

レシピ1　疲れを感じたときの風邪予防に

タイム・チモール(またはタイム・リナロール)	1滴
レモン	1滴

使用法▶吸入(ティッシュやマスクに垂らす/p.37)

レシピ2　抗ウイルス&消毒の強力ブレンド

レモン	10滴
タイム・リナロール	5滴
ペパーミント	5滴
無水エタノール	10mℓ
精製水	20mℓ

使用法▶芳香浴(混ぜてルームスプレーを作る/p.162)

風邪のひき始め

ウイルスの感染による身体症状は、段階により異なります。精油の適用は、細菌の二次感染の危険を少なくすることに役立ちます。侵入するウイルスや細菌を弱め、免疫を刺激します。

おすすめの精油

- カユプテ……p.84
- タイム・チモール*……p.69
- タイム・リナロール*……p.69
- ティートリー……p.87
- ニアウリ……p.90
- マートル……p.85
- ユーカリ・グロブルス……p.88
- ラヴィンツァラ……p.117
- レモン……p.55

*チモールタイプは皮膚刺激があるため、低濃度で使用。敏感肌の人や子どもにはリナロールタイプを使用するとよい。

期待する作用

抗感染、抗ウイルス、抗菌、殺菌、消毒、免疫系刺激

おすすめのブレンド

レシピ1　抗ウイルス&免疫刺激に

レモン	1滴
ティートリー	1滴
蒸留酒(ウォッカ)	5mℓ

使用法▶うがい(混ぜてマウスウォッシュを作り、水150mℓに垂らす/p.160)

レシピ2　血行をよくして体温を上げる

マートル	4滴
ティートリー	4滴
タイム・リナロール*	2滴
天然塩	30g
植物油(好みのもの)	2.5mℓ

使用法▶全身浴(混ぜてバスソルトを作り、入浴する/p.156)

喉の痛み

風邪をひくとウイルスが粘膜から感染して炎症を起こすので、喉の痛みを生じることがあります。炎症を落ち着かせるとともに、喉を加湿しましょう。

おすすめの精油

スパニッシュマージョラム ……p.68
スペアミント ……p.62
ティートリー ……p.87
フランキンセンス ……p.103
マヌカ ……p.91
ユーカリ・ラジアータ ……p.88
ライム ……p.56
レモン ……p.55

期待する作用

抗ウイルス、抗菌、殺菌、消毒、免疫系刺激、抗炎症、鎮痛、呼吸器系強壮

おすすめのブレンド

レシピ1　喉に違和感を感じたときに

精油	量	使用法
ティートリー	1滴	**使用法▶蒸気吸入**（熱湯150mℓに垂らす／p.37）
スペアミント	1滴	

レシピ2　喉の痛みを感じたら

精油	量	使用法
レモン	1滴	**使用法▶オイル塗布**（植物油に精油を混ぜ、喉に塗る／p.38）
マヌカ（またはティートリー）	1滴	
ユーカリ・ラジアータ	1滴	
植物油（好みのもの）	5mℓ	

発熱

体がウイルスや細菌と闘って発熱します。精油の作用で発汗・放熱・冷却の流れをスムーズに。ただし、悪寒がするときは冷やさないで！　発熱は危険なこともあるので早めに受診を。

●乳幼児、高齢者などは医療機関を早めに受診しましょう。

おすすめの精油

カユプテ ……p.84
ジュニパーベリー ……p.112
ジンジャー ……p.99
スペアミント ……p.62
ハッカ ……p.64
ペパーミント ……p.61
ベルガモット ……p.53
ラベンダー ……p.58

期待する作用

冷却、発汗、鎮痛

おすすめのブレンド

レシピ1　冷却・発汗効果がある

精油	量	使用法
カユプテ	1滴	**使用法▶冷湿布**（水に精油を垂らし、タオルを湿らせて首か脇に当てる／p.37）
スペアミント	1滴	

レシピ2　冷却・発汗させ、免疫を調整する

精油	量	使用法
ジンジャー	1滴	**使用法▶冷湿布**（水に精油を垂らし、タオルを湿らせて首か脇に当てる／p.37）
ペパーミント	1滴	
ラベンダー	1滴	

鼻づまり・鼻水

風邪やインフルエンザは感染症です。ウイルスが粘膜から感染して炎症を起こし、鼻水や鼻づまりが起こります。血行をよくし、粘膜の炎症を落ち着かせましょう。

おすすめの精油

- カユプテ …… p.84
- スパイクラベンダー …… p.59
- スペアミント …… p.62
- ペパーミント …… p.61
- マートル …… p.85
- ユーカリ・グロブルス …… p.88
- ユーカリ・スミス …… p.88
- ユーカリ・ラジアータ …… p.88
- ローレル …… p.119

期待する作用

抗カタル、抗炎症、呼吸器系強壮

おすすめのブレンド

レシピ1 鼻づまりを感じたら

精油	量	使用法
ペパーミント	1滴	**使用法▶温湿布**（湯に精油を垂らし、タオルを湿らせて鼻にあてる／p.37）
ユーカリ・ラジアータ	1滴	

レシピ2 鼻腔の血行促進に

精油	量	使用法
スパイクラベンダー	1滴	**使用法▶オイル塗布**（植物油に精油を混ぜ、鼻すじや鼻の下に塗る／p.38）
スペアミント	1滴	
マートル	1滴	
植物油（好みのもの）	15㎖	

乾いた咳

風邪のウイルスが粘膜から感染して炎症を起こし、咳が出ます。咳には、痰を伴うものと伴わないものがあり、痰が絡まない乾いた咳の場合は、粘膜を潤し、加湿するのが効果的です。

おすすめの精油

- サンダルウッド …… p.130
- シダーウッド …… p.105
- フランキンセンス …… p.103
- ベンゾイン …… p.131
- ラベンダー …… p.58

期待する作用

鎮咳、抗炎症、呼吸器系強壮

おすすめのブレンド

レシピ1 呼吸を落ち着かせる

精油	量	使用法
フランキンセンス	1滴	**使用法▶温湿布**（湯に精油を垂らし、タオルを湿らせて胸に当てる／p.37）
ラベンダー	1滴	

レシピ2 咳による胸の疲れを癒やす

精油	量	使用法
フランキンセンス	3滴	**使用法▶オイル塗布**（植物油に精油を混ぜ、胸と背中に塗る／p.38）
ラベンダー	2滴	
ベンゾイン	1滴	
植物油（好みのもの）	10㎖	

痰のある咳

風邪のウイルスが粘膜から感染して炎症を起こし、咳や痰などの症状が生じます。痰を切る作用のある精油を使い、呼吸を楽にしましょう。

おすすめの精油

- サンダルウッド……p.130
- スコッチパイン……p.106
- スパイクラベンダー……p.59
- スパニッシュマージョラム……p.68
- フランキンセンス……p.103
- ユーカリ・グロブルス……p.88
- ユーカリ・ラジアータ……p.88
- ラヴィンツァラ……p.117
- ローズマリー・シネオール……p.73

期待する作用
去痰、粘液溶解、鎮咳、抗カタル、呼吸器系強壮

おすすめのブレンド

レシピ1　痰を素早く出すために

精油	量	使用法
スパイクラベンダー	1滴	**使用法▶温湿布**（湯に精油を垂らし、タオルを湿らせて胸に当てる／p.37）
ユーカリ・グロブルス（またはユーカリ・ラジアータ）	1滴	

レシピ2　気道の血行促進と呼吸を楽にする

精油	量	使用法
ユーカリ・グロブルス（またはユーカリ・ラジアータ）	3滴	**使用法▶オイル塗布**（植物油に精油を混ぜ、胸と背中に塗る／p.38）
スパイクラベンダー	2滴	
スコッチパイン	1滴	
植物油（好みのもの）	10㎖	

風邪からの回復期

くしゃみや鼻づまり、鼻水、喉の痛み、痰や咳、発熱といった風邪の症状が落ち着いてきたら、ストレスを減らしましょう。二次感染に気をつけ、身体の再生力を高めましょう。

おすすめの精油

- カモミールローマン*……p.77
- ティートリー……p.87
- プチグレン……p.50
- マートル……p.85
- メリッサ……p.65
- ラベンダー……p.58
- レモン……p.55
- ローレル……p.119

*キク科のアレルギーがある人は注意。

期待する作用
抗感染、抗ウイルス、抗菌、殺菌、消毒、神経系強壮、鎮静

おすすめのブレンド

レシピ1　回復力を高める

精油	量	使用法
マートル	1滴	**使用法▶吸入**（ティッシュやマスクに垂らす／p.37）
ラベンダー	1滴	

レシピ2　心身の回復・再生に

精油	量	使用法
マートル	4滴	**使用法▶全身浴**（混ぜてバスソルトを作り、入浴する／p.156）
プチグレン	3滴	
ラベンダー	3滴	
天然塩	30g	
植物油（好みのもの）	2.5㎖	

副鼻腔炎

風邪などの後に、細菌感染が生じて急性副鼻腔炎が起こることがあります。細菌性の場合、菌の繁殖を抑えて炎症を落ち着かせるようにします。感染症かアレルギー性かは医師に確認を。

おすすめの精油

- イモーテル* …… p.79
- カユプテ …… p.84
- ティートリー …… p.87
- マートル …… p.85
- ユーカリ・グロブルス …… p.88
- ユーカリ・ラジアータ …… p.88
- ラベンダー …… p.58
- ローズマリー・カンファー …… p.73
- ローズマリー・シネオール …… p.73

＊キク科のアレルギーがある人は注意。

期待する作用

免疫系刺激、抗菌、抗感染、抗カタル、抗炎症、鎮痛、呼吸器系強壮

おすすめのブレンド

レシピ1 抗菌とともに炎症を落ち着かせる

ティートリー	1滴
イモーテル*（またはラベンダー）	1滴

使用法▶温湿布（湯に精油を垂らし、タオルを湿らせて鼻に当てる／p.37）

レシピ2 炎症を鎮静して呼吸しやすく

ラベンダー	1滴
ユーカリ・ラジアータ	1滴
イモーテル*（またはマートル）	1滴
植物油（好みのもの）	15mℓ

使用法▶オイル塗布（植物油に精油を混ぜ、鼻すじや鼻の下に塗る／p.38）

気管支炎

気管支炎は、風邪などの後に気管支の炎症が進行した状態で急性と慢性があります。痰の排出を促し、炎症を落ち着かせて加湿します。胸部の緊張をほぐし、リラックスさせましょう。

おすすめの精油

- カユプテ …… p.84
- シダーウッド …… p.105
- シルバーファー …… p.108
- スコッチパイン …… p.106
- スパイクラベンダー …… p.59
- ティートリー …… p.87
- フランキンセンス …… p.103
- マートル …… p.85
- ユーカリ・グロブルス …… p.88
- ユーカリ・ラジアータ …… p.88

期待する作用

免疫系刺激、抗菌、抗感染、抗カタル、抗炎症、鎮痙（ちんけい）、鎮痛、呼吸器系強壮

おすすめのブレンド

レシピ1 炎症を緩和し、リラックスさせる

スコッチパイン	1滴
マートル	1滴

使用法▶蒸気吸入（熱湯150mℓに垂らす／p.37）

レシピ2 免疫を調整し、痰の排出を促す

スパイクラベンダー	1滴
シルバーファー	1滴
ユーカリ・ラジアータ	1滴
植物油（好みのもの）	5mℓ

使用法▶オイル塗布（植物油に精油を混ぜ、胸と背中に塗る／p.38）

花粉症

スギなど植物の花粉が原因で生じるアレルギー症状で、季節性アレルギー性鼻炎ともいいます。主な症状はくしゃみや鼻づまり・鼻水、目のかゆみなど。粘膜の炎症を落ち着かせましょう。

おすすめの精油

カモミールジャーマン* …… p.76
スペアミント …… p.62
ティートリー …… p.87
マートル …… p.85
マヌカ …… p.91
ユーカリ・グロブルス …… p.88
ユーカリ・ラジアータ …… p.88
ラベンダー …… p.58
ローズマリー・シネオール …… p.73
ローレル …… p.119

*キク科のアレルギーがある人は注意。

期待する作用

免疫系刺激、抗アレルギー、抗カタル、抗ヒスタミン、去痰、抗炎症

おすすめのブレンド

レシピ1　空気の浄化と免疫の調整を

ティートリー	2滴
ラベンダー	1滴

使用法▶吸入（ティッシュやマスクに垂らす／p.37）

レシピ2　免疫を刺激し、リラックスさせる

ティートリー	10滴
ラベンダー	5滴
ローレル	5滴
無水エタノール	10mℓ
精製水	20mℓ

使用法▶芳香浴（混ぜてルームスプレーを作る／p.162）

喘息

喘息は一度咳などの発作が起きると止まりづらいので、日々の予防が重要です。副交感神経を優位にすると気道が収縮するため、リラックスさせすぎないようにします。

おすすめの精油

スコッチパイン …… p.106
ティートリー …… p.87
ヒソップ・デキュンベンス …… p.74
ヒノキ …… p.115
ファー …… p.108
プチグレン …… p.50
フランキンセンス …… p.103
ベンゾイン …… p.131
マートル …… p.85
ラベンダー …… p.58

期待する作用

鎮痙（ちんけい）、鎮咳、去痰、粘液溶解、呼吸器系強壮、抗喘息、神経系強壮

おすすめのブレンド

レシピ1　喘息のトータルケアに

ヒソップ・デキュンベンス	1滴
ラベンダー	1滴
植物油（好みのもの）	10mℓ

使用法▶オイル塗布（植物油に精油を混ぜ、胸と背中に塗る／p.38）

レシピ2　喘息の予防と深い呼吸に

フランキンセンス	2滴
スコッチパイン	2滴
ベンゾイン	1滴
ミツロウ	5g
植物油（好みのもの）	20mℓ

使用法▶ボディバーム（混ぜてバームを作り、胸と背中に塗る／p.153）

ストレス・イライラ

ストレスがあったり、イライラしたりすることが悪いわけではありません。ストレスやイライラに対処できるように心を落ち着け、前向きにさせましょう。

おすすめの精油

- オレンジ……p.48
- シダーウッド……p.105
- スィートマージョラム……p.67
- ゼラニウム……p.123
- ネロリ……p.51
- バジル……p.66
- バニラ……p.132
- プチグレン……p.50
- マンダリン……p.52
- ラベンダー……p.58

期待する作用

鎮静、高揚、神経系強壮

おすすめのブレンド

レシピ1 甘い香りでリラックスを誘う

オレンジ	2滴	**使用法▶芳香浴**(アロマディフューザー/p.35)
ラベンダー	1滴	

レシピ2 穏やか&前向きに

スィートマージョラム	2滴	**使用法▶半身浴**(混ぜてバスソルトを作り、入浴する/p.156)
マンダリン	1滴	
ゼラニウム	1滴	
天然塩	30g	
植物油(好みのもの)	2.5㎖	

不安・落ち込み

人間関係や仕事の悩み、ときには理由もなく不安になったり落ち込んだりすることがあるものです。どんなときも気持ちを落ち着かせ、自分自身を勇気づけるとよいでしょう。

おすすめの精油

- クラリセージ……p.72
- ジャスミン……p.126
- ゼラニウム……p.123
- ネロリ……p.51
- バジル……p.66
- プチグレン……p.50
- ベルガモット……p.53
- ベンゾイン……p.131
- ライム……p.56
- リツェアクベバ……p.120

期待する作用

抗不安、抗うつ、鎮静、高揚、神経系強壮、精神強壮

おすすめのブレンド

レシピ1 神経のバランスをとる

プチグレン	2滴	**使用法▶芳香浴**(アロマディフューザー/p.35)
バジル	1滴	

レシピ2 不安を和らげて自信を持たせる

プチグレン	3滴	**使用法▶香水**(混ぜてスプレーコロンを作る/p.155)
ゼラニウム	2滴	
ジャスミン	1滴	
無水エタノール	10㎖	
精製水	2.5㎖	

怒り・攻撃的

人の脳はときに暴走するもので、無性に怒りを覚えたり、攻撃的になったりするときがあります。クールダウンして、怒りを鎮め、心を穏やかにさせるように努めましょう。

おすすめの精油

イモーテル* ……p.79
カモミールジャーマン* ……p.76
カモミールローマン* ……p.77
グレープフルーツ ……p.54
サイプレス ……p.113
スパイクナード ……p.132
フランキンセンス ……p.103
マヌカ ……p.91
マンダリン ……p.52
メリッサ ……p.65

*キク科のアレルギーがある人は注意。

期待する作用
鎮静、神経系強壮

おすすめのブレンド

レシピ1　怒りを鎮めて、全てを洗い流す

グレープフルーツ	1滴	使用法▶ボディソープ（混ぜてボディソープを作る／p.158）
サイプレス	1滴	
無香料ボディソープ	10mℓ	

レシピ2　頭皮をすっきりさせ、心を鎮める

マンダリン	6滴	使用法▶ヘアトニック（混ぜてヘアトニックを作る／p.159）
サイプレス	3滴	
フランキンセンス	3滴	
無水エタノール	10mℓ	
芳香蒸留水（好みのもの）	20mℓ	

燃え尽き

大きな目標を達成した後、糸が切れたように無気力になることがあります。そんなときは、無理をせず、休息の時間を取りましょう。心身の消耗を防ぐことが大事です。

おすすめの精油

コリアンダー ……p.96
シダーウッド ……p.105
ゼラニウム ……p.123
タイム・リナロール ……p.69
パチュリ ……p.75
ベチバー ……p.83
ベルガモットミント ……p.63
レモングラス ……p.81

期待する作用
鎮静、抗うつ、神経系強壮、精神強壮

おすすめのブレンド

レシピ1　休息のスイッチを入れる

ベルガモットミント	3滴	使用法▶半身浴（混ぜてバスソルトを作り、入浴する／p.156）
ゼラニウム	2滴	
天然塩	30g	
植物油（好みのもの）	2.5mℓ	

レシピ2　心の休息とともエネルギーの再生を

コリアンダー	2滴	使用法▶オイル塗布（植物油に精油を混ぜ、足裏に塗る／p.38）
ベチバー	1滴	
シダーウッド	1滴	
植物油（好みのもの）	10mℓ	

悲しみ

人生を過ごす中で深い悲しみに遭遇することは避けられません。悲しみと向き合うために全ての感情を受け入れ、自分自身を慰めて慈しむ気持ちを持ちましょう。

おすすめの精油

ゼラニウム……p.123
ネロリ……p.51
フランキンセンス……p.103
ベルガモット……p.53
ミルラ……p.104
メリッサ……p.65
ラベンダー……p.58
ローズ……p.124

期待する作用
鎮静、抗うつ、神経系強壮、精神強壮、多幸

おすすめのブレンド

レシピ1 全てを受け入れ、悲しみを乗り越える

ゼラニウム	1滴
ローズ	1滴
植物油（好みのもの）	10mℓ

使用法▶オイル塗布（植物油に精油を混ぜ、胸に塗る／p.38）

レシピ2 自分を深く慈しむ

ネロリ	1滴
ゼラニウム	1滴
ローズ	1滴
植物油（好みのもの）	15mℓ

使用法▶トリートメント（植物油に精油を混ぜ、全身をトリートメントする／p.164）

ショック・トラウマ

不慮のできごとにより、強い精神的ストレスや心理的なショックを受けることがあります。それらを和らげ、心の傷を癒やし、再生の力をサポートします。

おすすめの精油

イモーテル*……p.79
イランイラン……p.122
カモミールローマン*……p.77
シダーウッド……p.105
ネロリ……p.51
フランキンセンス……p.103
ベンゾイン……p.131
メリッサ……p.65
ローズ……p.124

*キク科のアレルギーがある人は注意。

期待する作用
鎮静、抗うつ、神経系強壮、精神強壮

おすすめのブレンド

レシピ1 心を慰めて保護する

ネロリ	1滴
フランキンセンス	1滴
植物油（好みのもの）	10mℓ

使用法▶オイル塗布（植物油に精油を混ぜ、胸に塗る／p.38）

レシピ2 過去の傷を癒やす

フランキンセンス	2滴
ローズ	2滴
ベンゾイン	1滴
ミツロウ	5g
植物油（好みのもの）	20mℓ

使用法▶ボディバーム（混ぜてバームを作り、胸に塗る／p.153）

抑うつ

気分が落ち込んで何もする気になれなくなったら、早めに対処しましょう。気分を明るくし、高揚感を与えるとともに抗うつ作用のある精油でサポートします。

おすすめの精油

イランイラン……p.122
ゼラニウム……p.123
ネロリ……p.51
バジル……p.66
フランキンセンス……p.103
ベルガモット……p.53
メリッサ……p.65
ラベンダー……p.58
リツェアクベバ……p.120
レモン……p.55

期待する作用
鎮静、抗うつ、高揚、神経系強壮、精神強壮

おすすめのブレンド

レシピ1 高揚感を与える

ベルガモット	2滴	使用法▶芳香浴（アロマディフューザー／p.35）
イランイラン	1滴	

レシピ2 心を華やかにさせ、気分を高める

メリッサ	2滴	使用法▶ボディバーム（混ぜてバームを作り、胸と首に塗る／p.153）
イランイラン	1滴	
ネロリ	1滴	
ミツロウ	5g	
植物油（好みのもの）	20㎖	

不眠

心身の疲労を回復させるために大切な睡眠の時間。睡眠の質や時間が低下したと感じたら、副交感神経を優位にし、心身を休めるモードに切り替えましょう。

おすすめの精油

オレンジ……p.48
カモミールローマン*……p.77
サンダルウッド……p.130
スィートマージョラム……p.67
ネロリ……p.51
ヒノキ……p.115
プチグレン……p.50
ベルガモット……p.53
マンダリン……p.52
ラベンダー……p.58
*キク科のアレルギーがある人は注意。

期待する作用
鎮静、催眠、神経系強壮、自律神経調整、副交感神経優位

おすすめのブレンド

レシピ1 高い安眠効果と深い安らぎ

サンダルウッド	1滴	使用法▶オイル塗布（植物油に精油を混ぜ、胸と背中に塗る／p.38）
ラベンダー	1滴	
植物油（好みのもの）	10㎖	

レシピ2 副交感神経を優位にし、心身の回復を促す

スィートマージョラム	2滴	使用法▶半身浴（混ぜてバスソルトを作り、入浴する／p.156）
オレンジ	2滴	
ヒノキ	1滴	
天然塩	30g	
植物油（好みのもの）	2.5㎖	

精神疲労

精神的に疲れていると感じたら、質のよい睡眠に導き、心と脳をゆっくり休ませることが大事です。精神疲労は身体的な不調を引き起こすことがあるので、リラックスしましょう。

おすすめの精油

- カモミールローマン*……p.77
- スィートマージョラム……p.67
- スイスパイン……p.106
- ネロリ……p.51
- プチグレン……p.50
- ブラックスプルース……p.110
- ラベンダー……p.58
- リツェアクベバ……p.120
- レモングラス……p.81

*キク科のアレルギーがある人は注意。

期待する作用
鎮静、神経系強壮、自律神経調整

おすすめのブレンド

レシピ1　呼吸を深め、森林浴効果で心身を癒やす

ブラックスプルース	2滴
スイスパイン	1滴

使用法▶芳香浴（アロマディフューザー／p.35）

レシピ2　心身を温める

スイスパイン	2滴
スィートマージョラム	2滴
カモミールローマン*（またはプチグレン）	1滴
天然塩	30g
植物油（好みのもの）	2.5mℓ

使用法▶半身浴（混ぜてバスソルトを作り、入浴する／p.156）

緊張型頭痛

緊張型頭痛の場合は、リラックスして肩や首の筋緊張を取り除き、ストレスマネジメントをしましょう。明らかにいつもと違う痛みを感じる場合は、医療機関で受診してください。

おすすめの精油

- カモミールローマン*……p.77
- スィートマージョラム……p.67
- スパイクラベンダー……p.59
- ネロリ……p.51
- バジル……p.66
- ペパーミント……p.61
- メリッサ……p.65
- ラベンダー……p.58

*キク科のアレルギーがある人は注意。

期待する作用
鎮痛、抗痙攣（けいれん）、神経系強壮

おすすめのブレンド

レシピ1　痛みを和らげる

スィートマージョラム	1滴
ラベンダー	1滴
植物油	10mℓ

使用法▶オイル塗布（植物油に精油を混ぜ、首とこめかみに塗る／p.38）

レシピ2　血行を促進して緊張を緩和する

バジル	1滴
ペパーミント	1滴
メリッサ	1滴
植物油（好みのもの）	15mℓ

使用法▶トリートメント（植物油に精油を混ぜ、首と肩をトリートメントする／p.169）

帯状疱疹

水痘・帯状疱疹ウイルスの再活性化によって引き起こされる末梢神経系の急性感染症で、皮膚の痛みや発疹などの症状が出ます。まずは医療機関での受診が基本です。

おすすめの精油

- スパイクラベンダー……p.59
- ティートリー……p.87
- パルマローザ……p.82
- ベルガモット……p.53
- マヌカ……p.91
- メリッサ……p.65
- ラビンツァラ……p.117
- ラベンダー……p.58

期待する作用
抗ウイルス、抗炎症、鎮痛、免疫系刺激

おすすめのブレンド

レシピ1 症状が落ち着いてから、痛みの緩和に

ティートリー	1滴
ラヴィンツァラ	1滴
ミツロウ	2g
植物油(好みのもの)	10㎖

使用法▶ボディバーム(混ぜてバームを作り、患部に塗る／p.153)

レシピ2 免疫を強化する

ベルガモット	3滴
ティートリー	2滴
スパイクラベンダー	1滴
天然塩	30g
植物油(好みのもの)	2.5㎖

使用法▶全身浴(混ぜてバスソルトを作り、入浴する／p.156)

坐骨神経痛

お尻から足につながる坐骨神経に沿って起こる、痛みやしびれの症状です。痛みを落ち着かせて筋肉のこわばりをほぐしましょう。

おすすめの精油

- イモーテル*……p.79
- カモミールジャーマン*……p.76
- ジュニパーベリー……p.112
- ジンジャー……p.99
- スパイクラベンダー……p.59
- ブラックペッパー……p..100
- ペパーミント……p.61
- メリッサ……p.65
- ラベンダー……p.58

*キク科のアレルギーがある人は注意。

期待する作用
鎮痛、神経系強壮、抗炎症、抗痙攣(けいれん)

おすすめのブレンド

レシピ1 痛みと炎症を落ち着かせる

カモミールジャーマン*(またはスパイクラベンダー)	1滴
ペパーミント	1滴
ミツロウ	2g
植物油(好みのもの)	10㎖

使用法▶ボディバーム(混ぜてバームを作り、臀部や腰、下肢に塗る／p.153)

レシピ2 定期的なセルフケアに

ジュニパーベリー	1滴
ブラックペッパー	1滴
ラベンダー	1滴
植物油(セントジョーンズワートオイル)	10㎖

使用法▶オイル塗布(植物油に精油を混ぜ、臀部や腰、下肢に塗る／p.38)

食欲過多

空腹ではないのに食べたくなる、食べてしまう状態が食欲過多。多くの場合ストレスが原因なので、他のことで解消するように運動、睡眠、リラックスする時間を持ち、気分転換しましょう。

おすすめの精油

- カモミールローマン*……p.77
- グレープフルーツ……p.54
- スィートフェンネル……p.97
- ネロリ……p.51
- バジル……p.66
- ペパーミント……p.61
- レモン……p.55

＊キク科のアレルギーがある人は注意。

期待する作用

食欲調整、消化促進、消化器系強壮、神経系強壮

おすすめのブレンド

レシピ1 すっきりと気分転換を

精油	量	使用法
グレープフルーツ	2滴	**使用法▶芳香浴**（アロマディフューザー／p.35）
ペパーミント	1滴	

レシピ2 心を優しく満たす

精油	量	使用法
グレープフルーツ	2滴	**使用法▶トリートメント**（植物油に精油を混ぜ、全身をトリートメントする／p.164）
スィートフェンネル	1滴	
カモミールローマン*（またはネロリ）	1滴	
植物油（好みのもの）	20mℓ	

消化不良・下痢

精神的ストレスがたまると下痢や消化不良の原因となります。食事内容の改善や体を温めて消化機能を高めるようにし、ストレスが原因の場合は精神面へのアプローチを行いましょう。

おすすめの精油

- オレンジ……p.48
- カモミールジャーマン*1……p.76
- カモミールローマン*1……p.77
- クローブ*2……p.86
- コリアンダー……p.96
- スィートフェンネル……p.97
- バジル……p.66
- ペパーミント……p.61
- メリッサ……p.65

＊1 キク科のアレルギーがある人は注意。
＊2 食中毒の場合に。

期待する作用

鎮痛、神経系強壮、消化器系強壮、消化促進、健胃、鎮痙（ちんけい）

おすすめのブレンド

レシピ1 腹痛を伴うときに

精油	量	使用法
コリアンダー	1滴	**使用法▶温湿布**（湯に精油を垂らし、タオルを湿らせて腹部に当てる／p.37）
ペパーミント	1滴	

レシピ2 自律神経を整え、胃腸の働きを活発に

精油	量	使用法
メリッサ	2滴	**使用法▶トリートメント**（植物油に精油を混ぜ、全身をトリートメントする／p.164）
カモミールローマン*1（またはスィートフェンネル）	1滴	
バジル	1滴	
植物油（好みのもの）	20mℓ	

便秘・ガスがたまる

3日以上排便がない、便が硬くて量が少ない状態が便秘。また胃腸にたくさんのガスがたまった状態を鼓腸といいます。自律神経を整え、副交感神経を優位にして排泄機能を高めましょう。

おすすめの精油

- オレンジ……p.48
- カモミールローマン*……p.77
- カルダモン……p.98
- コリアンダー……p.96
- スィートフェンネル……p.97
- バジル……p.66
- プチグレン……p.50
- ブラックペッパー……p.100
- マンダリン……p.52
- ユズ……p.57

＊キク科のアレルギーがある人は注意。

期待する作用
緩下、駆風、鎮痙（ちんけい）、
消化器系強壮、加温、神経系強壮

おすすめのブレンド

レシピ1　腸の働きを整える

精油	量	使用法
スィートフェンネル	1滴	使用法▶温湿布（湯に精油を垂らし、タオルを湿らせて腹部に当てる／p.37）
オレンジ	1滴	

レシピ2　おなかを温めて排便を促す

精油	量	使用法
コリアンダー	1滴	使用法▶トリートメント（植物油に精油を混ぜ、腹部をトリートメントする／p.170）
ブラックペッパー	1滴	
植物油（好みのもの）	10㎖	

二日酔い・肝臓の疲れ

お酒を飲みすぎた翌日に起こる、吐き気や胸やけ、頭痛などの不快な症状が「二日酔い」です。暴飲暴食やアルコールを控え、肝臓への負担を軽減しましょう。

おすすめの精油

- キャロットシード……p.95
- グレープフルーツ……p.54
- ジュニパー……p.112
- ジンジャー……p.99
- バジル……p.66
- ペパーミント……p.61
- メリッサ……p.65
- レモン……p.55
- ローズ……p.124
- ローズマリー・ベルベノン……p.73

期待する作用
消化促進、強肝、胆汁分泌促進、
利尿、消化器系強壮

おすすめのブレンド

レシピ1　二日酔いの朝に

精油	量	使用法
グレープフルーツ	1滴	使用法▶吸入（コットンやティッシュに垂らす／p.37）
バジル	1滴	

レシピ2　休肝日のケアに

精油	量	使用法
ローズマリー・ベルベノン	2滴	使用法▶全身浴（混ぜてバスソルトを作り、入浴する／p.156）
ジュニパーベリー	2滴	
レモン	2滴	
天然塩	30g	
植物油（好みのもの）	2.5㎖	

しわ

紫外線対策と保湿を心がけます。ストレスケアやスキンケアを心がけるとともに、細胞を活性化させ、表情筋を鍛えることも大事です。

おすすめの精油

エレミ……p.102
サンダルウッド……p.130
ジャスミン……p.126
ゼラニウム……p.123
パチュリ……p.75
パルマローザ……p.82
フランキンセンス……p.103
ベチバー……p.83
ミルラ……p.104
ローズ……p.124

期待する作用
細胞成長促進、収斂（れん）、皮膚再生、加温、循環器系強壮

おすすめのブレンド

レシピ1　乾燥でこじわが気になるときに

ゼラニウム	1滴
パルマローザ	1滴
植物油（好みのもの）	10mℓ

使用法▶オイル塗布（植物油に精油を混ぜ、患部に塗る／p.38）

レシピ2　目元のこじわのケアに

サンダルウッド	1滴
フランキンセンス	1滴
ローズ	1滴
シアバター	10g
植物油（好みのもの）	2.5mℓ

使用法▶アイクリーム（混ぜてクリームを作り、目元に塗る／p.154）

しみ・色素沈着

紫外線とホルモンバランスの乱れが主な原因です。紫外線対策と保湿を心がけ、肌のターンオーバーを正常化させましょう。ストレスケア、スキンケアを心がけることも忘れずに。

おすすめの精油

カモミールローマン*……p.77
サンダルウッド……p.130
ゼラニウム……p.123
ネロリ……p.51
パチュリ……p.75
パルマローザ……p.82
ラベンダー……p.58
ローズ……p.124

*キク科のアレルギーがある人は注意。

期待する作用
細胞成長促進、収斂（れん）、加温、皮膚組織活性、循環器系強壮

おすすめのブレンド

レシピ1　紫外線を浴びた後のケアに

ラベンダー	1滴
ローズ	1滴
植物油（ローズヒップオイル）	10mℓ

使用法▶オイル塗布（植物油に精油を混ぜ、患部に塗る／p.38）

レシピ2　しみ·色素沈着のケアに

パルマローザ	1滴
ローズ	1滴
パチュリ	1滴
シアバター	10g
植物油（ローズヒップオイル）	2.5mℓ

使用法▶しみ用クリーム（混ぜてクリームを作り、患部に塗る／p.154）

にきび・吹き出物

肌を清潔にし、毛穴の角栓を除去します。皮脂に含まれる細菌を減らし、皮脂分泌と炎症を抑えて油分を与えないようにします。オレイン酸が豊富な植物油を使うケアは避けてください。

おすすめの精油

- サイプレス……p.113
- ジュニパーベリー……p.112
- ゼラニウム……p.123
- ティートリー……p.87
- ニアウリ……p.90
- ベルガモット……p.53
- マートル……p.85
- ラベンダー……p.58
- レモン……p.55
- ローズマリー・シネオール……p.73

期待する作用

抗脂漏、殺菌、消毒、抗炎症、収斂（れん）、皮脂バランス調整

おすすめのブレンド

レシピ1　毛穴の汚れを取り除き、殺菌消毒し、炎症を抑える

ベルガモット	1滴
ティートリー	1滴
クレイ（グリーン）	15g
精製水	10〜15㎖

使用法▶ **フェイスクレイパック**（混ぜてクレイパックを作り、患部に塗る／p.152）

レシピ2　日常のケアに

レモン	3滴
ラベンダー	2滴
サイプレス	1滴
無水エタノール	5㎖
芳香蒸留水（ハマメリスウォーター）	45㎖

使用法▶ **にきび用ローション**（混ぜてローションを作り、患部に塗る／p.151）

皮膚炎
（アトピー性、かゆみ、かぶれ）

皮膚炎の症状が出たら、まずは炎症を落ち着かせることが大事です。清潔さを保ち、丁寧にケアしましょう。症状が続く場合は医療機関で受診してください。

おすすめの精油

- イモーテル*……p.79
- カモミールジャーマン*……p.76
- サンダルウッド……p.130
- シダーウッド……p.105
- パチュリ……p.75
- マヌカ……p.91
- メリッサ……p.65
- ヤロー*……p.78
- ラベンダー……p.58
- ローズ……p.124

*キク科のアレルギーがある人は注意。

期待する作用

抗アレルギー、抗ヒスタミン、抗炎症、皮膚再生

おすすめのブレンド

レシピ1　炎症を落ち着かせるケア

ラベンダー	1滴
マヌカ	1滴
植物性グリセリン	5㎖
芳香蒸留水（ネロリウォーター）	45㎖

使用法▶ **ボディ&フェイスローション**（混ぜてローションを作り、患部に塗る／p.151）

レシピ2　乾いた患部の保護ケアに

サンダルウッド	1滴
パチュリ	1滴
メリッサ	1滴
ミツロウ	5g
植物油（好みのもの）	20㎖

使用法▶ **ボディ&フェイスバーム**（混ぜてバームを作り、患部に塗る／p.153）

日焼け・軽いやけど

日焼けは軽いやけどと同じ状態です。まずは患部をよく冷やし、痛みと炎症を落ち着かせることが大事です。水分補給も忘れずに。皮膚がただれるような重症のやけどは医療機関へ。

おすすめの精油

- イモーテル*……p.79
- キャロットシード……p.95
- スパイクラベンダー……p.59
- ニアウリ……p.90
- ネロリ……p.51
- フランキンセンス……p.103
- ヤロー*……p.78
- ラバンジン……p.60
- ラベンダー……p.58

*キク科のアレルギーがある人は注意。

期待する作用

抗炎症、細胞成長促進、創傷治癒、鎮痛、皮膚再生

おすすめのブレンド

レシピ1 冷やして炎症を緩和する

精油	量	使用法
イモーテル*（またはニアウリ）	1滴	**使用法▶冷湿布**（水に精油を垂らし、タオルを湿らせて患部に当てる／p.37）
ラベンダー	1滴	

レシピ2 痛みと炎症を落ち着かせる

精油	量	使用法
スパイクラベンダー（またはラベンダー）	1滴	**使用法▶フェイスクレイパック**（混ぜてクレイパックを作り、患部に塗る／p.152）
フランキンセンス	1滴	
クレイ（グリーン）	15g	
芳香蒸留水（ラベンダーウォーター）	10～15㎖	

すり傷・切り傷

出血がある場合は傷口を殺菌消毒して清潔にし、止血します。止血後は、皮膚の損傷を修復し保護するように、精油の力を借りて傷痕が残らないようにケアしましょう。

おすすめの精油

- イモーテル*……p.79
- カモミールジャーマン*……p.76
- スパイクラベンダー……p.59
- ゼラニウム……p.123
- ティートリー……p.87
- パチュリ……p.75
- フランキンセンス……p.103
- ヤロー*……p.78
- ラベンダー……p.58

*キク科のアレルギーがある人は注意。

期待する作用

殺菌、消毒、鎮痛、創傷治癒、抗炎症、細胞成長促進、瘢痕（はんこん）形成

おすすめのブレンド

レシピ1 炎症を落ち着かせる

精油	量	使用法
イモーテル*（またはティートリー）	1滴	**使用法▶冷湿布**（水に精油を垂らし、タオルを湿らせて患部に当てる／p.37）
スパイクラベンダー	1滴	

レシピ2 傷痕を治すケアに

精油	量	使用法
カモミールジャーマン*（またはゼラニウム）	1滴	**使用法▶傷痕ケアクリーム**（混ぜてクリームを作り、患部に塗る／p.154）
フランキンセンス	1滴	
ラベンダー	1滴	
シアバター	10g	
植物油（セントジョーンズワートオイル）	2.5㎖	

抜け毛・薄毛

頭皮を清潔にし、血行を促進させ、潤いと栄養を与えましょう。髪はストレスや免疫力などの影響を受けるので、ストレスケアや免疫サポートも大事です。

おすすめの精油

- イランイラン …… p.122
- クラリセージ …… p.72
- サイプレス …… p.113
- シダーウッド …… p.105
- ゼラニウム …… p.123
- パチュリ …… p.75
- ユズ …… p.57
- ローズマリー …… p.73
- ローレル …… p.119

期待する作用

皮膚再生、細胞成長促進、収斂（れん）、加温、循環器系強壮

おすすめのブレンド

レシピ1　頭皮を軽くマッサージする

ローズマリー	2滴
シダーウッド	1滴
植物油（ホホバオイル）	10㎖

使用法▶トリートメント（植物油に精油を混ぜ、頭皮に塗ってトリートメントする／p.168）

レシピ2　毎日の頭皮ケアに

ローズマリー	3滴
イランイラン	2滴
シダーウッド	1滴
無水エタノール	10㎖
芳香蒸留水（ローズマリーウォーター）	20㎖

使用法▶ヘアトニック（混ぜてヘアトニックを作り、頭皮に塗る／p.159）

水虫

足の指の間や足の裏などに小さな水ぶくれや皮膚の乾燥、ふやけが生じる水虫。その原因は白癬菌（はくせんきん）というカビです。白癬菌を石けんで洗い流し、清潔に保ちましょう。

おすすめの精油

- スィートマージョラム …… p.67
- スパイクラベンダー …… p.59
- タイム・リナロール …… p.69
- ティートリー …… p.87
- ホーリーフ …… p.118
- マヌカ …… p.91
- ラベンサラ …… p.118
- レモングラス …… p.81
- ローレル …… p.119

期待する作用

抗真菌、殺菌、消毒

おすすめのブレンド

レシピ1　患部を触らずにシュッとスプレーを

ティートリー	3滴
スパイクラベンダー	3滴
無水エタノール	5㎖
芳香蒸留水（ティートリーウォーター）	45㎖

使用法▶水虫用ローション（混ぜてローションを作り、患部に塗る／p.151）

レシピ2　ひび割れのケアに

スパイクラベンダー	2滴
ティートリー	2滴
マヌカ	2滴
ミツロウ	5g
植物油（好みのもの）	20㎖

使用法▶水虫用バーム（混ぜてバームを作り、患部に塗る／p.153）

冷え

冷えとは血行不良の状態で、体に必要な酸素・栄養素が届かないため、いろいろな不調が現れやすくなります。血行を促進し、運動を心がけ、食生活やライフスタイルも見直しましょう。

おすすめの精油

- オレンジ……p.48
- カルダモン……p.98
- コリアンダー……p.96
- サイプレス……p.113
- ジュニパーベリー……p.112
- ジンジャー……p.99
- スィートマージョラム……p.67
- ブラックペッパー……p.100
- ユズ……p.57
- レモン……p.55
- ローズマリー……p.73

期待する作用

血行促進、加温、引赤、循環器系刺激・強壮

おすすめのブレンド

レシピ1　芯から体を温め、保温を持続

ユズ	3滴	**使用法▶全身浴**（混ぜてバスソルトを作り、入浴する／p.156）
ジュニパーベリー	3滴	
天然塩	30g	
植物油	2.5㎖	

レシピ2　循環を促してリラックス

オレンジ	2滴	**使用法▶トリートメント**（植物油に精油を混ぜ、全身をトリートメントする／p.164）
スィートマージョラム	1滴	
ジンジャー	1滴	
植物油（好みのもの）	20㎖	

むくみ・下肢静脈瘤

むくみやすい場所は脚。下肢静脈瘤は脚にできた静脈のコブ（瘤）です。循環をよくして体液が滞留しないようにします。静脈瘤には上に向かって優しくマッサージを行いましょう。

おすすめの精油

- オレンジ……p.48
- グレープフルーツ……p.54
- サイプレス……p.113
- シダーウッド……p.105
- ジュニパー……p.112
- ゼラニウム……p.123
- パチュリ……p.75
- ライム……p.56
- レモン……p.55
- ローズマリー……p.73

期待する作用

収斂（れん）、循環器系刺激・強壮、抗炎症、うっ滞除去、リンパ系刺激・強壮

おすすめのブレンド

レシピ1　循環を促して解毒する

サイプレス	1滴	**使用法▶温湿布**（湯に精油を垂らし、タオルを湿らせて患部に当てる／p.37）
レモン	1滴	

レシピ2　血行とリンパの流れを促進してむくみをケア

ジュニパー	1滴	**使用法▶トリートメント**（植物油に精油を混ぜ、脚と足先をトリートメントする／p.172）
ゼラニウム	1滴	
パチュリ	1滴	
植物油（好みのもの）	15㎖	

血圧の調整［低血圧］

1日の中で変化する血圧。たんぱく質と塩分を適度に摂取し、ランニングなどの適度な運動を行います。精油は血圧上昇作用のあるものを使用しましょう。

おすすめの精油

- スパニッシュセージ……p.71
- セージ*……p.70
- タイム・チモール……p.69
- ブラックペッパー……p.100
- ローズマリー……p.73

*セージは刺激が強いので、長期の使用に注意。

期待する作用
血圧上昇、循環器系刺激

おすすめのブレンド

レシピ1　午前中の体の目覚めに

タイム・チモール	2滴	**使用法▶芳香浴**（アロマディフューザー／p.35）
セージ*	1滴	

レシピ2　体を刺激して活性化！

スパニッシュセージ	1滴	**使用法▶足浴**（混ぜてバスソルトを作り、足浴する／p.156）
ブラックペッパー	1滴	
ローズマリー	1滴	
天然塩	15g	
植物油（好みのもの）	2.5mℓ	

血圧の調整［高血圧］

緊張を解放してリラックスし、ゆったりとした気持ちになることが大事。肥満の人は減量を。血圧降下作用のある精油を使用します。血圧上昇作用のある精油を間違えて使用しないように。

おすすめの精油

- イランイラン……p.122
- クラリセージ……p.72
- スィートマージョラム……p.67
- ネロリ……p.51
- プチグレン……p.50
- ベルガモットミント……p.63
- メリッサ……p.65
- ラベンダー……p.58
- リツェアクベバ……p.120
- レモン……p.55

期待する作用
鎮静、血圧降下

おすすめのブレンド

レシピ1　ストレスからの解放

ネロリ	2滴	**使用法▶芳香浴**（アロマディフューザー／p.35）
スィートマージョラム	1滴	

レシピ2　心身を休め血圧を下げる

リツェアクベバ	2滴	**使用法▶トリートメント**（植物油に精油を混ぜ、全身をトリートメントする／p.164）
イランイラン	1滴	
ラベンダー	1滴	
植物油（好みのもの）	20mℓ	

筋疲労・肩こり・腰痛

長時間の同じ動作や同じ姿勢での緊張状態は、筋肉が疲労して肩や首、腰の筋肉が硬くなり痛みが出ることもあります。冷えやストレスが原因にも。血行をよくし、緊張を取り除きます。

おすすめの精油

- オレンジ……p.48
- クロモジ……p.121
- ジュニパー……p.112
- スィートマージョラム……p.67
- スパイクラベンダー……p.59
- ブラックペッパー……p.100
- ペパーミント……p.61
- ユーカリ・レモン……p.88
- レモングラス……p.81
- ローズマリー……p.73

期待する作用

鎮痛、抗痙攣(けいれん)、抗炎症、筋系強壮、加温、循環器系刺激・強壮、リンパ系刺激・強壮、神経系強壮、鎮静

おすすめのブレンド

レシピ1　硬くなった筋肉を温める

材料	分量	使用法
ジュニパー	3滴	**使用法▶全身浴**(混ぜてバスソルトを作り、入浴する／p.156)
スィートマージョラム	3滴	
天然塩	30g	
植物油(好みのもの)	2.5mℓ	

レシピ2　筋肉疲労のケアに

材料	分量	使用法
クロモジ	2滴	**使用法▶オイル塗布**(植物油に精油を混ぜ、患部に塗る／p.38)
ブラックペッパー	1滴	
ローズマリー	1滴	
植物油(アルニカオイル*2)	20mℓ	

打撲・皮下血腫

強い打撲などで血管がつぶれたり切れたりすると皮下血腫(内出血)が起こり、青色や紫色に変色し痛みを伴います。打撲した直後は冷やし、4日目頃から痛みや腫れ、熱がなければ、温めます。

おすすめの精油

- イモーテル*1……p.79
- カモミールジャーマン*1……p.76
- スパイクラベンダー……p.59
- ブラックペッパー……p.100
- レモン……p.55
- レモングラス……p.81
- ローズマリー……p.73

*1キク科のアレルギーがある人は注意。

期待する作用

鎮痛、抗炎症、血腫抑制、抗凝血

おすすめのブレンド

レシピ1　血腫・あざのケアに

材料	分量	使用法
イモーテル*(またはレモン)	1滴	**使用法▶温湿布**(湯に精油を垂らし、タオルを湿らせて患部に当てる／p.37)
ローズマリー	1滴	

レシピ2　痛みを落ち着かせる

材料	分量	使用法
レモン	2滴	**使用法▶オイル塗布**(植物油に精油を混ぜ、患部に塗る／p.38)
イモーテル*(またはブラックペッパー)	1滴	
スパイクラベンダー	1滴	
植物油(アルニカオイル*2)	10mℓ	

*2アルニカオイルは、キク科のアレルギーがある人はアレルギー反応が出る可能性があるので、ほかの植物油を使用してください。

関節痛・腱鞘炎

関節痛とは、関節の周辺で生じる痛みのことで、肩、ひざやひじ、手指や足指の関節、手首などにも発症します。痛み・炎症を落ち着かせ、痛みがある場合は患部をなるべく安静にします。

おすすめの精油

カンファー	p.116
ジュニパー	p.112
シルバーファー	p.108
スイスパイン	p.106
スコッチパイン	p.106
ヒノキ	p.115
ペパーミント	p.61
ラヴィンツァラ	p.117
ローズマリー	p.73

期待する作用
鎮痛、抗炎症、抗痙攣（けいれん）

おすすめのブレンド

レシピ1 痛みがある関節のケアに

ローズマリー	2滴
ペパーミント	1滴
ミツロウ	2.5g
植物油（好みのもの）	10mℓ

使用法▶ボディバーム（混ぜてバームを作り、患部に塗る／p.153）

レシピ2 患部の集中ケアに

ローズマリー	2滴
スイスパイン	1滴
ジュニパー	1滴
植物油（アルニカオイル*2）	10mℓ

使用法▶オイル塗布（植物油に精油を混ぜ、患部に塗る／p.38）

関節リウマチ

こわばりや関節の腫れ、痛みが生じる関節リウマチ。体を温めて関節や筋肉のこわばりをとり、関節の負担を減らすようにしましょう。患部のマッサージも効果的です。

おすすめの精油

カンファー	p.116
コリアンダー	p.96
ジュニパー	p.112
ジンジャー	p.99
スィートマージョラム	p.67
スコッチパイン	p.106
ニアウリ	p.90
ブラックペッパー	p.100
ユーカリ・レモン	p.88
ローズマリー	p.73

期待する作用
抗リウマチ、鎮痛、抗炎症、抗痙攣（けいれん）、加温、循環器系刺激・強壮

おすすめのブレンド

レシピ1 全身を温めてこわばりをほぐす

ジュニパー	3滴
ブラックペッパー	3滴
天然塩	30g
植物油（アルニカオイル*2）	2.5mℓ

使用法▶全身浴（混ぜてバスソルトを作り、入浴する／p.156）

レシピ2 血行促進で筋肉をゆるめてリラックス

スィートマージョラム	1滴
スコッチパイン	1滴
ジンジャー	1滴
植物油（アルニカオイル*2）	10mℓ

使用法▶オイル塗布（植物油に精油を混ぜ、患部に塗る／p.38）

膀胱炎

膀胱炎は膀胱・尿道の炎症です。約85%は腸内の大腸菌によるものです。水分をたくさん取り、排尿を促すとともに免疫を活性化させましょう。

おすすめの精油

- サンダルウッド……p.130
- ジュニパーブランチ……p.112
- ジュニパーベリー……p.112
- ティートリー……p.87
- パルマローザ……p.82
- ♛ベルガモット……p.53
- ラベンダー……p.58

期待する作用

殺菌、抗菌、泌尿器系刺激・強壮、鎮痛、抗炎症、免疫系刺激、利尿

おすすめのブレンド

レシピ1 殺菌消毒と免疫を刺激

ティートリー	3滴
ベルガモット	3滴
天然塩	30g
植物油(好みのもの)	2.5mℓ

使用法▶全身浴(混ぜてバスソルトを作り、入浴する／p.156)

レシピ2 免疫の調整と泌尿器の働きを強壮

サンダルウッド	1滴
ジュニパーベリー	1滴
ラベンダー	1滴
植物油(好みのもの)	5mℓ

使用法▶オイル塗布(植物油に精油を混ぜ、下腹部と腰に塗る／p.38)

頻尿

膀胱が過敏になり、筋肉が収縮する状態。膀胱に尿がそれほどたまっていないのに、尿漏れや頻尿を招きます。心因性の場合は、ストレスをためないようにし、自律神経を調整しましょう。

おすすめの精油

- カモミールローマン*……p.77
- ♛グレープフルーツ……p.54
- サイプレス……p.113
- サンダルウッド……p.130
- ジュニパーベリー……p.112
- スィートマージョラム……p.67
- ネロリ……p.51
- ベルガモット……p.53

*キク科のアレルギーがある人は注意。

期待する作用

腎強化、泌尿器系刺激・強壮、自律神経調整、神経系強壮

おすすめのブレンド

レシピ1 自律神経を調整し、腎強化

グレープフルーツ	4滴
スィートマージョラム	2滴
天然塩	30g
植物油	2.5mℓ

使用法▶全身浴(混ぜてバスソルトを作り、入浴する／p.156)

レシピ2 体液コントロールと心身をリラックス

サイプレス	1滴
スィートマージョラム	1滴
ベルガモット	1滴
植物油(好みのもの)	15mℓ

使用法▶オイル塗布(植物油に精油を混ぜ、腹部と背中に塗る／p.38)

PMS（月経前症候群）

月経開始前の1週間前後から始まる精神的・身体的不調で、下腹部の痛みやイライラ、情緒不安定、憂うつ、むくみなど症状はさまざま。月経の2週間ほど前からのケアを心がけましょう。

おすすめの精油

- イランイラン……p.122
- カモミールジャーマン*……p.76
- クラリセージ……p.72
- サイプレス……p.113
- ジュニパーベリー……p.112
- スィートフェンネル……p.97
- ゼラニウム……p.123
- ネロリ……p.51
- ベチバー……p.83
- ベルガモット……p.53

＊キク科のアレルギーがある人は注意。

期待する作用

ホルモン調整、抗うつ、鎮痙（ちんけい）、鎮痛、鎮静、神経系強壮、循環器系強壮

おすすめのブレンド

レシピ1　温めて心身をリラックス

精油	量	使用法
ゼラニウム	1滴	使用法▶温湿布（湯に精油を垂らし、タオルを湿らせて腹部に当てる／p.37）
ベルガモット	1滴	

レシピ2　循環をよくし、イライラを軽減

精油	量	使用法
クラリセージ	3滴	使用法▶全身浴（混ぜてバスソルトを作り、入浴する／p.156）
ゼラニウム	2滴	
イランイラン	1滴	
天然塩	30g	
植物油（好みのもの）	2.5mℓ	

月経痛

月経時はプロスタグランジンが分泌されます。この分泌が多いと子宮収縮が強く痛みが増します。月経痛は子宮筋腫などが原因の場合もあるので、ひどいときは婦人科の受診を。

おすすめの精油

- イランイラン……p.122
- カモミールジャーマン*1……p.76
- クラリセージ……p.72
- サイプレス……p.113
- ジャスミン……p.126
- ジュニパーベリー……p.112
- セージ*2……p.70
- ゼラニウム……p.123
- ベルガモット……p.53
- ローズマリー……p.73

＊1キク科のアレルギーがある人は注意。
＊2セージは刺激が強いので、長期の使用に注意。

期待する作用

鎮痙（ちんけい）、鎮痛、鎮静、生殖器系強壮、うっ滞除去、ホルモン調整

おすすめのブレンド

レシピ1　痛みを落ち着かせる

精油	量	使用法
カモミールジャーマン*1（またはサイプレス）	1滴	使用法▶温湿布（湯に精油を垂らし、タオルを湿らせて腹部と腰に当てる／p.37）
クラリセージ	1滴	

レシピ2　痛みを和らげて経血を出やすくする

精油	量	使用法
サイプレス	3滴	使用法▶全身浴（混ぜてバスソルトを作り、入浴する／p.156）
ローズマリー	2滴	
ゼラニウム	1滴	
天然塩	30g	
植物油（好みのもの）	2.5mℓ	

更年期のケア［女性］

平均的な閉経年齢である50歳の前後10年間に見られる、心身の不調を更年期障害と呼びます。女性ホルモンの分泌量の低下などが原因です。落ち込みがちな気分を明るくさせましょう。

おすすめの精油

アニスシード……p.92
クラリセージ……p.72
サイプレス……p.113
ジャスミン……p.126
スィートフェンネル……p.97
セージ*……p.70
ゼラニウム……p.123
ネロリ……p.51
ベチバー……p.83
ローズ……p.124

＊セージは刺激が強いので、長期の使用に注意。

期待する作用
エストロゲン様、生殖器系強壮、自律神経調整、鎮静、高揚、抗うつ、催淫

おすすめのブレンド

レシピ1　ホットフラッシュに

クラリセージ	2滴
サイプレス	2滴
無水エタノール	5mℓ
芳香蒸留水（ペパーミントウォーター）	15mℓ

使用法▶ヘアトニック（混ぜてヘアトニックを作る／p.159）

レシピ2　ホルモンバランスを整える

スィートフェンネル	1滴
ローズ	2滴
ベチバー	1滴
植物油（好みのもの）	20mℓ

使用法▶トリートメント（植物油に精油を混ぜ、全身をトリートメントする／p.164）

更年期のケア［男性］

更年期は40代後半〜60代をさします。女性だけでなく、男性も体調の不良や情緒不安定などの症状が現れます。ホルモンを調整し、乱れがちな自律神経も整えるようにケアしましょう。

おすすめの精油

イランイラン……p.122
カモミールローマン*……p.77
クラリセージ……p.72
サンダルウッド……p.130
ジャスミン……p.126
ゼラニウム……p.123
ニアウリ・ネロリドール……p.90
ネロリ……p.51
プチグレン……p.50
ローズ……p.124

＊キク科のアレルギーがある人は注意。

期待する作用
ホルモン様、生殖器系強壮、ホルモン調整、自律神経調整、鎮静、高揚、抗うつ、催淫

おすすめのブレンド

レシピ1　不眠対策とリラクゼーションに

ネロリ	2滴
クラリセージ	1滴

使用法▶芳香浴（アロマディフューザー／p.35）

レシピ2　男性ホルモンにアプローチ

ネロリ	2滴
イランイラン	1滴
サンダルウッド	1滴
植物油（好みのもの）	20mℓ

使用法▶トリートメント（植物油に精油を混ぜ、全身をトリートメントする／p.164）

TOPICS

妊娠・出産・産後のアロマテラピー

妊娠中や出産時、産後のケアとしてアロマテラピーを活用するには、知識や注意が必要となります。ケアにアロマテラピーを取り入れている助産院や産婦人科、妊産婦のケアを学んだ専門家も増えていますので、ぜひ相談してみましょう。

妊娠中のケア

妊娠中の精油の使用は、芳香浴や吸入を中心とし、セラピストからトリートメントを受ける場合は医師や妊娠の専門家に相談しましょう。セルフトリートメントは無理のない範囲で行いましょう。

妊娠中に控えたい・使用しない精油

- アニスシード
- カルダモン
- キャロットシード
- クラリセージ
- クローブ
- シナモン
- ジャスミン
- ジャスミン・サンバック
- スパイクラベンダー
- スパニッシュセージ
- セージ
- ニアウリ
- ヒソップ・ピノカンフォン
- ヒバ
- フェンネル
- ミルラ
- ユーカリプタス
- ラヴィンツァラ
- レモンバーベナ
- ローズ
- ローズマリー
- ローレル

妊娠初期（～15週）

初期は精神的にも不安定になりやすく、またにおいに対してはこれまで好きだった香りが苦手になるなどの好みの変化があります。ティシュに1滴垂らして吸入してみて、大丈夫かどうか、確認しましょう。

おすすめの精油

- オレンジ
- レモン
- グレープフルーツ
- ペパーミント
- スペアミント

など

※ペパーミントやスペアミントの吸入は、つわり（吐き気、胸焼け、嘔吐感、だるさ、食欲不振）の軽減などに有効です。

妊娠中期（16～27週）

安定期に入り、体重が増加するため、足がむくむなどの症状が出てきます。経過が順調で医師の了承があれば、トリートメントも可能に。妊娠中は、ホルモンの影響でしみ・そばかすができやすくなります。

おすすめの精油

- オレンジ
- レモン
- グレープフルーツ
- マンダリン
- ベルガモット

など

※柑橘精油の一部には光毒性があるので、使用に注意しましょう。

妊娠後期（28週～分娩）

後期には体重が一層増えて、首・肩・腰・脚に負担がかかります。便秘・足がつる・腰痛・妊娠線・静脈瘤などの症状も出ます。横向きの体勢で抱き枕を抱えて休むのがおすすめです。

おすすめの精油

- オレンジ
- レモン
- グレープフルーツ
- マンダリン
- ベルガモット
- ネロリ
- ラベンダー
- サイプレス
- カモミールローマン

など

出産時のケア

分娩時に痛みを和らげ、不安を落ち着かせるケアとしてアロマを利用するのもよいでしょう。陣痛が始まったら、腰や腹部にトリートメントオイルを塗布したり、または香りを嗅いだりして、出産に備えます。

おすすめの精油

- ローズ
- ゼラニウム
- クラリセージ
- ジャスミン
- ジャスミン・サンバック
- ペパーミント
- ラベンダー
- ネロリ
- カモミールローマン

など

※クラリセージ、ジャスミン、ジャスミン・サンバック、ローズは妊娠中には控えますが、出産時は有益です。

出産後のケア

出産の疲労やマタニティブルーなどの影響で「産後うつ」の状態になることがあります。ホルモンバランスの変化や育児不安、睡眠不足などが原因です。気軽な芳香浴などでアロマを取り入れましょう。トリートメントでは、精油の希釈濃度を通常よりも低くし、授乳前には乳房やバスト周りに精油成分が残らないように、ホットタオルでふき取りましょう。

おすすめの精油

- オレンジ
- レモン
- マンダリン
- グレープフルーツ
- ベルガモット

など

※柑橘類は、芳香浴などで乳児と一緒に楽しめます。

認知症予防

精油の香りを嗅ぐことで、記憶をつかさどる海馬を活性化させ、認知機能を高めます。睡眠障害や睡眠不足は認知症の発症リスクを高めるので、生活リズムを整えることも重要です。

おすすめの精油

オレンジ……p.48
カモミールローマン*……p.77
スパイクラベンダー……p.59
スパニッシュセージ……p.71
ペパーミント……p.61
ベルガモット……p.53
ラベンダー……p.58
レモン……p.55
ローズマリー……p.73

*キク科のアレルギーがある人は注意。

期待する作用
神経系刺激・強壮、頭脳明晰

おすすめのブレンド

レシピ1　活動的にするために

レモン	1滴	**使用法▶芳香浴**（アロマディフューザー／p.35）
ローズマリー	1滴	

レシピ2　安眠と安らぎを与える

オレンジ	3滴	**使用法▶全身浴**（混ぜてバスソルトを作り、入浴する／p.156）
ラベンダー	2滴	
カモミールローマン*（またはベルガモット）	1滴	
天然塩	30g	
植物油（好みのもの）	2.5mℓ	

加齢臭

40歳以降に出てくる加齢臭を香りの力で抑えましょう。別の香りで包んで抑制するマスキング効果と、別の香りで加齢臭を包み込んで調和させるハーモナージュ効果が期待できます。

おすすめの精油

カルダモン……p.98
クラリセージ……p.72
グレープフルーツ……p.54
シトロネラ……p.80
ハッカ……p.64
ヒノキ……p.115
プチグレン……p.50
ベルガモット……p.53
リツェアクベバ……p.120

期待する作用
消臭、抗菌

おすすめのブレンド

レシピ1　体を洗いながら体臭をケア

グレープフルーツ	1滴	**使用法▶ボディソープ**（混ぜてボディソープを作る／p.158）
プチグレン	1滴	
無香料ボディソープ	10mℓ	

レシピ2　においが気になったときに

プチグレン	3滴	**使用法▶香水**（混ぜてスプレーコロンを作る／p.155）
ベルガモット	2滴	
カルダモン	1滴	
無水エタノール	10mℓ	
精製水	2.5mℓ	

緩和ケア

アロマテラピーには、特に心の不安や緊張を解きほぐし、安心して静かに眠りに入れるようにする効果があります。緩和期には、心を落ち着かせるよう、精油の助けを借りましょう。

おすすめの精油

オレンジ……p.48
サンダルウッド……p.130
シダーウッド……p.105
スィートマージョラム……p.67
ネロリ……p.51
パルマローザ……p.82
ベルガモット……p.53
ベンゾイン……p.131
ラベンダー……p.58
ローズ……p.124

期待する作用
鎮痛、鎮静、抗うつ、神経系強壮

おすすめのブレンド

レシピ1　緊張を解きほぐす

シダーウッド	1滴	**使用法▶芳香浴**（アロマディフューザー／p.35）
ラベンダー	1滴	

レシピ2　安らぎと安眠のため

ネロリ	1滴	**使用法▶オイル塗布**（植物油に精油を混ぜ、首と手に塗る／p.38）
ベンゾイン	1滴	
ラベンダー	1滴	
植物油（好みのもの）	15mℓ	

介護者側のケア

介護を受ける人の状態やその人との関係性により、介護にはさまざまな悩みが付き物です。アロマテラピーで、緊張を解きほぐし、安眠できるようにしましょう。

おすすめの精油

スィートマージョラム……p.67
バジル……p.66
フランキンセンス……p.103
ラベンダー……p.58
ローレル……p.119

期待する作用
鎮静、抗うつ、神経系強壮、抗不安

おすすめのブレンド

レシピ1　精神疲労をケア

ローレル	1滴	**使用法▶芳香浴**（アロマディフューザー／p.35）
ラベンダー	1滴	

レシピ2　心身の疲労を癒やす

スィートマージョラム	1滴	**使用法▶オイル塗布**（植物油に精油を混ぜ、みぞおちに塗る／p.38）
フランキンセンス	1滴	
バジル	1滴	
植物油（好みのもの）	15mℓ	

暮らしの中のアロマテラピー

普段の生活のワンシーンでアロマテラピーを手軽に取り入れましょう。

デイタイムアロマ［朝と昼］

Good morning

1 寝起きに最適な香り

朝起きてなんとなく体がすっきりしないときに、部屋にシュッと香らせます。レモンの爽やかさとハーブのすっきりとした香りが朝を爽快にしてくれます。

レシピ

材料(30mℓ)		
レモン	6滴	使用法▶芳香浴（混ぜてルームスプレーを作る／p.162）
ローズマリー・ベルベノン	2滴	
スペアミント	2滴	
無水エタノール	10mℓ	
精製水	20mℓ	

Concentration

2 集中力&記憶力をアップ！

仕事や勉強で集中したいときに、デスクの周りにスプレーを。ライムとローズマリーの香りが、気分を高揚させ、集中力を高めます。

レシピ

材料(30mℓ)		
ライム	6滴	使用法▶芳香浴（混ぜてルームスプレーを作る／p.162）
ローズマリー・カンファー	4滴	
無水エタノール	10mℓ	
精製水	20mℓ	

Welcome

3 お客さまを迎えるウェルカムアロマ

気になるにおいの空間をクリーニングする香りです。来客があるときにシュッと玄関を香らせます。柑橘の強い香りと消臭効果のあるペパーミントが一瞬で気持ちのよい空間を作ります。

レシピ

材料(30mℓ)		
グレープフルーツ	10滴	使用法▶芳香浴（混ぜてルームスプレーを作る／p.162）
ペパーミント	5滴	
シトロネラ	5滴	
無水エタノール	10mℓ	
精製水	20mℓ	

Motivate

4 ポジティブなムードにしてモチベーションをUP

明るく元気になる香りで、部屋をポジティブなムードにします。オレンジとマンダリンは気分を明るく元気に、ゼラニウムも心を華やかにさせます。

レシピ

材料		
オレンジ	3滴	使用法▶芳香浴（アロマディフューザー／p.35）
マンダリン	2滴	
ゼラニウム	1滴	

ナイトタイムアロマ ［夕方と夜］

\ Good evening /

1 夕方の気分転換したいときのアロマ

日中の活動的な気分から、穏やかな気分にゆっくりと切り替えていきます。ベルガモットの香りが、リラックスした気持ちに導いてくれます。

レシピ

材料(30mℓ)		
ベルガモット	5滴	使用法▶芳香浴（混ぜてルームスプレーを作る／p.162）
ゼラニウム	3滴	
シダーウッド	2滴	
無水エタノール	10mℓ	
精製水	20mℓ	

\ Relax /

2 スイッチオフのリラックスアロマ

仕事や学校から帰宅してスイッチオフする香りです。スィートマージョラムの香りはスイッチオフのリラックスモードに切り替えてくれる香りです。オレンジと合わせるとリラックスしすぎず、ちょうどよい甘い香りになります。

レシピ

材料		
オレンジ	3滴	使用法▶芳香浴（アロマディフューザー／p.35）
スィートマージョラム	2滴	

\ Bath time /

3 バスタイムのお手軽アロマ

アロマでバスルームを香らせます。グレープフルーツとジュニパーベリーは心身のデトックスに最適な香りです。

レシピ

材料		
グレープフルーツ	2滴	使用法▶アロマバス（バスルームのなるべく端の床に、熱湯をかけて、そこに精油を直接垂らす／p.36）
ジュニパーベリー	1滴	

\ Sleep /

4 深く眠るための安眠アロマ

寝室や枕、シーツにシュッとスプレーして香らせます。この精油3種類がよい眠りに導きます。

レシピ

材料(30mℓ)		
ラベンダー	5滴	使用法▶芳香浴（混ぜてルームスプレーを作る／p.162）
ネロリ	3滴	
サンダルウッド（またはシダーウッド）	2滴	
無水エタノール	10mℓ	
精製水	20mℓ	

ホリデイアロマ［休日］

Happy holiday

1 休日の日の朝に

幸せな気分で休日を過ごす香りです。楽しい気持ちになるよう部屋にスプレーします。ポジティブなムードになる柑橘の香りと気持ちを高めるゼラニウムのブレンドです。

レシピ

材料(30mℓ)		
オレンジ	5滴	**使用法▶芳香浴**（混ぜてルームスプレーを作る／p.162）
ゼラニウム	3滴	
プチグレン	2滴	
無水エタノール	10mℓ	
精製水	20mℓ	

Relax

2 森林浴のアロマ

樹木の香りをディフューザーで拡散させ、部屋で気軽に森林浴体験をしましょう。3種類の木の香りが、一瞬で森へと導いてくれ、リラックスできます。

レシピ

材料		
サイプレス	3滴	**使用法▶芳香浴**（アロマディフューザー／p.35）
パイン	2滴	
シダーウッド	1滴	

Good driving

3 車の運転に集中！乗り物酔いにも効果あり

車などの乗り物に乗る際に車内でスプレーします。運転に集中でき、乗り物酔いを予防できます。爽やかなハーブとグレープフルーツの香りで気持ちよく運転できます。

レシピ

材料(30mℓ)		
グレープフルーツ	5滴	**使用法▶芳香浴**（混ぜてルームスプレーを作る／p.162）
ローズマリー・カンファー	3滴	
ペパーミント	2滴	
無水エタノール	10mℓ	
精製水	20mℓ	

Good journey

4 旅の気分を盛り上げる

ホテルの部屋でコットンやティッシュに垂らすと、部屋がほのかに香ります。楽しい気持ちをキープしたいときや、ホテルでの就寝時に、香りを楽しんでください。

レシピ

材料		
ライム	1滴	**使用法▶芳香浴**（コットン、ティッシュに垂らす／p.34）
マンダリン	1滴	

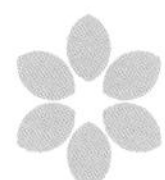

シーズナルアロマ［季節］

Spring

1 春の気分に

新緑の若葉と桜を感じる香りです。ディフューザーで拡散させ、香りを楽しみましょう。プチグレンが若葉を、トンカビーンが桜を感じさせます。

レシピ

材料		
プチグレン	2滴	**使用法▶芳香浴**（アロマディフューザー／p.35）
トンカビーン	1滴	

Summer

2 真夏の暑さに

暑い真夏の来客時や熱中症対策に最適です。冷たいおしぼりに爽やかなミントを香り付けして冷湿布します。ペパーミントは一瞬で体感温度を下げ、涼しい気分にさせます。

レシピ

材料		
ペパーミント	1滴	**使用法▶冷湿布**（水に精油を垂らし、タオルを湿らせて首に当てる／p.37）

Fall

3 秋を感じ始めたら

秋を感じさせる金木犀の香りをディフューザーで拡散。少し涼しく、秋めいてくると甘い香りが心地よく感じます。オスマンサスの金木犀の香りとパチュリの甘さで秋をじっくり感じます。

レシピ

材料		
オスマンサス	1滴	**使用法▶芳香浴**（アロマディフューザー／p.35）
パチュリ	1滴	

Winter

4 クリスマスの香り

クリスマスの香りであるオレンジとシナモンを部屋中に香らせます。心も体も温める香りです。

レシピ

材料		
オレンジ	3滴	**使用法▶芳香浴**（アロマディフューザー／p.35）
シナモンリーフ	1滴	

アロマテラピーを楽しむために使う

植物油とそのほかの基材

精油は、溶けやすくなじみやすい植物油や、そのほかの基材に希釈して使います。
アロマテラピーに活用しやすい植物油と手に入れやすい基材をまとめました。

植物油

植物油は種子や果実を圧搾して採取した油脂です。
栄養価の高さから化粧品にも多く利用され、スキンケア効果も期待できます。
それぞれの植物油の特性を見ながら、目的に合わせて使い分けましょう。

Jojoba

◎ホホバオイル

劣化しにくく、肌を優しく守る

油脂ではなく、液状の植物性ワックスなので、正確には植物油ではありません。人間の皮脂の約25%を占めるワックスエステルが主成分で、どの肌質にも合いやすいという特徴があります。酸化しにくく、紫外線から肌を守ります。

学名	*Simmondsia chinensis*
科名	シモンジア科
抽出部位	種子
抽出法	圧搾法
産地	アメリカ(アリゾナ州)、メキシコ、イスラエル
使用上の注意	10℃以下になると固まる(品質には問題なし)

Sweet Almond

◎スィートアーモンドオイル

乾燥肌のケアやマッサージに

アーモンドの仁から抽出され、皮膚に浸透しやすく、古くから利用された歴史を持つ、皮脂膜の形成を促すオイルです。オレイン酸やビタミンA・Eを含み、滑らかで使い心地がよく、乾燥肌のケアやトリートメントに活用されます。

学名	*Prunus amygdalus var.dulcis*
科名	バラ科
抽出部位	種子(仁)
抽出法	圧搾法
産地	アメリカ、フランス、スペイン
使用上の注意	・酸化がやや早い ・ナッツアレルギーの人は注意が必要

Apricot Kernel

◎アプリコットカーネルオイル

皮膚の赤みを落ち着かせる

アンズの仁から抽出され、皮膚に浸透しやすく、肌質を選ばずに使えるオイル。敏感肌や乾燥肌のフェイシャルケアや炎症を起こした肌に最適。花系の精油になじみやすい特徴もあります。

学名	*Prunus armeniaca*
科名	バラ科
抽出部位	種子(仁)
抽出法	圧搾法
産地	南アフリカ、トルコ、スペイン
使用上の注意	安全性が高い

Macadamia Nut

◎マカダミアナッツオイル

肌の柔らかさを促進

人間の皮脂にも含まれるパルミトレイン酸を多く含み、安定性が高いオイルです。肌を柔らかく、滑らかに整える作用があり、皮脂が少ない乾燥肌や老化肌に向きます。

学名	*Macadamia ternifolia*
科名	ヤマモガシ科
抽出部位	種子
抽出法	圧搾法
産地	アメリカ、オーストラリア
使用上の注意	ナッツアレルギーの人は注意が必要

Argan

アルガンオイル

豊富なビタミンEで皮膚再生

北アフリカのモロッコ南西部の砂漠地帯のみに生育する植物から抽出されるオイル。ビタミンEが豊富で栄養価が高く、老化肌やしわの改善などのエイジングケアにおすすめです。

学名	*Argania spinosa*
科名	アカテツ科
抽出部位	種子(仁)
抽出法	圧搾法
産地	モロッコ
使用上の注意	安全性が高い

Grape Seed

グレープシードオイル

低アレルギーで軽い使い心地

皮膚刺激が少なく、低アレルギー性のため、敏感肌にも使えるオイル。使い心地は、さっぱりと軽やか。クレンジング作用があり、汚れた肌や脂性肌、にきびのケアにも効果があります。

学名	*Vitis vinifera*
科名	ブドウ科
抽出部位	種子
抽出法	圧搾法
産地	イタリア、フランス、スペイン
使用上の注意	酸化がやや早い

Rosehip

ローズヒップオイル

やけどや傷痕の治癒に

皮膚を活性化させる作用があり、美容効果が高く、しみやしわなどの改善が期待できます。皮膚の再生に優れているため、やけどの痕や傷痕などのケアにも有効です。

学名	*Rosa rubiginosa*
科名	バラ科
抽出部位	種子
抽出法	圧搾法
産地	チリ、ペルー、アメリカ
使用上の注意	・非常に酸化しやすいため、冷蔵で保存 ・ホホバオイル(p.212)とブレンドするとより安定性が高まる

Evening Primrose

イブニングプリムローズオイル

神経性の皮膚炎・湿疹対策に

和名は「月見草油」。皮膚の細胞の再生を促し、湿疹や皮膚炎などの症状を緩和させるオイルです。また、肌のバリア機能を正常化させ、アレルギー性の肌を癒やす働きもあります。

学名	*Oenothera biennis*
科名	アカバナ科
抽出部位	種子
抽出法	圧搾法
産地	アメリカ、南米、地中海沿岸
使用上の注意	・非常に酸化しやすいため、冷蔵で保存 ・ホホバオイル(p.212)とブレンドするとより安定性が高まる

Arnica

アルニカオイル

打ち身や筋肉疲労などに活躍

アルニカの花をヒマワリオイルなどに浸出させたオイルです。血行を促進して、痛みや炎症を落ち着かせるため、打ち身や捻挫、筋肉疲労、リウマチ、関節炎などにも効果的です。

学名	*Arnica montana*
科名	キク科
抽出部位	花
抽出法	浸出法
産地	フランス、ヨーロッパ
使用上の注意	・ダメージを受けた肌には使用しない ・キク科アレルギーの人は注意が必要

St.John's Wort

セントジョーンズワートオイル

傷の手当てや関節痛、神経痛に

セントジョーンズワートの花や葉をオリーブオイルなどに浸出させたオイルです。鎮痛・鎮静作用があり、炎症を落ち着かせる働きがあります。ヒーリング効果の高い浸出油です。

学名	*Hypericum perforatum*
科名	オトギリソウ科
抽出部位	花、葉
抽出法	浸出法
産地	ドイツ、フランス
使用上の注意	光感作性があるため、塗布後に日光を浴びない

そのほかの基材

植物油のほかにも、水となじみやすくするために使う水性のもの、クリームやパック、入浴剤にするときに便利なものなど、さまざまな基材があります。用途に合わせて選びましょう。

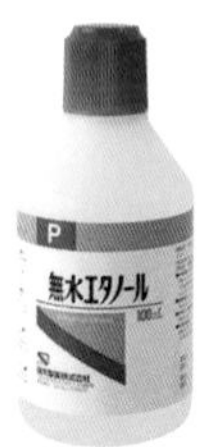

◎無水エタノール

精油を水になじみやすくします。

主な使用法

化粧水、スプレー類

保存方法

直射日光と火気を避け、子どもの手の届かないところで保存。揮発性が高いので、使用後はふたを必ず閉める

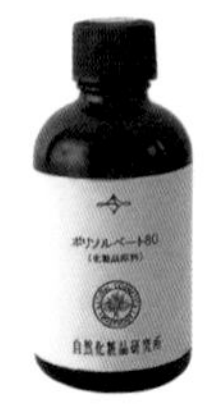

◎液体乳化剤

水と植物油を乳化させる、親油性の乳化剤です。洗い流すための化粧品に使用します。

主な使用法

クレンジングオイルなど

主な使用法

高温、直射日光を避け、冷暗所で保存

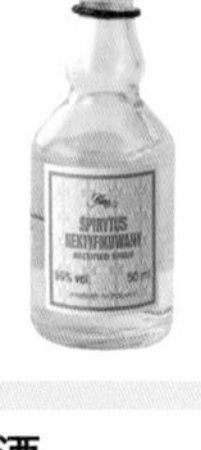

◎蒸留酒
（ウォッカ「スピリタス」）

40度以上のアルコール度数が高いものを使用すると無水エタノールの代わりになります。本書では96度のスピリタスを使用しています。

主な使用法

マウスウォッシュなど

保存方法

高温、直射日光を避け、冷暗所で保存

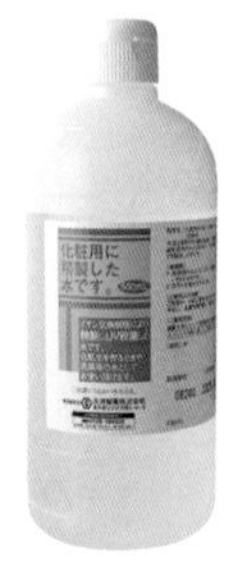

◎精製水

蒸留やろ過などで、原水の不純物を取り除いた水。化粧水やスプレーを作るときなどに用いられます。

主な使用法

化粧水、香水、ルームスプレーなど

保存方法

冷暗所で保存。開封後は冷蔵し、早く使い切る

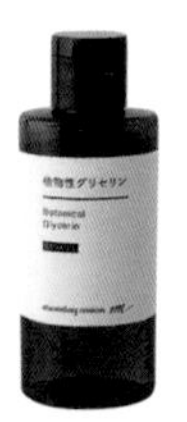

◎植物性グリセリン

グリセリドという油脂から得られる、とろみのある無色透明の液体です。保湿成分として、化粧水などに使用されています。

主な使用法

化粧水など

保存方法

直射日光を避け、冷暗所で保存

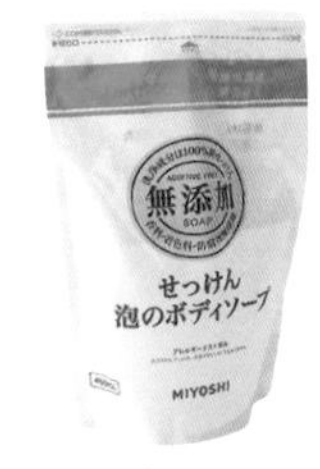

◎無香料ボディソープ

石けんなどをベースにした無添加、無香料の液体ソープがアロマテラピーには最適です。

主な使用法

ボディソープなど

保存方法

パッケージの説明に従う

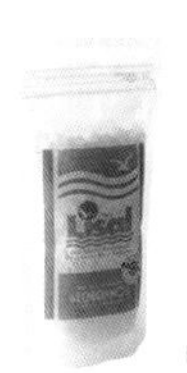
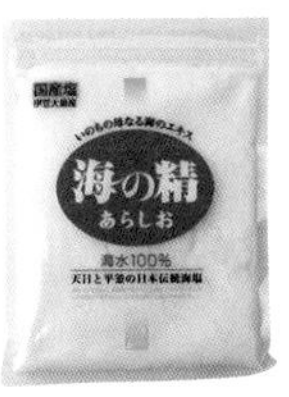

天然塩

海水塩や岩塩のこと。粒子の大きい塩はバスソルトに、やや細かい塩はボディスクラブの材料に使い分けます。

主な使用法
バスソルト、
ボディスクラブなど

保存方法
湿気を避けて、
密閉容器で保存

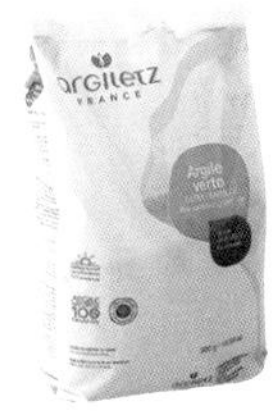

クレイ(グリーンクレイ)

粉状の天然の粘土。汚れを吸着する作用などがあり、パックなどの材料によく用いられます。

主な使用法
フェイスパックなど

保存方法
湿気を避け、密閉容器かガラス容器で保存

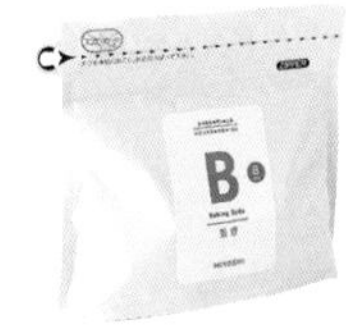

重曹(炭酸水素ナトリウム)

弱アルカリ性。医療用、食品用、工業用の各グレードがあり、アロマクラフトには食品用を選ぶようにしましょう。

主な使用法
クレンザー、消臭剤など

保存方法
直射日光、湿気を避けて
密閉容器で保存

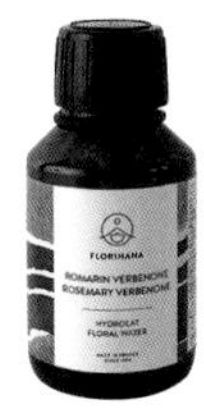

芳香蒸留水
(フローラルウォーター)

水蒸気蒸留法(p.26)で精油を抽出するときにいっしょに得られます。水溶性の芳香成分が溶け出し、香りが豊かなのが特徴。ローズやネロリ、ティートリーなどさまざまな種類のものが手に入ります。基材としてだけでなく、単独でも使うことができ、乳幼児のケアにも役立ちます(p.29)。ハーブウォーターともいいます。

主な使用法
化粧水、スプレー類など

保存方法
冷蔵で保存。
開封後は1か月以内に使う

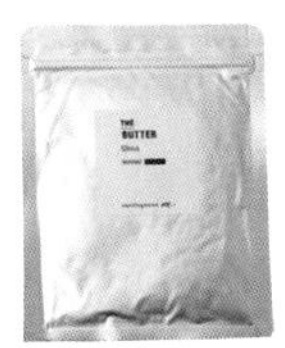

シアバター

シアバターノキの実から採れる、バター状の油脂。常温では固体ですが、皮膚につけると体温で溶け、保湿効果があります。

主な使用法
ボディクリーム、
フェイスクリームなど

保存方法
直射日光を避けて保存

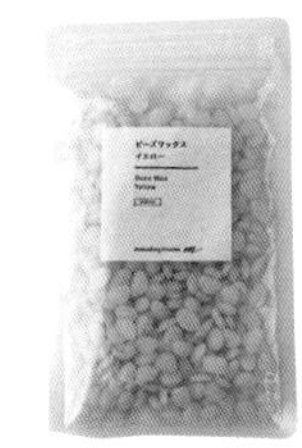

ミツロウ

ミツバチが巣を作るときに分泌する動物性ワックス。抗菌・保湿作用があります。

主な使用法
フェイスバーム、
ボディバームなど

保存方法
長期保存可。
65℃前後で溶ける

シアバターとミツロウを使用するときの注意点

シアバター、ミツロウはどちらも一度溶かした後、冷めて固まると取り除きにくくなるので、冷める前に紙でふき取ります。使用した容器は、熱めの湯で洗ってからアルコールでふきましょう。また、シアバターやミツロウを流すと、排水管が詰まる原因になるので避けてください。

アロマテラピーを楽しむために知っておきたい法律

アロマテラピーでは、肌や体に作用するものを作ったり、使ったりするので、場合によっては法律に抵触することがあります。関係する法律を紹介します。

コスメやトリートメントオイルなど、精油を使った手作りのアイテムは、自己責任の範囲内で製作し、楽しむのが基本です。家族や友人にプレゼントとして贈る場合は、使った材料や使い方を説明し、互いの了解があれば規制の対象にはなりません。しかし、「販売」は、「化粧品製造業」の許可を受けない限り、店頭やオンラインショップ、バザーなど、いかなる場でも法律で禁止されています(医薬品医療機器等法第13条)。

またプレゼントしたものでも、注意が必要です。使ってトラブルが起きた場合、使用した人の不注意によるものでも、プレゼントした側が損害賠償(民法709条)や過失傷害(刑法209条)など、民事上・刑事上の責任を問われる可能性があります。

医薬品医療機器等法(薬機法)

「薬事法」が2014年に改称されたもの。医薬品、医薬部外品、化粧品、医療機器及び再生医療等の製品の品質、有効性、安全性を守るために、製造や販売などの取り扱いについて定めた法律です。

アロマテラピーに関連して把握したいのは、手作り品はもちろん化粧品製造業の許可を各都道府県で得ていたとしても、精油の効果・効能をうたって販売することはできないこと。アロマトリートメントや芳香浴を他者に行うときも同様です。それは、精油は医薬品や医薬部外品、化粧品ではなく、一般的に「雑貨」として扱われているものだからです。

医師法

医療免許や医療業務などについて定めた法律で、医師以外の人が診察や治療を行うことを禁じています。つまり、アロマテラピーの手法を用いて、家族や友人などの他者の心身の状態や症状を判断し、勝手に病名を診断したり、治療行為をしたりすることは認められません。また、精油は医薬品ではないので、薬のように処方することも法律で禁止されています。

あはき法

「あん摩マッサージ指圧師、はり師、きゆう師等に関する法律」のことを、略して「あはき法」と呼びます。免許を持たずに、あん摩やマッサージ、指圧、はり、きゅうなどの医療類似行為を行うことを禁じる法律です。

アロマテラピーにおける、トリートメントの施術については、上記のマッサージやあん摩、指圧との区別が法律上、明確ではありません。しかし、トリートメントはリラクゼーションやリフレッシュを目的としたサービス行為であれば、免許がなくても違法性がないと考えられています。これは、人の健康に害を及ぼす恐れのない業務行為は医療類似行為にはならないという、昭和35年(1960年)の最高裁の判例に基づいています。

精油の危険性及び注意事項

精油による望ましくない反応や、子どもの経口摂取(飲用)や誤飲による事故などを避けるためにも、精油の危険性についても覚えましょう。

経口毒性

経口毒性は、飲み込んで摂取することによって生じる毒性です。精油の飲用や誤飲で、消化管粘膜を刺激し、肝臓や腎臓に障害が起こることがあり、高い危険性があります。特に子どもの精油の誤飲が多いので、気をつけましょう。誤飲した場合、吐かせずに、すぐに医療機関を受診します。

神経毒性

神経毒性のある成分(ケトン類のツヨン、カンファー)を含む精油は、痙攣(けいれん)を誘発する可能性があるため、長期にわたる使用は避けましょう。また、てんかんを持つ人には使用しないようにします。

神経毒性のある成分を含む精油
- カンファー
- スパイクラベンダー
- スパニッシュセージ
- セージ
- ヒソップ(CT ピノカンフォン)
- ヤロー
- ローズマリー

発がん性

精油に含まれる成分には、サフロールやメチルカビコールのように発がん性がある可能性のあるものがあります。

サフロールを含む精油
- サッサフラス
- イエローカンファー
- ブラウンカンファー

メチルカビコールを含む精油
- アニスシード
- タラゴン
- バジル
- フェンネル
- ラベンサラ

メチルオイゲノールを含む精油
- バジル
- ローズ
- ローレル

皮膚へのネガティブな反応

光毒性(ひかりどくせい)

紫外線に当たると、炎症が生じる毒性を光毒性といいます。光毒性がある精油は必ず希釈して使用し、下記の希釈濃度を超えたものを皮膚に塗布した直後から12時間は、直射日光や日焼けマシンなどに肌をさらさないようにします。

弱い光毒性を持つ精油(ブラッドオレンジ、ユズ)も1〜2%以下の希釈濃度にするのがよいでしょう。

精油	希釈濃度
ベルガモット(圧搾法)	0.4%以下
ライム(圧搾法)	0.7%以下
アンゼリカルート	0.8%以下
ビターオレンジ(圧搾法)	1.25%以下
レモン(圧搾法)	2%以下
グレープフルーツ(圧搾法)	4%以下

※IFRA(国際香粧品香料協会)による推奨濃度です。

皮膚刺激と皮膚感作(アレルギー反応)

皮膚刺激とは1回適用した皮膚に充血や浮腫、皮膚の損傷などが生じる症状で、症状の度合いは刺激物質の濃度によります。また敏感肌の場合、通常は刺激物質とされない成分に感受性が高く反応します。同時に精神的ストレスもこの感受性を増加させ、急性の刺激性皮膚炎の要因になります。

皮膚感作は物質に対する免疫反応としてアレルギー性皮膚炎として生じる症状。通常の使用では問題ない精油でも長期間使用していると感作の可能性が高まることがあります。

刺激性と感作性が高い成分

フェノール類(オイゲノール、チモール)
アルデヒド類(シンナムアルデヒド)
酸化しやすいモノテルペン類とアルデヒド類

精油の化学成分とその特徴

精油は含まれる化学成分の構造によって、グループに分けることができます。
このグループの特徴を知っておくと、精油の作用や特徴をより深く、わかりやすく理解できます。

分類	グループ名	代表的な成分
テルペン類	モノテルペン炭化水素類	α-ピネン、β-ピネン、カンフェン、γ-テルピネン、d-リモネン、β-ミルセン、サビネン
	セスキテルペン炭化水素類	カマズレン、サンタレン、β-カリオフィレン、β-フェランドレン、β-ヒマカレン
アルコール類	モノテルペンアルコール類	リナロール、ゲラニオール、シトロネロール、テルピネン-4-オール、ネロール、メントール
	セスキテルペンアルコール類	セドロール、ネロリドール、ファルネソール、サンタロール、パチュリアルコール
	ジテルペンアルコール類	スクラレオール
ケトン類		カンファー、カルボン、フェンコン、α-ツヨン、メントン、ヌートカトン
アルデヒト類		シトロネラール、ゲラニアール、ネラール、シンナムアルデヒド、アニスアルデヒド
フェノール類		オイゲノール、カルバクロール、チモール
フェノールエーテル類		トランス-アネトール、メチルオイゲノール、メチルカビコール
エステル類		酢酸リナリル、酢酸ゲラニル、酢酸ボルニル、酢酸ネリル、アンゲリカ酸イソブチル
オキサイド類		1.8シネオール
ラクトン類・クマリン類		ベルガプテン、クマリン

グループの特徴	この成分を含む代表的な精油
ほとんどの精油に含まれる成分。うっ滞除去、鎮痛、抗ウイルス、抗菌作用などがある。揮発性が高く、酸化しやすい。酸化すると皮膚刺激作用も生じる。	•オレンジ •ブラックペッパー •カンファー •レモン •ジュニパー
主に炎症を抑え、うっ滞除去、抗アレルギーの作用がある。	•イランイラン •シダーウッド •カモミールジャーマン •パイン •サンダルウッド •ヤロー
抗菌、抗真菌、抗ウイルス、免疫を調整する作用がある。また心地よい香りを持つ。	•シトロネラ •プチグレン •スィートマージョラム •ペパーミント •ゼラニウム •ラベンダー
免疫系強壮作用やホルモン様作用、静脈やリンパ系のうっ滞除去などの作用がある。	•サイプレス •パチュリ •サンダルウッド •ヒバ •ネロリ
エストロゲンに似た作用があるといわれ、ホルモンに影響すると考えられているが、その根拠は十分ではない。分子が重く、蒸留した精油にはほとんど検出されない。	•クラリセージ（スクラレオールが微量含まれる）
肝臓の機能を高め、粘液を溶解する作用がある。神経毒性があるカンファー、α-ツヨンを多く含む精油はてんかん発作を引き起こす可能性があるので使用に注意。	•グレープフルーツ •フェンネル •スペアミント •ペパーミント •セージ •ローズマリー
神経系の鎮静や虫よけなどの作用がある。また皮膚刺激があるものが多く、低濃度で使用すること。酸化しやすい。	•アニスシード •メリッサ •シトロネラ •リツェアクベバ •シナモンバーク •レモングラス
殺菌力が強く、抗ウイルス、消毒作用があり、免疫を刺激する。皮膚刺激を起こし、肝臓に負担をかける恐れがある。	•クローブ •タイム・チモール •シナモン
トランス -アネトールに強い鎮静、エストロゲン様作用がある。発がん性の可能性がある（メチルオイゲノール、メチルカビコール）	•アニスシード •バジル •フェンネル •ローズ
優れた鎮静効果や鎮痙効果があり、また血圧降下作用がある。フルーティで香りがよく、毒性も少ないものが多い。なお、酢酸サビニルやサリチル酸メチルは毒性がある。	•イランイラン •ネロリ •カモミールローマン •ベルガモット •クラリセージ •ラベンダー
強力な去痰作用があり、呼吸器系を刺激する。免疫を強化する。	•スパイクラベンダー •ユーカリプタス •ローズマリー・シネオール
分子量が大きいため、水蒸気蒸留法ではなく、圧搾法で得られた精油に含まれることが多い。ベルガプテンは光毒性がある。クマリンは経口摂取の場合、肝毒性を示す。主に鎮静作用がある。	•アンゼリカルート •トンカビーン •ベルガモット

精油が持つ作用の用語解説

PART2の精油プロフィールには、各精油がもたらすさまざまな作用がまとめられています。作用を示す言葉がどんな意味と働きを持つのかを解説します。

	作用	読み	意味
あ	引赤	いんせき	血液の量を増やし、局所的に温める
	うっ滞除去	うったいじょきょ	滞った体液(血液、リンパ液など)の循環を促す
	エストロゲン様	えすとろげんよう	女性ホルモンの「エストロゲン」に似た働きをする
か	加温	かおん	血行を促し、温める
	覚醒	かくせい	神経を高ぶらせて、意識を目覚めさせる
	緩下	かんげ	排便を促す
	肝細胞再生	かんさいぼうさいせい	肝細胞を再生させる
	強肝	きょうかん	肝機能を高める
	強心	きょうしん	心臓を刺激し、働きを高める
	強壮	きょうそう	心身の各機能や働きを高める
	去痰	きょたん	痰を切れやすくし、排出を促す
	駆虫	くちゅう	寄生虫を駆除し、体外へ排出する
	駆風	くふう	腸内に溜まったガスを排出する
	血圧降下	けつあつこうか	血圧を低下させる
	血圧上昇	けつあつじょうしょう	血圧を上げる
	血管拡張	けっかんかくちょう	血管壁を拡張させる
	血行促進	けっこうそくしん	血液の流れをよくする
	血腫抑制	けっしゅよくせい	内出血した血液の凝固を抑える
	解熱	げねつ	高い体温を低くさせる
	健胃	けんい	胃の働きを高める
	抗アレルギー	こうあれるぎー	アレルギー症状を緩和する
	抗ウイルス	こううぃるす	ウイルスの繁殖を抑制する
	抗うつ	こううつ	落ち込んでいるうつな気分を和らげ、明るくする
	抗炎症	こうえんしょう	炎症を緩和する
	抗カタル	こうかたる	体内の粘液の生産を抑制する
	抗感染	こうかんせん	感染を予防する
	抗寄生虫	こうきせいちゅう	寄生虫の成長と繁殖を阻止し抑制する
	抗凝血	こうぎょうけつ	血液の凝固を抑える
	抗菌	こうきん	細菌の繁殖を抑える
	抗痙攣	こうけいれん	骨格筋の痙攣を抑える
	抗脂漏	こうしろう	過剰な皮脂を抑える

	作用	読み	意味
	抗真菌	こうしんきん	真菌の増殖を抑える
	抗神経痛	こうしんけいつう	神経痛を抑える
	抗喘息	こうぜんそく	喘息を抑える
	抗発汗	こうはっかん	汗が出るのを抑える
	抗ヒスタミン	こうひすたみん	アレルギー症状や炎症の原因となる「ヒスタミン」の分泌を抑える
	抗不安	こうふあん	不安を和らげる
	高揚	こうよう	気分を明るくさせる
	抗リウマチ	こうりうまち	リウマチの症状を緩和する
	コーチゾン様	こーちぞんよう	副腎皮質ホルモンに似た作用
	昆虫忌避	こんちゅうきひ	蚊、ダニ、シラミなどの昆虫を寄せつけない
さ	催淫	さいいん	性欲を高める
	催乳	さいにゅう	母乳の出をよくする
	細胞成長促進	さいぼうせいちょうそくしん	皮膚細胞の成長を促す
	催眠	さいみん	眠気をもたらす
	殺菌	さっきん	細菌を殺す
	殺虫	さっちゅう	虫を殺す
	刺激	しげき	体の各機能を刺激する
	刺激活性	しげきかっせい	刺激し、活性させる
	止血	しけつ	血を止める
	収斂	しゅうれん	皮膚などの組織を引き締める
	循環促進	じゅんかんそくしん	体液の循環を促進させる
	浄化	じょうか	体(主に血液)、精神、心、感情、エネルギーをきれいにする
	消化促進	しょうかそくしん	胃腸の働きや消化液の分泌を促し、消化を助ける
	浄血	じょうけつ	血をきれいにする
	消臭	しょうしゅう	においを消す
	消毒	しょうどく	病原微生物を抑制する
	上皮形成	じょうひけいせい	傷などで口を開けた体表面の上に、上皮が増殖して創傷を治癒すること
	食欲増進	しょくよくぞうしん	食欲を高める
	食欲調整	しょくよくちょうせい	食欲を調整する
	自律神経調整	じりつしんけいちょうせい	自律神経のバランスを整える

	作用	読み	意味
さ	腎強化	じんきょうか	腎臓の機能を強化する
	頭脳明晰	ずのうめいせき	脳の働きを活発にし、はっきりさせる
	創傷治癒	そうしょうちゆ	傷の修復を促す
た	多幸	たこう	幸せな気分をもたらし、幸福感を高める
	胆汁分泌促進	たんじゅうぶんぴつそくしん	肝臓による胆汁分泌を高め、胆汁の排出を促す
	中枢神経抑制	ちゅうすうしんけいよくせい	中枢神経の働きを抑える
	鎮咳	ちんがい	咳を鎮める
	鎮痙	ちんけい	内臓器官の壁にある筋肉の痙攣を抑える
	鎮静	ちんせい	神経系の鎮静を促し、緊張を軽減させ、心身を落ち着かせる
	鎮痛	ちんつう	痛みを緩和する
	通経	つうけい	月経周期を整え、月経を促す
な	粘液溶解	ねんえきようかい	粘液を溶解し、排出を促す
は	発汗	はっかん	汗を出す
	瘢痕形成	はんこんけいせい	傷痕の組織形成を助ける
	皮脂バランス調整	ひしばらんすちょうせい	皮脂分泌のバランスを整える
	皮膚再生	ひふさいせい	皮膚の再生を促す
	皮膚組織活性	ひふそしきかっせい	皮膚の細胞や組織を活性させる
	皮膚軟化	ひふなんか	皮膚を柔らかくする
	皮膚保護	ひふほご	放射線から皮膚を守る
	副交感神経優位	ふくこうかんしんけいゆうい	副交感神経を優位にさせる
	分娩促進	ぶんべんそくしん	分娩を促し、安産を助ける
	防ダニ	ぼうだに	ダニの発生を防ぐ
	防虫	ぼうちゅう	寄生虫や害虫を防ぐ
	ホルモン調整	ほるもんちょうせい	ホルモンのバランスを調整する
	ホルモン様	ほるもんよう	人間のホルモンに似た作用
ま	麻酔	ますい	局所的に痛みを緩和する
ら	利尿	りにょう	尿の排出を促す
	冷却	れいきゃく	温度を下げ、冷やす

◎参考文献

「ジャン・バルネ博士の植物＝芳香療法」
ジャン・バルネ著、高山林太郎訳　（フレグランスジャーナル社）

「アロマセラピー完全ガイド上下巻」
サルバトーレ・バタリア著、溝口恭子訳　（パーフェクトポーションジャパン株式会社）

「植物の癒力―ドイツアロマテラピーの標準教科書」
エリアーネ・ツィンマーマン著、手塚千史・高橋紀子訳　（ヴィーゼ）

「天の香り―アロマテラピー」
スザンネ・フィッシャー・リチィ著　手塚千史訳　（あむすく）

「精油のヒーリング・インテリジェンス〈植物はなぜ人を癒やすのか〉」
カート・シュナウベルト著、バーグ文子訳　（フレングランスジャーナル社）

「アロマテラピー精油事典」
バーグ文子著　（成美堂出版）

「アロマティック・アルケミー―Aromatic Alchemy― エッセンシャルオイルのブレンド教本」
バーグ文子著　（フレグランスジャーナル社）

「手作りの自然香水ハンドブック―アロマテラピーで香りを楽しむ―」
フレート・ヴォルナー著、林真一郎監修、畑澤裕子訳　（東京堂出版）

「調香師が語る香料植物の図鑑」
フレディ・ゴズラン、グザビエ・フェルナンデス著、前田久仁子訳　（原書房）

「カラーグラフで読む精油の機能と効用 ―エッセンシャルオイルの作用と安全性を図解―」
三上杏平著　（フレグランスジャーナル社）

「精油の安全性ガイド　第2版」
ロバート・ティスランド、ロドニー・ヤング著、池田朗子、八木知美訳　（フレグランスジャーナル社）

「トートラ人体解剖生理学 原書10版」
トートラ・ジェラルド・J・デリクソン・ブライアン著　（丸善出版）

国際自然保護連合レッドリスト
https://www.iucnredlist.org

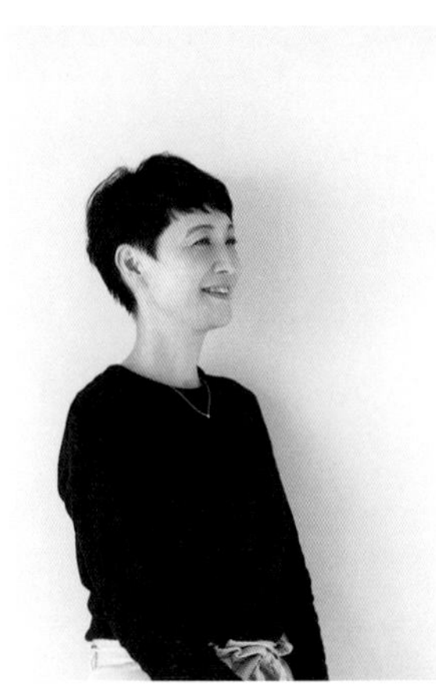

石田淳子 ISHIDA JUNKO

アロマセラピスト。大学卒業後、アパレル商社を経て、2005年よりアロマセラピストとして活動。都内アロマサロン勤務後、都内ホテルへの出張トリートメントを行う。PRIMAVERA ORGANIC SPA TOKYOで10年セラピストマネージャーを務めると同時に、ニールズヤードのホリスティックスクールにおいて15年以上講師として指導に携わる。2022年にプライベートサロン「isensy®spa」をオープンし、アロマトリートメントやプライベートレッスンを行っている。
isensy®spa ▶ https://www.isensy-spa.com/

〈資格〉AEAJ認定アロマセラピスト
英国IFA認定アロマセラピスト
英国IFA認定プリンシパルチューター
米国カリフォルニア州EMBA認定
エサレンマッサージプラクティショナー

デザイン　若山美樹、佐藤尚美（L'espace）
イラスト　わたなべみきこ、大内郁美
撮影　下村しのぶ
スタイリング　石井あすか
校正　堀江圭子
執筆協力　秋山香織
構成・編集　平山祐子
企画・編集　川上裕子（成美堂出版編集部）

アロマテラピー大全

著　者　石田淳子（いしだじゅんこ）
発行者　深見公子
発行所　成美堂出版
〒162-8445　東京都新宿区新小川町1-7
電話(03)5206-8151　FAX(03)5206-8159
印　刷　大日本印刷株式会社

ISBN978-4-415-33207-9